# ANATOMIE

# ORL

4ᵉ édition

# Pierre BONFILS

Professeur d'ORL et de Chirurgie cervico-faciale, Université Paris V
Chef du service d'ORL et de chirurgie cervico-faciale,
hôpital européen Georges-Pompidou, Paris

# Jean-Marc CHEVALLIER

Professeur d'Anatomie, Université Paris V
Chef du service de Chirurgie viscérale,
hôpital européen Georges-Pompidou, Paris

# ANATOMIE

# ORL

4ᵉ édition

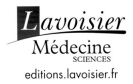

Lavoisier
Médecine
SCIENCES
editions.lavoisier.fr

Chez le même éditeur

Dans la collection « Anatomie », sous la direction de J.M. Chevallier, sont également disponibles :
- Tome 1 : *Tronc*
- Tome 2 : *Appareil locomoteur*
- Tome 4 : *Neuro-anatomie*

*Atlas de poche d'anatomie* (3 volumes), par W. Kahle, H. Leonhardt, W. Platzer.
- Tome 1 : *Appareil locomoteur*
- Tome 2 : *Viscères*
- Tome 3 : *Système nerveux et organes des sens*

*Direction éditoriale :* Fabienne Roulleaux
*Édition :* Céline Poiteaux
*Illustrations :* Antoine Barnaud
*Fabrication :* Estelle Perez
*Couverture :* Isabelle Godenèche
*Composition :* Nord Compo, Villeneuve-d'Ascq

Pour plus d'informations sur nos publications :

newsletters.lavoisier.fr/ 9782257206909

# Sommaire

## GRANDES RÉGIONS ANATOMIQUES DE LA TÊTE ET DU COU

## ANATOMIE NEUROSENSORIELLE ORL

## ANATOMIE DE LA FACE ET DE L'ÉTAGE ANTÉRIEUR DE LA BASE DU CRÂNE

## ANATOMIE DU NERF FACIAL

## ANATOMIE CERVICALE

# Préface

La connaissance de l'anatomie humaine reste l'une des bases de l'exercice de la médecine. L'essor considérable de disciplines fondamentales comme la physiologie cellulaire, la biochimie, la génétique et l'immunologie a conduit au développement majeur de l'enseignement de ces disciplines depuis une vingtaine d'années, limitant de plus en plus, les années passant, l'enseignement de l'anatomie qui pouvait passer pour une discipline trop ancienne. Le nombre d'heures d'enseignement a fondu ; les enseignants d'anatomie ont dû revoir leur message pédagogique afin de garder l'essentiel, privilégiant l'étude de l'anatomie clinique, radiologique et thérapeutique. L'objectif premier de cet ouvrage est de donner à l'étudiant en médecine, qu'il soit débutant ou déjà spécialiste, les références anatomiques permettant de comprendre la sémiologie, la radiologie, les bases de la thérapeutique médicale ou chirurgicale.

Cet ouvrage intitulé « ORL » couvre l'anatomie de cette vaste région allant de la base du crâne à la base du cou, région classiquement prise en charge par les médecins ORL, chirurgiens de la face et du cou. Après une introduction à l'anatomie topographique, souvent difficile, de cette région charnière, l'ouvrage a été scindé en quatre parties : l'anatomie neurosensorielle ORL, l'anatomie de la face et de l'étage antérieur de la base du crâne, l'anatomie du nerf facial et l'anatomie cervicale. Le texte de chaque chapitre est volontairement simple ; des tableaux synthétiques permettent de résumer les informations complexes. Les illustrations sont de deux types : des dessins au trait ou à l'aquarelle nécessaires à la représentation tridimensionnelle des régions, dus au talent d'Antoine Barnaud, et des dessins facilement reproductibles tels que les construisent les auteurs au tableau noir devant les étudiants. Ces dessins sont éloignés des superbes planches anatomiques des ouvrages de référence de nos prédécesseurs ; ils ont pour mission de simplifier l'anatomie afin d'en rendre l'essentiel. Certains dessins abordent l'anatomie dans la pathologie, permettant d'expliquer simplement comment les symptômes d'une maladie peuvent être compris aisément par des bases anatomiques solides. Des coupes anatomiques dans les trois plans de l'espace constituent des contributions originales des auteurs pour une analyse sectionnelle, si importante dans l'interprétation actuelle de l'imagerie tomodensitométrique et par résonance magnétique. Des photographies microscopiques permettent de relier l'anatomie et la fonction, notamment dans les organes sensoriels tels la cochlée, le vestibule ou le neuroépithélium olfactif.

Chaque chapitre est traité à deux niveaux : une anatomie « fondamentale » pour tout étudiant en médecine des deux premiers cycles comme en spécialité paramédicale (kinésithérapeute, infirmière, manipulateur en radiographie), et une anatomie « clinique » adaptée aux programmes des spécialités, avec une approche simple pour le non-spécialiste, mais également plus poussée pour le spécialiste désirant revoir ou compléter sa formation.

La nomenclature utilisée est la nomenclature anatomique française établie par la Commission de francisation des nomenclatures internationales (NAI) en 1977. Néanmoins, certains noms anatomiques ont des dénominations courantes largement employées en clinique quotidienne (scapula et omoplate, base du stapes et platine de l'étrier). Ce fait pratique nous a conduits à proposer une annexe de corrélation à double entrée (nouveaux noms – noms traditionnels). Il faut espérer que, le temps passant, une certaine homogénéisation survienne.

Depuis la première édition de cet ouvrage en 1998, de nouvelles données anatomiques, de nouvelles classifications sont apparues ou ont pris un essor qui ne permettait plus de les passer sous silence. Ainsi, la classification anatomique conventionnelle du lymphocentre cervical a été doublée d'une classification clinique fondée sur l'interprétation des clichés tomodensitométriques cervicaux. En outre, certains manques sont apparus flagrants et les remarques et conseils de nos collègues universitaires, que nous tenons à remercier, nous ont conduits à modifier certaines données.

Nous souhaitons que ce message anatomique nouveau, volontairement tourné vers les applications cliniques et thérapeutiques, réponde à cette exigence moderne d'une simplification vers l'essentiel et devienne l'étape nécessaire vers l'étude de l'homme malade.

Pierre BONFILS, Jean-Marc CHEVALLIER

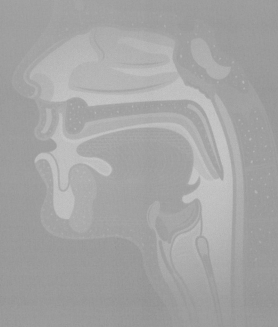

# GRANDES RÉGIONS ANATOMIQUES DE LA TÊTE ET DU COU

# Anatomie topographique de la tête et du cou

Trois grandes régions peuvent être individualisées au niveau de la tête et du cou : le crâne, la face et le cou.

Le crâne est séparé de la face par une ligne sinueuse passant par le nasion, les bords supra-orbitaires de l'os frontal, l'arcade zygomatique, le bord inférieur du pore acoustique externe, le processus mastoïde et la ligne nuchale supérieure de l'os occipital (1-1). La face est séparée du cou par une ligne sinueuse passant par l'os hyoïde, le ventre postérieur du muscle digastrique, puis par une ligne horizontale passant par la bandelette mandibulaire et en arrière, la lame prévertébrale du fascia cervical (1-1). La connaissance de ces régions, aux limites très précises, permet de comprendre la physiopathologie, la clinique et les traitements des maladies ORL et cervico-faciales. En effet, chaque processus pathologique a ses propres voies d'extension qui conditionnent les signes cliniques et les propositions thérapeutiques, voies d'extension parfaitement délimitées par les parois des diverses régions de la face et du cou. Par conséquent, cette anatomie topographique de la tête et du cou est l'un des fondements de l'étude de l'anatomie ORL et cervico-faciale.

## ▓ Le crâne

Le crâne peut être divisé en deux parties : la cavité crânienne et les régions pariétales. La cavité crânienne contient l'encéphale et les méninges. Les régions pariétales sont au nombre de quatre (1-2) :
– la région occipito-frontale occupe la partie supérieure du crâne. Elle est limitée en avant par le nasion et les bords supra-orbitaires de l'os frontal, latéralement par la ligne temporale supérieure, en arrière par la ligne nuchale supérieure ;
– la région temporale occupe la partie latérale du crâne. Elle est limitée en haut par la ligne temporale supérieure, en bas par l'arcade zygomatique, en avant par le processus zygomatique de l'os frontal et le processus frontal de l'os zygomatique ;
– la région mastoïdienne occupe la partie inférieure et latérale du crâne. Elle correspond au processus mastoïde ;
– la région auriculaire est située en avant de la région mastoïdienne. Elle correspond au pore acoustique externe.

**1-1** Les trois grandes régions de la tête et du cou : leurs limites sur un profil.

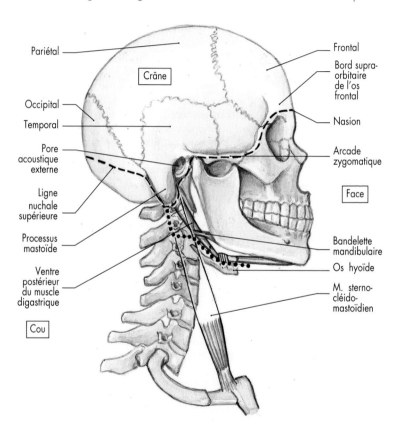

Pariétal

Crâne

Occipital

Temporal

Pore acoustique externe

Ligne nuchale supérieure

Processus mastoïde

Ventre postérieur du muscle digastrique

Cou

Frontal

Bord supra-orbitaire de l'os frontal

Nasion

Arcade zygomatique

Face

Bandelette mandibulaire

Os hyoïde

M. sterno-cléido-mastoïdien

**1-2** Les régions du crâne.

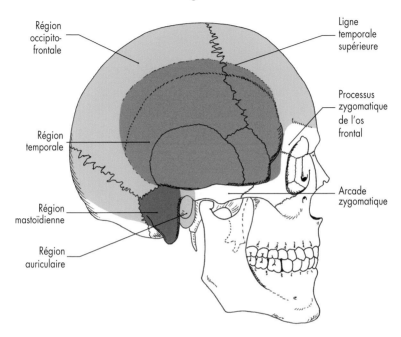

Région occipito-frontale

Ligne temporale supérieure

Processus zygomatique de l'os frontal

Région temporale

Arcade zygomatique

Région mastoïdienne

Région auriculaire

## ∎ La face

La face peut être divisée en deux parties : l'étage supérieur et l'étage inférieur. La limite entre ces deux étages suit une ligne horizontale passant par le processus palatin du maxillaire et la lame horizontale du palatin. Chaque étage comprend des régions superficielles et des régions profondes.

### Régions superficielles de la face

Les régions superficielles de l'étage supérieur sont la région nasale, la région orbitaire, la région infra-orbitaire et la région zygomatique (1-3). Les régions superficielles de l'étage inférieur sont la région orale, la région buccale et la région mentonnière (1-3).

**1-3** Régions superficielles de la face.

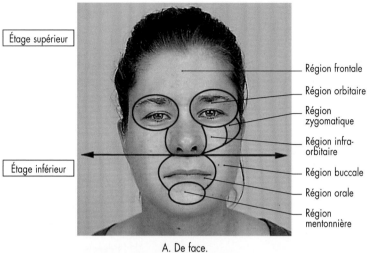

Étage supérieur

Région frontale

Région orbitaire

Région zygomatique

Région infra-orbitaire

Étage inférieur

Région buccale

Région orale

Région mentonnière

A. De face.

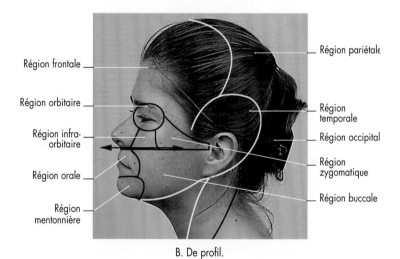

Région frontale

Région orbitaire

Région infra-orbitaire

Région orale

Région mentonnière

Région pariétale

Région temporale

Région occipital

Région zygomatique

Région buccale

B. De profil.

# Régions profondes de la face

Les régions profondes de la face sont centrées sur l'axe aéro-digestif facial. L'étage supérieur est centré sur la cavité nasale, l'orbite et les sinus paranasaux en avant et le rhinopharynx en arrière (1-4 et 1-5). L'étage inférieur est centré sur la cavité orale en avant et l'oropharynx en arrière (1-6). Autour de cet axe aérodigestif facial se trouvent les espaces profonds de la face qui peuvent être divisés en (1-7) :
– des espaces postérieurs comprenant la région rétropharyngée et la région rétrostylienne ;
– des espaces intermédiaires comprenant la région parotidienne et la région parapharyngée ;
– un espace antérieur : la fosse infra-temporale.
Ces espaces sont séparés de la muqueuse du pharynx par une aponévrose solide : le fascia pharyngo-basilaire.

**1-4** Régions profondes de la face.
Étage supérieur : la cavité nasale.

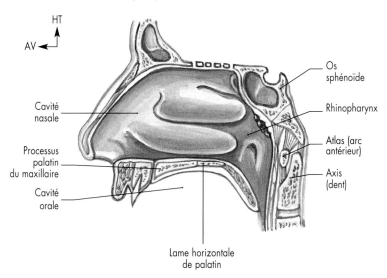

**1-5** Régions profondes de la face.

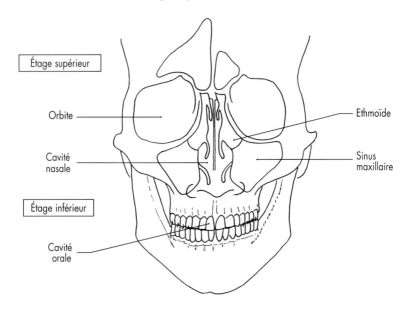

Étage supérieur

Orbite

Cavité
nasale

Étage inférieur

Cavité
orale

Ethmoïde

Sinus
maxillaire

**1-6** Oropharynx et cavité orale.

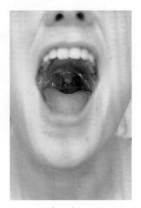

A. Vue bouche ouverte :
cavité orale et oropharynx.

1-6 *(suite)*

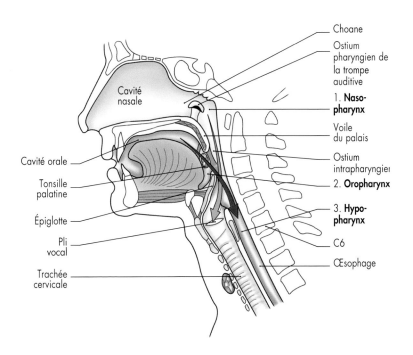

Choane

Ostium pharyngien de la trompe auditive

1. **Naso-pharynx**

Voile du palais

Ostium intrapharyngier

2. **Oropharynx**

3. **Hypo-pharynx**

C6

Œsophage

Cavité nasale

Cavité orale

Tonsille palatine

Épiglotte

Pli vocal

Trachée cervicale

B. Le pharynx : ses trois étages en coupe sagittale médiane.

**1-7** Régions profondes de la face.

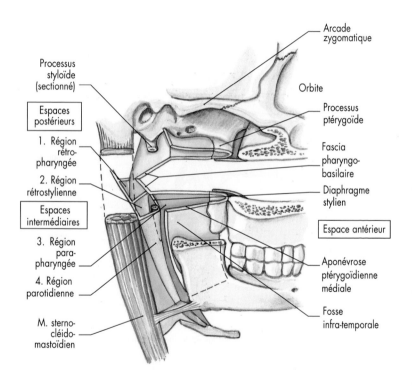

Arcade zygomatique

Processus styloïde (sectionné)

Orbite

Espaces postérieurs

Processus ptérygoïde

1. Région rétro-pharyngée

Fascia pharyngo-basilaire

2. Région rétrostylienne

Diaphragme stylien

Espaces intermédiaires

Espace antérieur

3. Région para-pharyngée

4. Région parotidienne

Aponévrose ptérygoïdienne médiale

M. sterno-cléido-mastoïdien

Fosse infra-temporale

Deux cloisons séparent ces divers espaces (1-8) :
– une cloison postérieure séparant les espaces postérieurs (région rétropharyngée et la région rétrostylienne) des espaces intermédiaires (région parotidienne et la région parapharyngée) : c'est le diaphragme stylien ;
– une cloison antérieure séparant les espaces intermédiaires (région parotidienne et la région parapharyngée) de l'espace antérieur (fosse infra-temporale) : c'est l'aponévrose ptérygoïdienne médiale.
Les *espaces postérieurs* (1-8) comprennent la région rétropharyngée et la région rétrostylienne. La région rétropharyngée est médiane, située entre la paroi postérieure du pharynx en avant, et la solide lame prévertébrale du fascia cervical en arrière. La région rétrostylienne est latérale, située entre les muscles prévertébraux et les muscles scalènes recouverts par la lame prévertébrale du fascia cervical en arrière, et le diaphragme stylien en avant. Ces deux régions sont en continuité car il n'existe pas de barrière anatomique entre ces deux compartiments.

**1-8** Les régions profondes de la face en trois coupes schématiques (*voir* Chapitre 6).

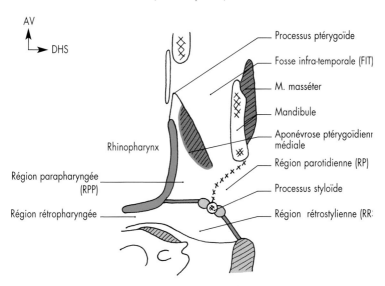

AV

DHS

Processus ptérygoïde

Fosse infra-temporale (FIT)

M. masséter

Mandibule

Aponévrose ptérygoïdienne médiale

Rhinopharynx

Région parotidienne (RP)

Région parapharyngée (RPP)

Processus styloïde

Région rétropharyngée

Région rétrostylienne (RR)

A. Coupe axiale des espaces à hauteur du rhinopharynx (*voir* 6-1).

1-8 *(suite)*

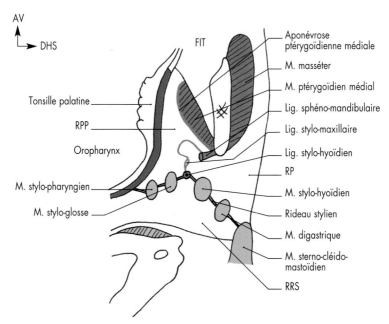

B. Coupe axiale des espaces à hauteur de l'oropharynx (*voir* 6-5).

Les *espaces intermédiaires* (1-8) comprennent la région parapharyngée en dedans et la région parotidienne en dehors. Ces deux régions sont situées latéralement par rapport à l'axe pharyngé. Entre ces deux régions, il existe une inconstante aponévrose du lobe profond de la parotide.

L'*espace antérieur* (1-8) est dénommé fosse infra-temporale. Il comprend : a) en arrière, la région des muscles ptérygoïdiens, b) en avant, la région rétro-maxillo-zygomatique et c) en dedans, la région ptérygo-palatine.

Au-dessous de l'axe aéro-digestif facial, on décrit plusieurs régions situées entre la cavité orale en haut et l'os hyoïde en bas (1-9). Ces régions supra-hyoïdiennes sont la région submandibulaire et la région sublinguale. La région submandibulaire ou supra-hyoïdienne latérale est située sous le plancher de la cavité orale, médialement par rapport au corps de la mandibule. Elle contient la glande salivaire submandibulaire. La région sublinguale est située en avant de la région submandibulaire, entre la langue médialement et le corps de la mandibule latéralement. Elle contient la glande salivaire sublinguale. En haut et en arrière, la région submandibulaire se poursuit par la région parapharyngée.

1-8 *(suite)*

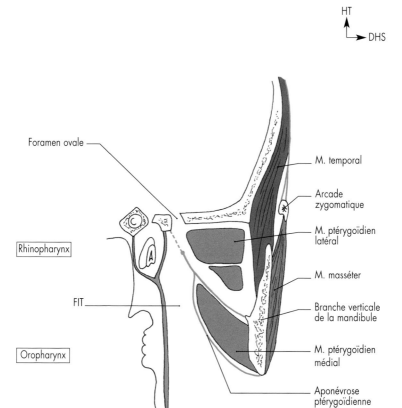

C. Coupe frontale de l'aponévrose ptérygoïdienne médiale.

**1-9** Régions inférieures de la face. Profil et trois coupes frontales.

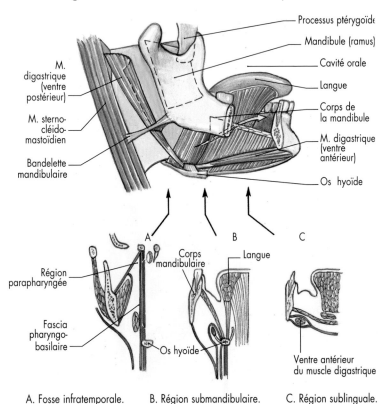

M. digastrique (ventre postérieur)

M. sterno-cléido-mastoïdien

Bandelette mandibulaire

Processus ptérygoïde

Mandibule (ramus)

Cavité orale

Langue

Corps de la mandibule

M. digastrique (ventre antérieur)

Os hyoïde

Région parapharyngée

Fascia pharyngo-basilaire

Corps mandibulaire

Langue

Os hyoïde

Ventre antérieur du muscle digastrique

A. Fosse infratemporale.   B. Région submandibulaire.   C. Région sublinguale.

# Le cou

Le cou peut être divisé en deux parties : la nuque et la région infra-hyoïdienne (1-10). La *nuque* est la région dorsale du cou, limitée en avant par l'épaisse lame prévertébrale du fascia cervical, en haut par l'os occipital et en bas par une ligne transversale passant par les articulations acromio-claviculaires. C'est une région essentiellement musculaire (1-10).

**1-10** Les régions du cou, vue de trois quarts antéro-gauche.

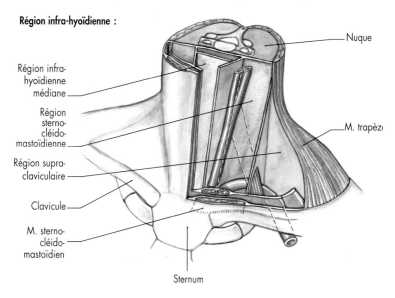

**Région infra-hyoïdienne :**

Région infra-
hyoïdienne
médiane

Région
sterno-
cléido-
mastoïdienne

Région supra-
claviculaire

Clavicule

M. sterno-
cléido-
mastoïdien

Nuque

M. trapèze

Sternum

La *région infra-hyoïdienne* peut être divisée en deux parties (1-10) :
– la région infra-hyoïdienne médiane contenant l'axe viscéral du cou et la loge thyroïdienne ;
– la région infra-hyoïdienne latérale, elle-même subdivisée en deux parties, la région sterno-cléido-mastoïdienne et la région supra-claviculaire.
La limite entre ces deux régions est le bord postérieur du muscle sterno-cléidomastoïdien. La région sterno-cléido-mastoïdienne se poursuit en haut sans limite anatomique nette avec la région rétrostylienne. La limite arbitraire entre ces deux régions, l'une cervicale, l'autre faciale, est la bandelette mandibulaire, correspondant à une ligne horizontale passant par le bord inférieur de la mandibule.

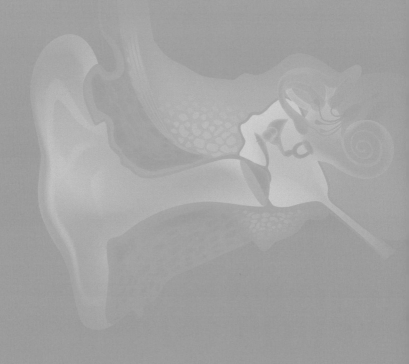

# ANATOMIE
# **NEUROSENSORIELLE**

# Anatomie
# du système auditif

Le système auditif comprend deux parties : une partie périphérique dénommée oreille et des voies nerveuses auditives partant de l'oreille jusqu'au cortex auditif. Un son est une variation de pression de l'air ambiant. L'analyse d'un son par le système auditif passe par deux étapes. La première étape est une étape périphérique : le son, c'est-à-dire la variation de pression acoustique de l'air, doit être traduite en une suite de potentiels d'action dans les fibres de la racine cochléaire du nerf vestibulo-cochléaire. La seconde étape est une étape centrale : ce message bio-électrique doit être intégré dans les différents noyaux auditifs afin d'en extraire les renseignements sur lesquels sera basée l'analyse du son.

L'étape périphérique met en jeu de nombreuses structures. La traduction du message physique, variation de pression acoustique, en un message biologique, variation de potentiel cellulaire, repose sur les cellules ciliées internes de l'organe spiral. Néanmoins, la transmission de la variation de pression acoustique jusqu'aux cellules ciliées internes est complexe et fait intervenir l'oreille externe (transmission aérienne), l'oreille moyenne par le système tympano-ossiculaire (transmission mécanique) puis les liquides labyrinthiques (transmission liquidienne). La dépolarisation des cellules ciliées internes de l'organe spiral induit la genèse de potentiels d'action dans les fibres de la racine cochléaire du nerf vestibulo-cochléaire.

L'étape centrale est également complexe mais les données physiologiques sont, à ce niveau, incomplètes. Les potentiels d'action sont véhiculés par la racine cochléaire du nerf cochléo-vestibulaire puis par les voies auditives centrales jusqu'au cortex auditif. Chaque étape centrale, protubérantielle, mésencéphalique, thalamique ou corticale a un rôle d'intégration et d'analyse du son.

## ■ Oreille

On distingue trois parties à l'oreille (2-1) : l'oreille externe, l'oreille moyenne et l'oreille interne. L'oreille externe comporte l'auricule et le méat acoustique externe. L'oreille moyenne comprend la caisse du tympan, les cavités mastoïdiennes et la trompe auditive. L'oreille interne comprend deux parties : a) une partie antérieure, auditive, et b) une partie postérieure, appartenant au système vestibulaire. Seule la partie antérieure sera étudiée dans ce chapitre : c'est le labyrinthe antérieur. La presque totalité de l'oreille (sauf une partie de l'oreille externe et la trompe auditive) est située dans l'os temporal qui constitue la charpente de cet édifice. La fonction de l'oreille est double. La partie antérieure de l'oreille interne, le labyrinthe antérieur, a pour rôle de traduire une information sonore, c'est-à-dire des variations de pression acoustique dans l'air ambiant, en une information bioélectrique qui sera transmise vers les centres auditifs par la racine cochléaire du nerf vestibulo-cochléaire. Le son fait vibrer la membrane du tympan qui transmet les variations de pression par la chaîne ossiculaire jusqu'aux liquides de l'oreille interne afin de stimuler les cellules sensorielles de l'organe spiral. La partie postérieure de l'oreille interne, le labyrinthe postérieur, appartient au système vestibulaire (*voir* Chapitre 3).

**2-1** Les trois parties de l'oreille.

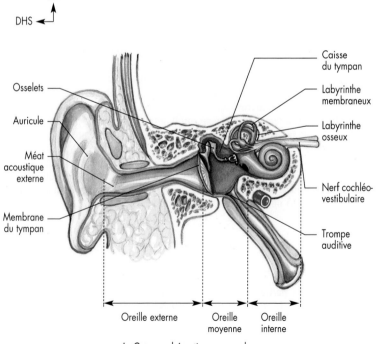

A. Coupe schématique coronale.

**2-1** *(suite)*

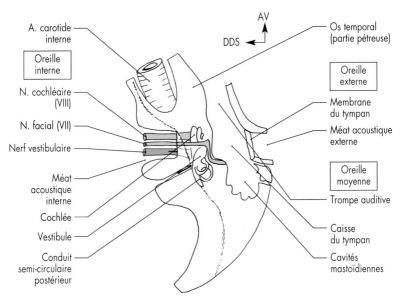

A. carotide interne

Oreille interne

N. cochléaire (VIII)

N. facial (VII)

Nerf vestibulaire

Méat acoustique interne

Cochlée

Vestibule

Conduit semi-circulaire postérieur

AV

DDS

Os temporal (partie pétreuse)

Oreille externe

Membrane du tympan

Méat acoustique externe

Oreille moyenne

Trompe auditive

Caisse du tympan

Cavités mastoïdiennes

B. Vue d'ensemble de l'oreille en coupe horizontale schématique.

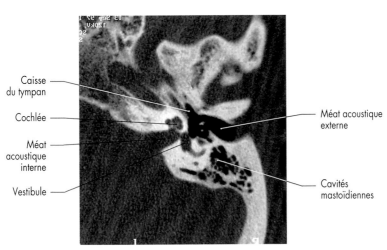

Caisse du tympan

Cochlée

Méat acoustique interne

Vestibule

Méat acoustique externe

Cavités mastoïdiennes

C. Coupe tomodensitométrique horizontale de l'oreille passant par l'atrium.

# ▉ Os temporal

L'os temporal (2-2) provient embryologiquement de trois pièces osseuses séparées : la partie pétreuse, la partie squameuse et la partie tympanique qui vont fusionner (2-3). La partie pétreuse (ou rocher) est un os de forme pyramidale, inclus dans la base du crâne dont il forme une partie de l'étage moyen (2-4). Elle a une base latérale et un sommet médial et antérieur. La partie squameuse (ou écaille) est une lame osseuse aplatie transversalement et de forme semi-circulaire, s'unissant au rocher par la suture pétro-squameuse. La partie tympanique (ou tympanal) est un anneau incomplet, ouvert en haut et en arrière, participant à la formation du méat acoustique externe.

La partie pétreuse (2-5) a la forme d'une pyramide dont le grand axe est oblique en avant et médialement. On lui décrit quatre faces, quatre bords, une base et un sommet. Sur ces quatre faces, deux sont endocrâniennes (les faces antéro-supérieure et postéro-supérieure), deux sont exocrâniennes (les faces antéro-inférieure et postéro-inférieure). La face antéro-supérieure est marquée, de dedans en dehors, par cinq reliefs importants : a) l'empreinte trigéminale dans laquelle repose le

**2-2** Os temporal, vue latérale.

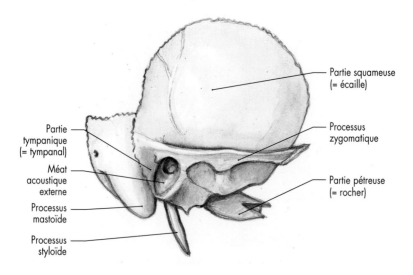

Partie squameuse
(= écaille)

Partie
tympanique
(= tympanal)

Méat
acoustique
externe

Processus
mastoïde

Processus
styloïde

Processus
zygomatique

Partie pétreuse
(= rocher)

**2-3** Développement embryonnaire de l'os temporal.

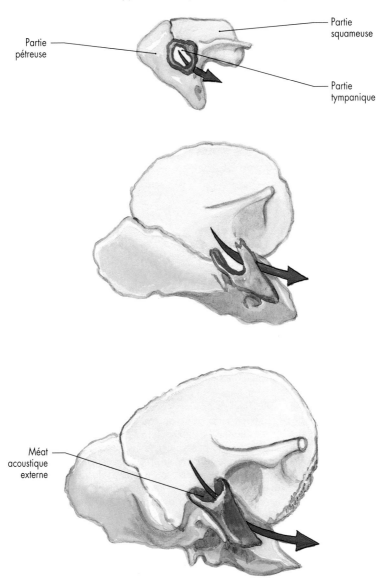

Partie
squameuse

Partie
pétreuse

Partie
tympanique

Méat
acoustique
externe

**2-4** L'os temporal.

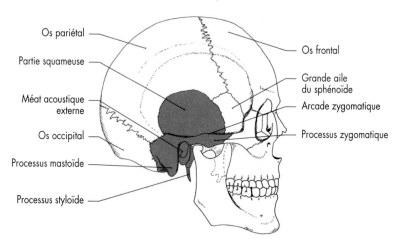

Os pariétal

Partie squameuse

Méat acoustique externe

Os occipital

Processus mastoïde

Processus styloïde

Os frontal

Grande aile du sphénoïde

Arcade zygomatique

Processus zygomatique

A. Vue latérale du crâne.

ganglion trigéminal, b) les hiatus du canal du nerf grand pétreux et du canal du nerf petit pétreux, c) le tegmen tympani séparant l'endocrâne de la caisse du tympan, et d) le relief du canal semi-circulaire antérieur dénommé eminentia arcuata. La face postéro-supérieure présente, en son milieu, un large orifice : le pore acoustique interne traversé par le paquet acoustico-facial. C'est à ce niveau que se développent les neurinomes de l'acoustique, principale étiologie des surdités rétrocochléaires. En arrière du pore acoustique interne se trouve l'ouverture de l'aqueduc du vestibule. La face postéro-inférieure est centrée sur le processus styloïde, soudé à la partie pétreuse de l'os temporal mais embryologiquement indépendante de lui. Il donne insertion aux divers muscles et ligaments du rideau stylien : les muscles stylo-hyoïdien, stylo-glosse et stylo-pharyngien mais aussi les ligaments stylo-hyoïdien et stylo-mandibulaire. Par rapport au processus styloïde, trois éléments essentiels doivent être décrits : a) en arrière, le foramen stylo-mastoïdien, orifice de sortie du canal facial, b) en dedans, la fosse jugulaire, empreinte du bulbe supérieur de la veine jugulaire, c) en avant, l'ostium externe du canal carotidien, où entre l'artère carotide interne pour traverser la base du crâne. Le canal carotidien est d'abord vertical puis devient oblique médialement et en avant, suivant l'axe de la partie pétreuse. Son ostium interne se situe au sommet de la partie pétreuse de l'os temporal.

Le processus mastoïde (2-2 et 2-4A) correspond à la base de la partie pétreuse, complétée embryologiquement par un fragment de la partie squameuse du temporal.

C'est un volumineux bloc osseux situé en arrière du méat acoustique externe, que l'on palpe aisément en arrière de l'auricule. Le processus mastoïde donne insertion à de puissants muscles de la nuque et du cou comme le muscle sterno-cléido-mastoïdien et le muscle digastrique. À la face latérale de la partie squameuse de l'os temporal s'étend vers l'avant le processus zygomatique qui forme, avec le processus temporal de l'os zygomatique, l'arcade zygomatique.

2-4 *(suite)*

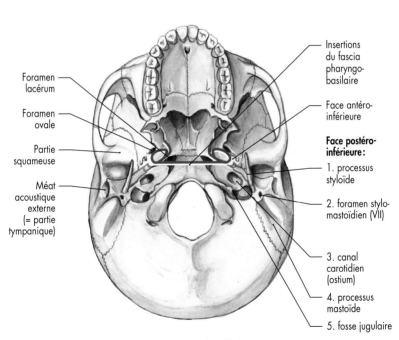

Insertions du fascia pharyngo-basilaire

Face antéro-inférieure

**Face postéro-inférieure :**

1. processus styloïde

2. foramen stylo-mastoïdien (VII)

3. canal carotidien (ostium)

4. processus mastoïde

5. fosse jugulaire

Foramen lacérum

Foramen ovale

Partie squameuse

Méat acoustique externe (= partie tympanique)

B. Partie pétreuse de l'os temporal (rocher) sur vue exocrânienne de la base du crâne.

2-5 Le rocher.

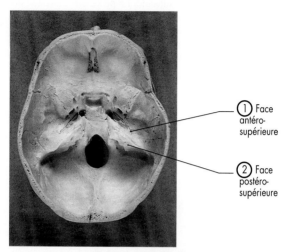

① Face antéro-supérieure

② Face postéro-supérieure

A. Vue endocrânienne.

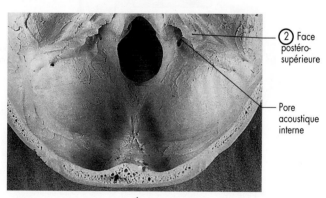

② Face postéro-supérieure

Pore acoustique interne

B. Étage postérieur.

2-5 *(suite)*

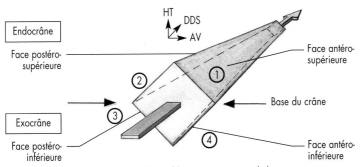

Endocrâne

Face postéro-supérieure

HT
DDS
AV

Face antéro-supérieure

Base du crâne

Exocrâne

Face postéro-inférieure

Face antéro-inférieure

Pyramide à grand axe oblique en avant et médialement.

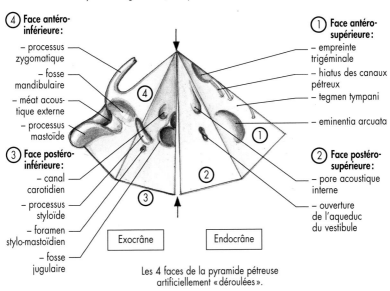

④ **Face antéro-inférieure:**
– processus zygomatique
– fosse mandibulaire
– méat acoustique externe
– processus mastoïde

③ **Face postéro-inférieure:**
– canal carotidien
– processus styloïde
– foramen stylo-mastoïdien
– fosse jugulaire

① **Face antéro-supérieure:**
– empreinte trigéminale
– hiatus des canaux pétreux
– tegmen tympani
– eminentia arcuata

② **Face postéro-supérieure:**
– pore acoustique interne
– ouverture de l'aqueduc du vestibule

Exocrâne    Endocrâne

Les 4 faces de la pyramide pétreuse artificiellement «déroulées».

C. Partie pétreuse de l'os temporal (= rocher).

## Anatomie descriptive et rapports

### Oreille externe

L'*auricule* a une forme complexe qui varie selon les individus. On distingue divers reliefs (2-6) : l'hélix et l'anthélix séparés par la gouttière scaphoïde en arrière, le tragus et l'antitragus en avant, séparés de l'anthélix par la conque de l'auricule. L'anthélix a une forme de « Y ». La fosse triangulaire est une dépression comprise entre les deux branches de ce « Y ». Le tragus se prolonge en dedans par le pore acoustique externe. La forme de l'auricule est déterminée par un seul cartilage de forme complexe (2-7) ; l'auricule est tapissée, sur ses deux faces, par un périchondre épais.

Conséquences cliniques

Les pathologies de l'auricule sont représentées par les malformations dont la forme la plus grave est l'aplasie majeure et la forme la plus rudimentaire est dénommée « oreilles décollées », les infections nommées chondrites et périchondrites de l'auricule et les traumatismes dont la complication fréquente est l'othématome où une collection de sang se constitue entre le solide périchondre et le cartilage de l'auricule.

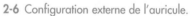

**2-6** Configuration externe de l'auricule.

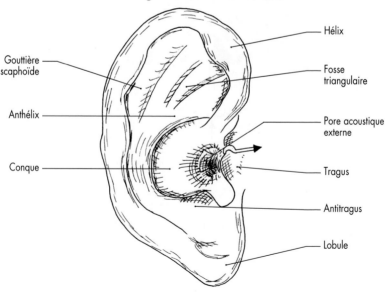

2-7 Auricule : fibrocartilage.

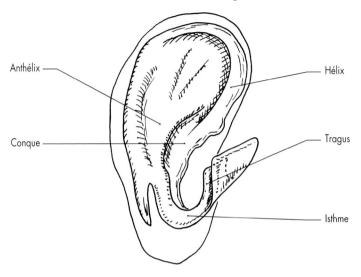

Anthélix

Conque

Hélix

Tragus

Isthme

Le *méat acoustique externe* est un canal de 25 millimètres de long faisant suite à la conque de l'auricule et s'étendant jusqu'à la membrane du tympan en dedans. Sa forme varie considérablement en fonction des individus mais son trajet décrit généralement un coude avec une portion latérale oblique en avant et en dedans et une portion médiane oblique en arrière et en dedans (2-8). Ce coude est formé par le cartilage de l'auricule qui vient s'appuyer sur la paroi postérieure du méat acoustique externe.

 Conséquences cliniques

Cette description anatomique a une implication clinique. L'examen de la membrane du tympan (ou otoscopie) s'effectue en introduisant un spéculum d'oreille dans le méat acoustique externe. Cette introduction nécessite de mettre en rectitude le méat acoustique externe en effaçant son coude postérieur. Ce geste est réalisé par une traction douce vers le haut et vers l'arrière de l'auricule (2-9).

Le méat acoustique externe est constitué de deux parties : une portion latérale fibro-cartilagineuse et une portion médiane osseuse. Le cylindre fibro-cartilagineux représente le tiers latéral du méat. Il est formé d'un hémi-cylindre inférieur, cartilagineux, en continuité avec le cartilage de l'auricule et d'un hémi-cylindre supérieur fibreux. La peau est riche en glandes cérumineuses sécrétant du cérumen. L'accumulation importante de cérumen peut engendrer un bouchon de cérumen, cause fréquente

**2-8** Oreille externe : angulation du méat acoustique externe.

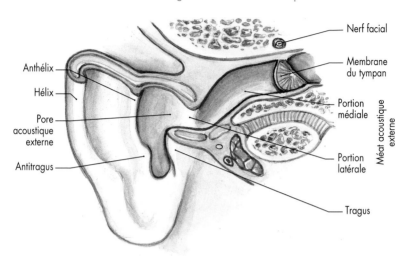

de surdité de transmission transitoire. Le cylindre osseux est formé par la partie tympanique de l'os temporal pour ses trois quarts antéro-inférieurs et par la partie squameuse pour son quart postéro-supérieur.

## Membrane du tympan

Le fond du méat acoustique externe est fermé par la membrane du tympan (dénommée tympan en clinique). Cette membrane est oblique par rapport à l'axe du méat acoustique externe. Sa face latérale regarde vers le bas, le dehors et l'avant. Elle fait un angle de 45° par rapport au plan horizontal. L'étude de cette membrane est essentielle car son inspection par l'examen otoscopique constitue la base de l'étude clinique de l'audition. C'est une membrane ovalaire, de six dixièmes de millimètre d'épaisseur, en forme de cône très évasé, ouvert en dehors, dont le sommet dénommé ombilic fait un angle de 120°. À sa périphérie, elle s'épaissit pour former un bourrelet annulaire, l'anneau tympanique, qui s'insère dans le sillon tympanique de la partie tympanique de l'os temporal. À l'examen otoscopique (2-10), la membrane du tympan est presque transparente, de coloration grisée. En bas et en avant de l'ombilic, on peut observer un triangle lumineux dû au reflet de la lumière sur la membrane du tympan. Au milieu de la membrane apparaît un relief oblique en bas et en arrière : le manche du malléus qui se termine à l'ombilic. À l'extrémité supérieure de ce relief se trouve une petite saillie blanchâtre et arrondie : le processus latéral du malléus. À la partie postérieure de la membrane du tympan, on peut souvent voir par transparence le relief de la branche longue de l'incus et de la tête du stapes qui sont situées dans la caisse du tympan. La membrane du tympan est constituée de deux parties de structure différente (2-10A, B). La partie située au-dessous du processus latéral du malléus est la pars tensa. C'est la partie tendue du tympan dont le rôle est essentiel dans la transmission des sons vers la chaîne ossiculaire. Ce caractère tendu est dû à sa structure en trois couches : a) une couche cutanée, latérale, faisant suite à la peau du méat acoustique externe, b) une couche muqueuse, médiale faisant suite à la muqueuse de la caisse du tympan, et c) une couche intermédiaire fibreuse. Cette couche fibreuse (lamina propria) est complexe, formée de fibres radiées s'insérant sur le manche du malléus et de fibres circulaires (2-11). La partie du tympan située au-dessus du processus latéral du malléus est dénommée pars flaccida. Sa structure flaccide est due à l'absence de couche fibreuse rigide. Cette différence de constitution est essentielle afin de comprendre la genèse des otites chroniques. En effet, lors d'un dysfonctionnement chronique de la trompe auditive, il se produit une dépression dans la caisse du tympan qui tend à « aspirer » la membrane du tympan vers l'intérieur. Cette aspiration est plus aisée au niveau de la pars flaccida où l'absence de couche fibreuse diminue la rigidité tympanique. Une poche de rétraction se constitue ; elle est à l'origine des kystes épidermiques de l'oreille moyenne dénommés cholestéatomes.

**2-9** Technique de l'otoscopie.
Mise en rectitude du méat acoustique externe
par traction de l'auricule vers le haut et vers l'arrière.

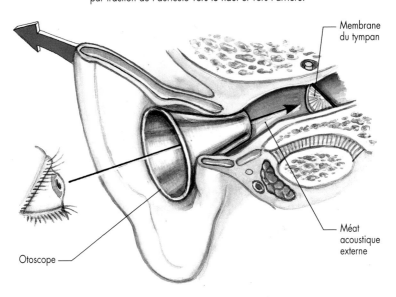

Membrane
du tympan

Méat
acoustique
externe

Otoscope

2-10 Le tympan.

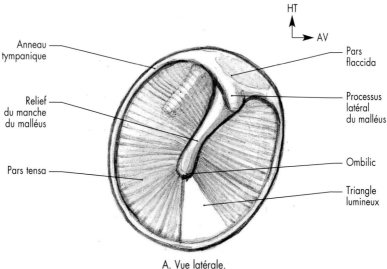

Anneau tympanique

Relief du manche du malléus

Pars tensa

HT

AV

Pars flaccida

Processus latéral du malléus

Ombilic

Triangle lumineux

A. Vue latérale.

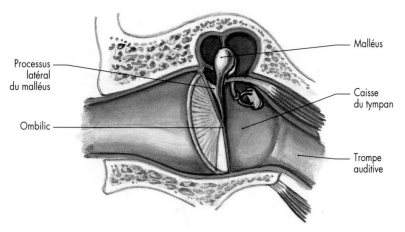

Processus latéral du malléus

Ombilic

Malléus

Caisse du tympan

Trompe auditive

B. Coupe frontale.

2-10 *(suite)*

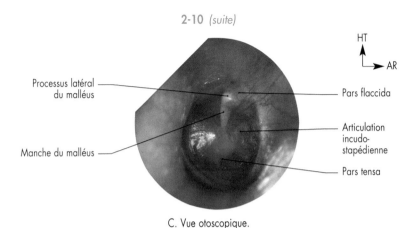

HT

AR

Processus latéral du malléus ——————— Pars flaccida

Articulation incudo-stapédienne

Manche du malléus ———————

Pars tensa

C. Vue otoscopique.

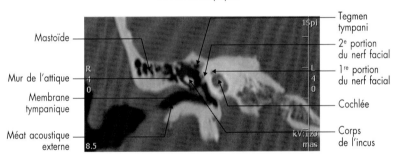

Mastoïde ——————

Tegmen tympani

2e portion du nerf facial

Mur de l'attique ——————

1re portion du nerf facial

Membrane tympanique ——————

Cochlée

Méat acoustique externe

Corps de l'incus

D. Vue tomodensitométrique en coupe coronale passant par la tête du malléus et de l'incus.

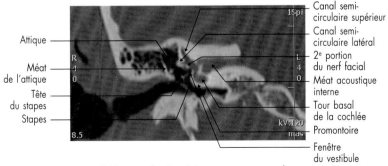

Canal semi-circulaire supérieur

Canal semi-circulaire latéral

Attique ——————

2e portion du nerf facial

Méat de l'attique ——————

Méat acoustique interne

Tête du stapes ——————

Tour basal de la cochlée

Stapes ——————

Promontoire

Fenêtre du vestibule

E. Vue tomodensitométrique en coupe coronale passant par le canal semi-circulaire latéral.

**2-11** Tympan : structure de la membrane tympanique.

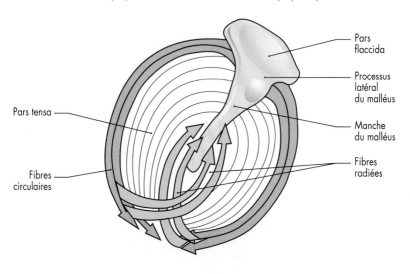

Pars
flaccida

Processus
latéral
du malléus

Pars tensa

Manche
du malléus

Fibres
radiées

Fibres
circulaires

Conséquences cliniques

La paracentèse est l'incision de la membrane du tympan. Elle est parfois indiquée chez un patient ayant une otite moyenne aiguë, c'est-à-dire une infection bactérienne de la caisse du tympan, et permet d'évacuer la collection de pus située dans la caisse du tympan vers le méat acoustique externe. Elle doit être réalisée dans le quadrant postéro-inférieur de la pars tensa car il s'agit de la zone de la membrane du tympan la plus accessible et qui ne présente, dans ses rapports médiaux, aucun risque de traumatisme de la chaîne ossiculaire.

## Caisse du tympan

La caisse du tympan est une cavité osseuse dont les parois sont formées par les trois portions de l'os temporal : la cavité est creusée dans la partie pétreuse et fermée latéralement par la partie squameuse et la partie tympanique. Cette cavité communique avec l'extérieur par un long canal ostéo-cartilagineux : la trompe auditive. La trompe auditive relie la paroi antérieure de la caisse du tympan et la face latérale du rhinopharynx. Son rôle est essentiel car elle permet, par son ouverture, l'introduction d'air dans la caisse du tympan, ce qui permet d'équilibrer les pressions de part et d'autre de la membrane du tympan. L'ouverture de la trompe auditive s'effectue à chaque déglutition ou bâillement. Un mauvais fonctionnement de la trompe auditive conduit aux otites chroniques.

La caisse du tympan a une forme de parallélépipède auquel on décrit six faces. Son grand axe est oblique en avant, en bas et en dedans. Cette cavité est classiquement segmentée en plusieurs parties (2-12). La partie centrale, répondant à la membrane du tympan, est l'atrium ou mésotympanum. Plusieurs prolongements se disposent autour de cette cavité centrale. En haut, le récessus épitympanique (ou épitympanum ou attique) est un étroit défilé contenant la tête du malléus et de l'incus. Latéralement, il est en rapport avec la pars flaccida de la membrane du tympan. Il a une importance considérable en clinique car c'est à son niveau que se développent les cholestéatomes de l'oreille moyenne. En bas, l'hypotympanum est en rapport avec le bulbe supérieur de la veine jugulaire qui fait suite au sinus sigmoïde après sa traversée du foramen jugulaire. En avant, le protympa-num se prolonge par la trompe auditive. En arrière se situe le rétrotympanum.

**2-12** Caisse du tympan. Paroi médiale, vue latérale
(la membrane du tympan a été réséquée).

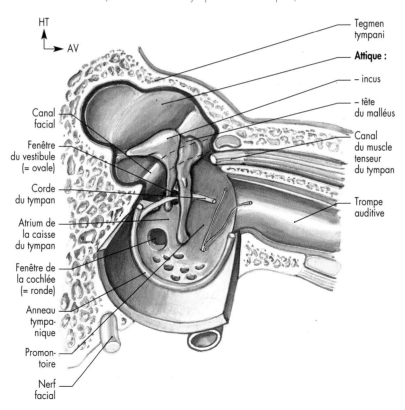

**2-13** Paroi médiale de la caisse du tympan.

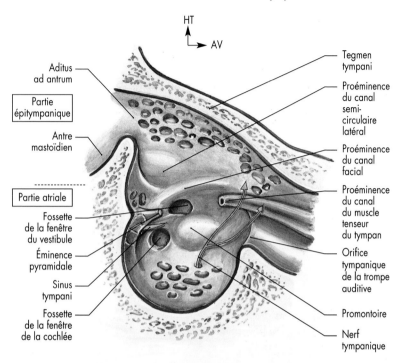

HT

AV

Aditus ad antrum

Partie épitympanique

Antre mastoïdien

Partie atriale

Fossette de la fenêtre du vestibule

Éminence pyramidale

Sinus tympani

Fossette de la fenêtre de la cochlée

Tegmen tympani

Proéminence du canal semi-circulaire latéral

Proéminence du canal facial

Proéminence du canal du muscle tenseur du tympan

Orifice tympanique de la trompe auditive

Promontoire

Nerf tympanique

La paroi latérale de ce parallélépipède est essentiellement occupée par la membrane du tympan. Sa paroi médiale (2-13) sépare l'oreille moyenne de l'oreille interne. Elle est divisée en deux parties par deux reliefs : la proéminence du canal facial contenant le nerf facial en arrière, et la proéminence du canal du muscle tenseur du tympan en avant. Au-dessus de ces reliefs se situe la partie épitympanique de la paroi médiale marquée par la proéminence du canal semi-circulaire latéral. C'est un repère essentiel dans la chirurgie de l'oreille moyenne. Au-dessous de ces reliefs se situe la partie atriale de la paroi médiale centrée sur le volumineux relief du tour basal de la cochlée : le promontoire. En arrière et au-dessus du promontoire se situe la fossette de la fenêtre du vestibule, profonde dépression surplombée par le canal facial. La fenêtre du vestibule située au fond de cette fossette est fermée par la base du stapes. À l'extrémité antérieure de la fenêtre du vestibule se situe la fissura ante fenestram, lieu de prédilection des foyers otospongieux et des fistules labyrinthiques. L'otospongiose est une maladie héréditaire de la base du stapes se caractérisant par le développement de foyers d'ossification qui vont entraver la mobilité stapédienne entraînant ainsi une surdité de transmission. Les fistules labyrinthiques sont des fistules faisant communiquer l'oreille interne avec la caisse du tympan et se traduisant par une surdité souvent fluctuante. Au-dessous et en arrière du promontoire se situe une autre fossette : la fossette de la fenêtre de la cochlée. La fenêtre de la cochlée est fermée par une membrane. Les rapports médians de ces deux fenêtres sont la rampe vestibulaire de l'organe spiral pour la fenêtre du vestibule et la cavité sous-vestibulaire, extrémité basale de la rampe tympanique de l'organe spiral pour la fenêtre de la cochlée (2-14). La paroi inférieure est en rapport avec la veine jugulaire qui peut, en cas de déhiscence de cette paroi, faire saillie dans la caisse du tympan. À ce niveau peuvent siéger les tumeurs glomiques tympano-jugulaires. La paroi supérieure est le toit de la caisse du tympan dénommé tegmen tympani. Elle est mince dans ses deux tiers postérieurs. Le rapport essentiel est la fosse cérébrale moyenne. L'érosion de cette paroi par un cholestéatome de l'oreille moyenne peut engendrer une fuite de liquide céphalo-rachidien dans la caisse du tympan, dénommée otorrhée cérébro-spinale, source d'éventuelles méningites otogènes. La paroi antérieure est marquée par deux orifices. Le plus volumineux est l'orifice tympanique de la trompe auditive. L'autre est l'orifice antérieur de la corde du tympan. La paroi postérieure est divisée en deux parties par le canal facial. Au-dessus du canal facial, c'est la partie épitympanique de la paroi postérieure qui correspond à l'aditus ad antrum, canal étroit faisant communiquer la région épitympanique avec l'antre mastoïdien. La partie située au-dessous du canal facial est la partie atriale de la paroi postérieure. Elle contient l'éminence pyramidale au sommet de laquelle sort le tendon du muscle stapédien et une fossette : le sinus tympani, profond diverticule de grande importance dans la chirurgie otologique. Les complications des otites (Tableau 2-I) découlent de ces rapports anatomiques : labyrinthite et paralysie faciale périphérique pour la paroi médiale, méningite pour la paroi supérieure, mastoïdite pour la paroi postérieure.

**2-14** Labyrinthe osseux, vue latérale.

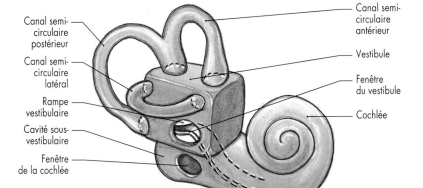

**Tableau 2-I.** Anatomie clinique de la caisse du tympan.

| Paroi de l'oreille moyenne | Constituants | Rapports | Complications |
|---|---|---|---|
| Paroi supérieure | Tegmen tympani | Méninges Lobe temporal | Méningite Abcès lobe temporal |
| Paroi inférieure | | Bulbe supérieur de la veine jugulaire | Thrombose jugulaire |
| Paroi antérieure | Ostium tympanique de la trompe auditive | Carotide interne | |
| Paroi postérieure | | Mastoïde Nerf facial (3ᵉ) Sinus sigmoïde Fosse postérieure Cervelet | Mastoïdite Paralysie faciale Thrombophlébite Méningite Abcès cérébelleux |
| Paroi médiale | Promontoire Fenêtre de la cochlée Fenêtre du vestibule | Labyrinthe Nerf facial | Labyrinthite Paralysie faciale |
| Paroi latérale | Tympan Manche du malléus | Méat acoustique externe | Perforation tympan |

À l'intérieur de cette cavité se situe la chaîne ossiculaire constituée de trois osselets : le malléus, l'incus et le stapes (2-15). Le malléus est l'osselet le plus latéral. Il ressemble à une massue dont la tête est située dans l'attique et le manche est inclus dans la membrane du tympan. Entre la tête et le manche se trouve le col du malléus. La jonction col-manche supporte le processus latéral du malléus que l'on peut observer lors d'un examen otoscopique (2-10). L'incus est l'élément intermédiaire de la chaîne ossiculaire. Il comporte un corps et deux branches. Le corps est situé dans l'attique et s'articule avec la tête du malléus. La branche courte se dirige en arrière vers l'aditus ad antrum, c'est un point de repère capital en chirurgie otologique. La branche longue descend dans l'atrium et se termine par un renflement, le processus lenticulaire, qui s'articule avec le stapes. Le stapes (2-16) est l'osselet le plus médial. C'est le seul osselet entièrement situé dans l'atrium, dans la fossette de la fenêtre du vestibule. Il a une forme d'étrier de cavalier avec une tête s'articulant avec le processus lenticulaire de l'incus, deux branches formant une arche osseuse et une base obturant la fenêtre du vestibule. La base est séparée des lèvres de la fenêtre du vestibule par le ligament annulaire du stapes qui, par sa souplesse, permet à la base de se mouvoir dans la fenêtre. Cette chaîne ossiculaire est maintenue en place par plusieurs ligaments. Deux muscles sont présents dans l'oreille moyenne : le muscle stapédien en arrière et le muscle tenseur du tympan en avant. Le muscle stapédien prend son origine dans les parois du canal creusé dans l'éminence pyramidale et se termine sur la tête du stapes. Il est innervé par le nerf du muscle stapédien, branche du nerf facial.

**2-15** Les osselets articulés entre eux
(en vert : les ligaments).

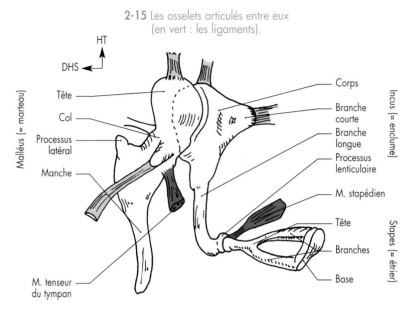

**2-16** Stapes (= étrier) et ligament annulaire.

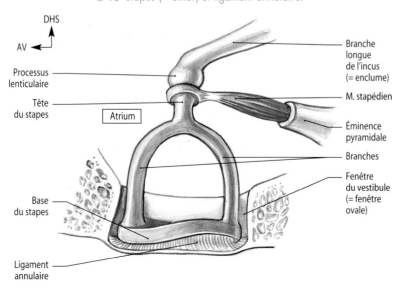

Le muscle stapédien se contracte lors de stimulations sonores intenses. C'est le réflexe stapédien dont l'étude est effectuée couramment en audiologie (test de Metz). Le muscle tenseur du tympan s'insère en avant sur le cartilage tubaire et le canal osseux qui porte son nom et se termine sur le col du malléus. Il est innervé par le nerf du muscle tenseur du tympan, branche du nerf mandibulaire, issu du nerf trijumeau. Le rôle majeur de l'oreille moyenne, en particulier de la membrane du tympan et de la chaîne ossiculaire, est de transformer les vibrations aériennes arrivant contre la membrane du tympan en variations de pression dans les compartiments liquidiens de l'oreille interne. Cette transformation est capitale car la différence d'impédance entre l'air et les liquides labyrinthiques ne permettrait pas au son d'être transmis efficacement aux cellules ciliées de l'organe spiral. L'oreille moyenne amplifie environ vingt-deux fois la pression acoustique transmise dans l'oreille interne, soit un gain d'environ trente décibels. Ce gain est obtenu par l'action concomitante de deux facteurs anatomiques : a) la différence de surface entre la membrane du tympan et la base du stapes (rapport d'environ 20), et b) l'effet de levier de l'ensemble de la chaîne ossiculaire.

La *corde du tympan* traverse la caisse du tympan. C'est la plus volumineuse des branches collatérales intrapétreuses du nerf facial. Elle naît de la partie mastoïdienne du nerf facial, traverse l'oreille moyenne en longeant la face médiale du col du malléus puis gagne la fosse infra-temporale par un petit canal osseux, la fissure pétro-tympanique, avant de rejoindre le nerf lingual, branche du nerf mandibulaire (*voir* 3-20). Elle véhicule la sensibilité gustative de l'hémilangue homolatérale. Le traumatisme de la corde du tympan au cours d'une intervention otologique peut entraîner des troubles gustatifs transitoires ou définitifs.

Cette cavité se prolonge en avant par la *trompe auditive*. C'est un élément essentiel de l'oreille moyenne car elle constitue la seule communication avec le milieu extérieur par l'intermédiaire du rhinopharynx. À partir de l'oreille moyenne, la trompe auditive se dirige médialement, en avant et en bas et comporte deux parties : une partie latérale osseuse et une partie médiale fibro-cartilagineuse. Les rapports essentiels de la partie osseuse sont le canal du muscle tenseur du tympan en haut et le canal carotidien en dedans. La paroi osseuse séparant la trompe auditive du canal carotidien est très mince. La portion fibro-cartilagineuse comporte le cartilage tubaire, segment semi-cylindrique ouvert en bas et fermé par une lame fibreuse. La trompe auditive s'ouvre sous l'action de deux muscles : le muscle élévateur du voile du palais et le muscle tenseur du voile du palais. La majorité des otites chroniques est due à un dysfonctionnement de la trompe auditive (*voir* page 204).

L'innervation de la caisse du tympan provient du *nerf tympanique* (2-13). C'est la principale branche collatérale du nerf glosso-pharyngien. Le nerf glosso-pharyngien traverse la base du crâne par le foramen jugulaire, situé en avant du nerf vague. Au niveau du foramen jugulaire, il présente deux renflements nommés ganglion supérieur et ganglion inférieur (d'Andersch). Le nerf tympanique naît du ganglion inférieur (*voir* 6-11), gagne le canal tympanique d'où il émerge dans l'hypotympanum. Au niveau du promontoire, le nerf tympanique donne des fibres sensitives et des fibres parasympathiques. Les branches sensitives sont destinées à la caisse du tympan et à la trompe auditive. Les fibres parasympathiques, nées dans le noyau salivaire inférieur, forment le nerf petit pétreux qui traverse la base du crâne par un canal du nerf petit pétreux et se termine dans le ganglion otique. Les fibres du nerf petit pétreux rejoignent celles du nerf auriculo-temporal. Le nerf petit pétreux donne à la parotide son innervation sécrétoire parasympathique.

Des paraganglions, organes chémorécepteurs sensibles aux taux d'oxygène et de gaz carbonique dans le sang artériel, entourent le nerf tympanique dans le canal tympanique (glomus jugulaire) mais également au niveau du promontoire (ganglion tympanique). C'est au niveau de ces ganglions que se développent les tumeurs glomiques jugulo-tympaniques. L'examen otoscopique permet de les voir, derrière un tympan normal, sous forme d'une masse tumorale de nature vasculaire siégeant dans l'hypotympanum.

## Cavités mastoïdiennes

Le processus mastoïde est pneumatisé. Cette pneumatisation, très variable d'un sujet à l'autre, résulte embryologiquement de la progression du tissu épithélial provenant de la caisse du tympan vers le mésenchyme mastoïdien qui se résorbe peu à peu. Ainsi, les cellules creusées dans ce processus communiquent avec la caisse du tympan. Cette communication se fait par l'aditus ad antrum, canal court, naissant de la partie supérieure de la paroi postérieure du récessus épitympanique. C'est un repère capital en chirurgie otologique. Sa paroi médiale est marquée par la proéminence du canal semi-circulaire latéral. L'aditus ad antrum débouche dans une première cavité mastoïdienne : l'antre mastoïdien. Il est présent dès la naissance. À partir de l'antre se développe un système cellulaire complexe : les cellules mastoïdiennes qui se forment progressivement durant l'enfance jusqu'à l'âge de 5 ans (2-17).

Latéralement, le processus mastoïde répond à la peau située en arrière de l'auricule. L'infection des cellules mastoïdiennes est nommée mastoïdite. Chez l'enfant, la classique extériorisation d'une mastoïdite aiguë se fait en arrière de l'auricule dont la peau devient inflammatoire puis une collection suppurée sous-cutanée apparaît lorsque la corticale mastoïdienne est détruite. Son traitement repose sur un nettoyage chirurgical de la mastoïde dénommé mastoïdectomie dont la voie d'abord est également rétro-auriculaire. Médialement (2-18), les cellules mastoïdiennes sont en rapport avec le canal semi-circulaire postérieur et le conduit endolymphatique. En avant, les cellules mastoïdiennes répondent à deux structures : a) en haut, l'antre communique avec le récessus épitympanique par l'aditus ad antrum, b) en bas, les cellules mastoïdiennes sont séparées du méat acoustique externe par une cloison osseuse dénommée mur de Gellé (dénommé en clinique, mur du facial). La partie mastoïdienne du canal facial chemine dans le mur de Gellé à sa partie la plus médiale. C'est un repère anatomique capital en chirurgie otologique. En haut, une fine cloison osseuse, le tegmen antri, prolongeant en arrière le tegmen tympani, sépare les cellules mastoïdiennes de la méninge temporale.

**2-17** Mastoïde.

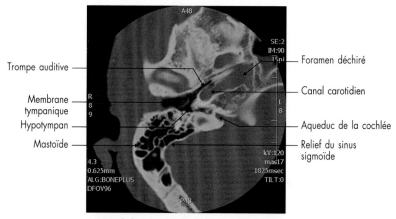

Trompe auditive — 
Membrane tympanique — 
Hypotympan — 
Mastoïde — 

— Foramen déchiré
— Canal carotidien
— Aqueduc de la cochlée
— Relief du sinus sigmoïde

A. **TDM de l'os temporal en coupe axiale,** sans injection de produit de contraste, passant par le canal carotidien (coupes de bas en haut pour les figures A à D).

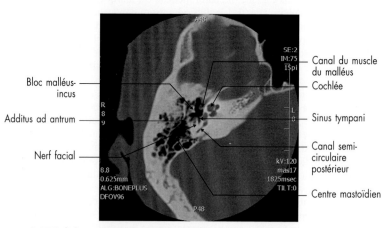

Bloc malléus-incus — 
Additus ad antrum — 
Nerf facial — 

— Canal du muscle du malléus
— Cochlée
— Sinus tympani
— Canal semi-circulaire postérieur
— Centre mastoïdien

B. **TDM de l'os temporal en coupe axiale,** sans injection de produit de contraste, passant par la tête du malléus et de l'incus (coupes de bas en haut pour les figures A à D).

2-17 *(suite)*

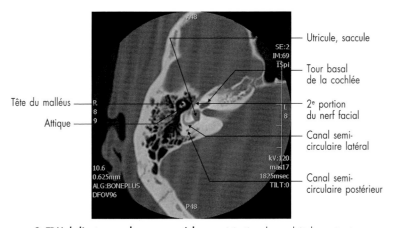

Utricule, saccule

Tour basal
de la cochlée

2ᵉ portion
du nerf facial

Canal semi-
circulaire latéral

Canal semi-
circulaire postérieur

Tête du malléus

Attique

C. **TDM de l'os temporal en coupe axiale,** sans injection de produit de contraste,
passant par le canal semi-circulaire latéral et la tête du malléus
(coupes de bas en haut pour les figures A à D).

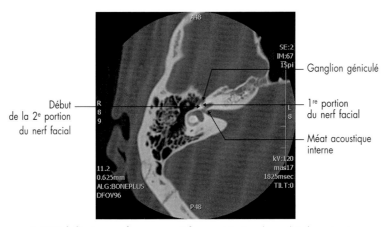

Ganglion géniculé

1ʳᵉ portion
du nerf facial

Méat acoustique
interne

Début
de la 2ᵉ portion
du nerf facial

D. **TDM de l'os temporal en coupe axiale,** sans injection de produit de contraste,
passant par le ganglion géniculé (Y inversé)
avec la première portion du canal facial (branche médiale du Y),
la partie initiale de la deuxième portion du canal facial (branche latérale du Y).
(Coupes de bas en haut pour les figures A à D). Ganglion géniculé.

2-17 *(suite)*

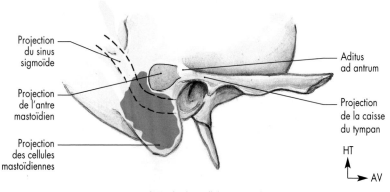

Projection du sinus sigmoïde

Projection de l'antre mastoïdien

Projection des cellules mastoïdiennes

Aditus ad antrum

Projection de la caisse du tympan

HT

AV

E. Projection latérale des cellules mastoïdiennes.

2-18 Cellules mastoïdiennes au cours d'une mastoïdectomie.

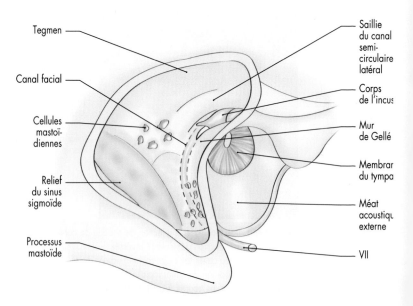

Tegmen

Canal facial

Cellules mastoï-diennes

Relief du sinus sigmoïde

Processus mastoïde

Saillie du canal semi-circulaire latéral

Corps de l'incus

Mur de Gellé

Membrane du tympan

Méat acoustique externe

VII

# ■ Labyrinthe antérieur

Le labyrinthe antérieur est situé dans la partie pétreuse de l'os temporal. Il est formé de deux parties : le labyrinthe *osseux* antérieur et le labyrinthe *membraneux* antérieur. Le *labyrinthe osseux antérieur* ou cochlée est formé d'un tube creux, le canal spiral de la cochlée, long de trente millimètres. Ce tube comprend deux parties : une partie enroulée autour d'un axe central, le modiolus, et une partie postéro-inférieure, non enroulée qui prend le nom de cavité infra-vestibulaire (2-14). La paroi latérale de la cavité infra-vestibulaire est creusée d'un orifice : la fenêtre de la cochlée. La partie enroulée du canal spiral de la cochlée fait deux tours et demi de spire (2-19). Le diamètre de ce canal diminue de sa base à son sommet. Sa partie externe est nommée lame des contours. Le canal spiral de la cochlée est divisé sur toute sa longueur par une lame osseuse détachée du modiolus : la lame spirale osseuse. Néanmoins, cette division est incomplète car la lame spirale osseuse n'atteint pas la lame des contours.

Le *labyrinthe membraneux antérieur* est l'ensemble des parois conjonctivo-épithéliales qui tapissent le labyrinthe osseux antérieur. Les cavités du labyrinthe membraneux sont remplies d'endolymphe alors que les espaces compris entre les labyrinthes membraneux et osseux sont remplis de périlymphe. Le labyrinthe

**2-19** Canal spiral de la cochlée, partie enroulée supposée verticale.

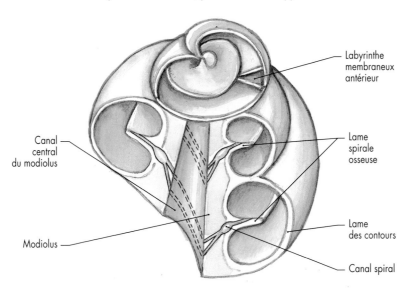

membraneux antérieur ou conduit cochléaire est triangulaire à la coupe (2-20). Sa paroi externe est formée par la strie vasculaire, seul épithélium vascularisé de l'organisme dont le rôle est de sécréter l'endolymphe, liquide ayant une composition originale puisque riche en potassium (150 mmol/l) et pauvre en sodium (1 mmol/l). Sa paroi supérieure est constituée par la membrane vestibulaire (ou membrane de Reissner) qui sépare l'endolymphe du conduit cochléaire de la périlymphe de la rampe vestibulaire. Cette périlymphe est un liquide riche en sodium (140 mmol/l) et pauvre en potassium (3 mmol/l). Sa paroi inférieure est formée par la lame basilaire qui est tendue entre le bord libre de la lame spirale osseuse en dedans et la lame des contours en dehors. Cette membrane sépare l'endolymphe du conduit cochléaire de la périlymphe de la rampe tympanique. L'organe spiral repose sur la lame basilaire. À l'apex du canal spiral, les rampes vestibulaire et cochléaire communiquent par un orifice dénommé hélicotréma. Les fibres nerveuses issues de l'organe spiral sortent du labyrinthe osseux par de petits orifices creusés dans la lame spirale osseuse pour se jeter dans l'axe creux du modiolus dénommé canal central du modiolus afin de gagner le méat acoustique interne (2-21).

**2-20** Labyrinthe membraneux antérieur.
Coupe schématique à travers une spire de la cochlée.

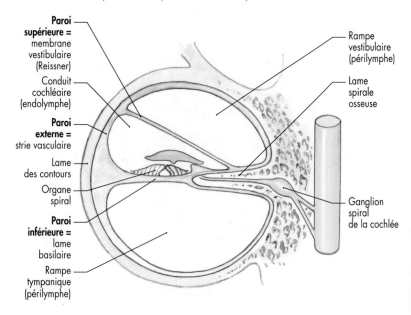

**2-21** Coupe de la lame spirale suivant l'axe du modiolus.

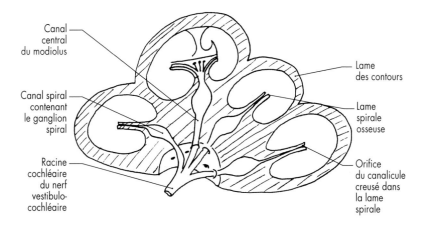

Canal
central
du modiolus

Canal spiral
contenant
le ganglion
spiral

Racine
cochléaire
du nerf
vestibulo-
cochléaire

Lame
des contours

Lame
spirale
osseuse

Orifice
du canalicule
creusé dans
la lame
spirale

L'*organe spiral* (2-22) comprend des cellules sensorielles et des cellules de soutien. Les cellules sensorielles sont de deux types (2-23) : les cellules ciliées internes, piriformes, et les cellules ciliées externes, rectangulaires. Il existe, tout au long des deux tours et demi de spire de l'organe spiral, une unique rangée de cellules ciliées internes (environ 3 500 chez l'homme) et trois rangées de cellules ciliées externes (2-23). Chaque cellule ciliée supporte à son extrémité apicale une centaine de stéréocils rangés en taille décroissante de l'extérieur vers l'intérieur. Les stéréocils sont implantés selon un « V » pour les cellules ciliées internes et selon un « W » pour les cellules ciliées externes. La membrana tectoria couvre les stéréocils situés à l'apex des cellules ciliées. Elle joue un rôle mécanique important. Les stéréocils des cellules ciliées externes sont ancrés dans la membrana tectoria tandis que ceux des cellules ciliées internes sont libres. Le pôle basal des cellules ciliées est le siège de contacts synaptiques avec les fibres de la racine cochléaire du nerf vestibulo-cochléaire. Les cellules ciliées internes font synapse avec les neurones primaires de la voie auditive qui vont se terminer dans les noyaux cochléaires. Cette innervation est dite afférente car elle véhicule l'information de la périphérie vers les centres auditifs. Les cellules ciliées externes font synapse essentiellement avec les neurones issus de la voie efférente cochléaire. L'information nerveuse est ici transmise des centres auditifs vers les cellules ciliées externes.

Les cellules ciliées internes sont des classiques cellules transductrices : elles traduisent l'information sonore, une variation de pression, en une variation de potentiel intracellulaire qui permettra la libération de neurotransmetteurs à la base de la cellule. Cette libération permet la genèse de potentiels d'action dans les fibres afférentes de la racine cochléaire du nerf vestibulo-cochléaire. Les cellules ciliées externes sont considérées comme de véritables cellules musculaires dont le rôle est de moduler la tension entre la lame basilaire et la membrana tectoria. Cette action permet de moduler l'information mécanique parvenant aux cellules ciliées internes. Elles sont responsables de la sélectivité fréquentielle de l'oreille humaine. L'analyse des fréquences est effectuée de manière spatiale dans l'oreille interne : les fréquences aiguës sont analysées à la base de l'organe spiral, les fréquences graves à son apex.

**2-22** Organe spiral (de Corti).

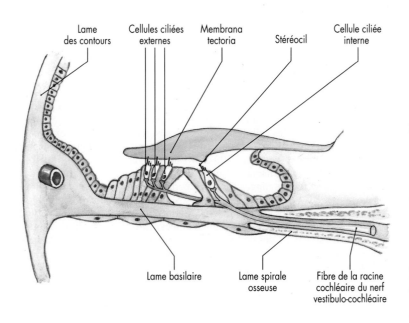

**2-23** Organe spiral (de Corti).

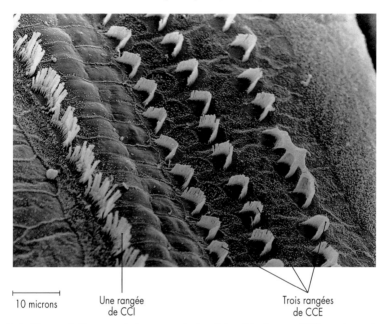

| | | |
|---|---|---|
| 10 microns | Une rangée de CCI | Trois rangées de CCE |

A. Architecture de l'organe spiral : une rangée de cellules ciliées internes (CCI) et trois rangées de cellules ciliées externes (CCE). (*Photo Marc Lenoir, Unité INSERM U254, Montpellier. Extrait de CR Acad Sci Paris, Sciences de la vie/Life Sciences, 1996 ; 319 : 272*).

## ■ Voies auditives

### Racine cochléaire du nerf vestibulo-cochléaire

La racine cochléaire du nerf vestibulo-cochléaire est formée de trente à trente-cinq mille neurones. Elle comporte essentiellement des neurones de type I (95 % des neurones) dont le corps cellulaire est contenu dans le ganglion spiral de la cochlée situé dans le canal spiral du modiolus. Ces neurones ont un prolongement dendritique qui fait synapse avec la cellule ciliée interne et un prolongement axonal qui se termine dans les noyaux cochléaires. La racine cochléaire du nerf vestibulo-cochléaire chemine dans le méat acoustique interne où elle est en rapport avec la racine vestibulaire du nerf cochléo-vestibulaire, le nerf facial et

2-23 *(suite)*

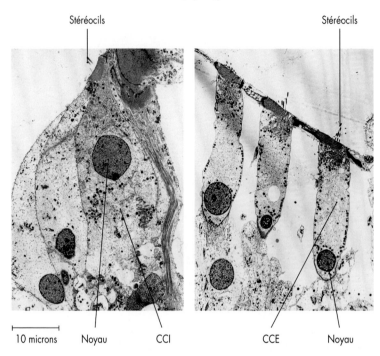

Stéréocils                    Stéréocils

10 microns    Noyau    CCI            CCE    Noyau

B. Morphologie des cellules ciliées : une cellule ciliée interne piriforme (à gauche)
et trois cellules ciliées externes rectangulaires (à droite). (*Photo Marc Lenoir, Unité INSERM U254,
Montpellier.* Extrait de CR Acad Sci Paris, Sciences de la vie/Life Sciences, 1996 ; 319 : 272).

l'artère labyrinthique (2-24, 2-25). C'est à ce niveau que se développent les
neurinomes de l'acoustique.

## Présentation générale des voies auditives centrales

Les voies auditives comprennent deux parties : a) des voies auditives ascendantes
allant de la cochlée jusqu'au cortex auditif, et b) des voies auditives descendantes
suivant le chemin inverse et modulant l'activité des centres sous-jacents. Les voies
auditives ascendantes ont une organisation complexe (2-26). Le message auditif est
traité à quatre niveaux : le tronc cérébral (noyau cochléaire et complexe olivaire
supérieur), le mésencéphale (colliculus inférieur), le diencéphale (corps géniculé

**2-24** IRM passant par l'angle pontocérébelleux en coupe inframillimétrique, axiale, en séquence T2, passant par le nerf cochléaire.

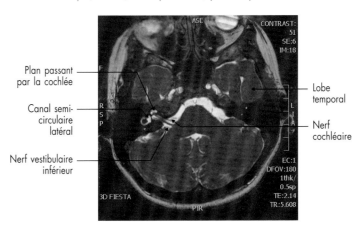

Plan passant par la cochlée

Canal semi-circulaire latéral

Nerf vestibulaire inférieur

Lobe temporal

Nerf cochléaire

**2-25** Coupe du méat acoustique interne.

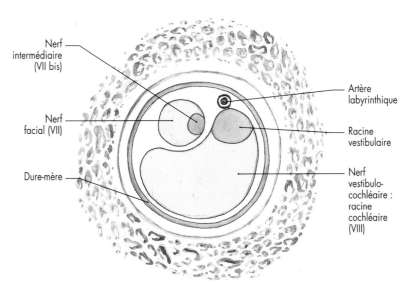

Nerf intermédiaire (VII bis)

Nerf facial (VII)

Dure-mère

Artère labyrinthique

Racine vestibulaire

Nerf vestibulo-cochléaire : racine cochléaire (VIII)

**2-26** Présentation générale des voies auditives centrales (schématique) = quatre niveaux.

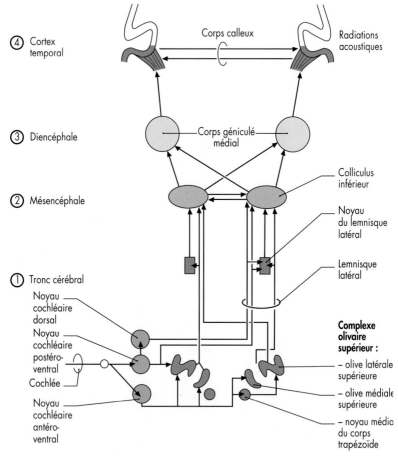

Projection bilatérale, à prédominance controlatérale.

médial) et le cortex. Après le premier relais dans le noyau cochléaire, la projection est bilatérale, avec cependant une dominance controlatérale. Ainsi, chaque structure reçoit des informations binaurales, c'est-à-dire en provenance des deux oreilles. L'originalité fonctionnelle de ce système réside dans l'existence d'une stricte tono-topie cochléaire, c'est-à-dire une répartition, dans le volume de chaque structure, des diverses fréquences provenant des différentes régions de la cochlée. En conséquence, à l'étalement des fréquences audibles sur la longueur de l'organe spiral correspond une distribution spatiale systématique de ces fréquences dans les différentes structures centrales.

## Noyau cochléaire

Le noyau cochléaire (2-27) est le premier relais auditif sur la voie ascendante, situé sur la face dorso-latérale du tronc cérébral. Les fibres de la racine cochléaire du nerf vestibulo-cochléaire se divisent rapidement en entrant dans le tronc cérébral en deux branches : l'une antérieure ou ascendante, l'autre postérieure ou descendante. La structure cellulaire du noyau cochléaire n'est pas homogène. Trois grandes divisions ont été délimitées sur la base de leur architecture cellulaire et sur leur type d'innervation. La branche antérieure ou ascendante innerve le noyau cochléaire antéro-ventral, le plus volumineux. La branche postérieure ou descendante innerve le noyau cochléaire postéro-ventral et le noyau cochléaire dorsal.

Le noyau cochléaire antéro-ventral est la plus volumineuse partie du noyau cochléaire. Elle est subdivisée en une région antérieure riche en larges cellules sphériques dites cellules en buisson sur lesquelles se terminent des fibres de la racine cochléaire du nerf vestibulo-cochléaire sous forme de larges terminaisons caliciformes (bulbe de Held). Le noyau cochléaire postéro-ventral est essentielle-

**2-27** Voies auditives centrales : deux coupes axiales.

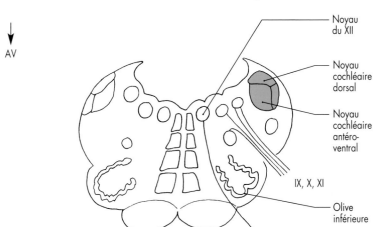

A. Noyaux cochléaires. Coupe axiale passant par la moelle allongée.

2-27 *(suite)*

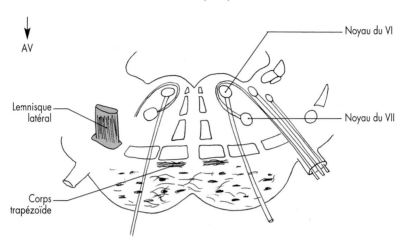

B. Complexe olivaire supérieur. Coupe axiale passant par le pont du tronc cérébral.

ment caractérisé par la présence de cellules octopus qui reçoivent des afférences venant des fibres du nerf auditif mais également des afférences auditives centrales. Le noyau cochléaire dorsal a une structure lamellaire composée de trois couches. Le neuromédiateur des fibres de la racine cochléaire du nerf vestibulo-cochléaire serait un acide aminé excitateur, probablement l'acide glutamique ou/et l'acide aspartique. Les neuromédiateurs des diverses afférences centrales seraient l'acétylcholine, l'acide gamma-aminobutyrique, la glycine et la noradrénaline. Certaines cellules du noyau cochléaire reproduisent le message contenu dans les fibres de la racine cochléaire du nerf vestibulo-cochléaire tandis que d'autres types cellulaires effectuent déjà un traitement complexe du signal auditif transmis dans les fibres de la racine cochléaire du nerf vestibulo-cochléaire.

## Complexe olivaire supérieur

Le complexe olivaire supérieur est un ensemble de noyaux situés dans le tronc cérébral. Il est constitué de trois noyaux principaux : l'olive supérieure latérale, l'olive supérieure médiale et le noyau médial du corps trapézoïde. Autour de ces trois noyaux principaux, des neurones sont disséminés formant les neurones péri-olivaires. La plupart des neurones de l'olive supérieure latérale et médiale ont une activité physiologique en réponse à une stimulation binaurale. Ils sont sensibles aux différences interaurales d'intensité et de temps. La fonction principale de l'olive supérieure latérale est probablement dévolue à la localisation des sons dans l'espace.

Les neurones périolivaires sont situés à la périphérie des trois principaux noyaux du complexe olivaire supérieur. Ils donnent naissance au système efférent olivo-cochléaire, c'est-à-dire à l'innervation partant des centres auditifs pour se projeter sur l'organe spiral. Il existe deux types d'innervation efférente olivo-cochléaire. L'innervation efférente médiane prend naissance dans la partie médiane du complexe olivaire supérieur et se projette bilatéralement vers la base des cellules ciliées externes. L'innervation efférente latérale prend naissance dans la partie latérale du complexe olivaire supérieur et se projette essentiellement sur les dendrites des cellules ganglionnaires de type I homolatéraux. Le rôle physiologique du système efférent est encore mal connu. Le système efférent médian pourrait être impliqué dans la protection de l'oreille interne, en particulier des cellules ciliées externes, lors de traumatismes sonores binauraux de basse fréquence.

## Mésencéphale auditif : le colliculus inférieur (ou caudal)

Le mésencéphale auditif, c'est-à-dire le colliculus inférieur (2-28), est formé de plusieurs subdivisions : le noyau central du colliculus inférieur, le noyau dorso-médian, le noyau latéral et le cortex dorsal. Le rôle du colliculus inférieur dans le

**2-28** Coupe axiale par le mésencéphale auditif : le colliculus inférieur.

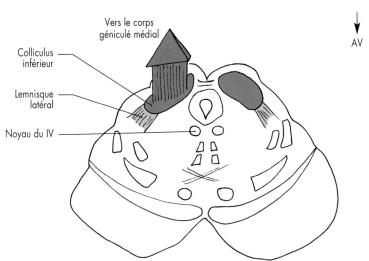

système auditif est complexe : il s'agit d'un centre de grande intégration du message auditif. Cette structure se trouve au carrefour des voies auditives ascendantes et descendantes et reçoit des afférences extra-auditives importantes. Le noyau central du colliculus inférieur est organisé en lamelles. Chaque lamelle donne une représentation spatiale des paramètres sonores (2-29). Cette représentation « cartographique » des diverses qualités d'un son permet d'analyser précisément un message sonore complexe. Il est possible que chacune des propriétés d'un son subisse, dans le colliculus inférieur, cette transformation cartographique. Par ces propriétés fonctionnelles, le colliculus inférieur est un des relais essentiels des voies auditives.

## Diencéphale auditif : le corps géniculé médial

Le corps géniculé médial (2-30) constitue le relais auditif entre le colliculus inférieur et le cortex auditif. Cette structure thalamique est caractérisée par sa richesse en innervation descendante qui, parallèlement aux voies auditives ascendantes, permet la constitution de boucles auditives thalamo-corticales. Il est divisé en plusieurs noyaux en fonction de leurs structures cellulaires et de leurs innervations. On distingue classiquement trois divisions : la division ventrale, dorsale et médiane. Cette classification morphologique se traduit par d'importantes différences fonctionnelles. À côté du corps géniculé médial, deux autres structures thalamiques appartiennent aux voies auditives : la partie postéro-latérale du noyau réticulaire du thalamus et la partie latérale du complexe postérieur du thalamus.

**2-29** Cartographie du codage des fréquences dans le colliculus inférieur.

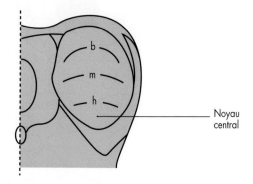

b = basses fréquences
m = moyennes fréquences
h = hautes fréquences

Noyau central

**2-30** Coupe axiale passant par le diencéphale : corps géniculé médial.

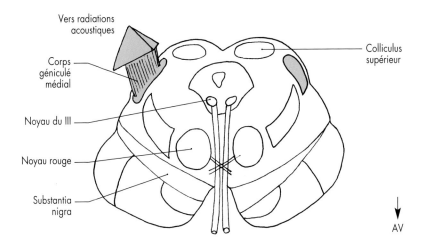

## Cortex auditif

Le cortex auditif (2-31) est enfoui dans la profondeur du sillon latéral du cerveau (scissure de Sylvius). Il est ainsi difficile à étudier. Le cortex auditif a été identifié par des méthodes anatomiques, physiologiques et cliniques comme étant une importante portion du gyrus temporal supérieur correspondant aux aires 41 (gyrus de Heschel) et 42 de Brodman. De ces territoires, l'élément dominant est l'aire AI, aire auditive primaire, qui reçoit l'essentiel des messages du corps géniculé médial. À côté de cette aire AI, plusieurs zones distinctes ont été mises en évidence : les aires secondaires (AII) et tertiaire (AIII), la région ectosylvienne postérieure, la frange suprasylvienne et l'insula. Il existe chez tous les mammifères plusieurs représentations complètes de la cochlée au niveau cortical. Certaines aires sont tonotopiquement organisées avec une représentation en miroir des fréquences au passage de chaque frontière entre deux aires adjacentes (aires primaire AI auditive antérieure, postérieure et ventro-postérieure), tandis que d'autres n'ont pas d'organisation fréquentielle évidente (aire AII, ventrale, temporale et dorso-postérieure). Il existe entre chaque aire, des interconnections qui respectent cette cochléotopie.

Sur le plan histologique, comme l'ensemble du néocortex, le cortex auditif est divisé en six couches. Il contient 75 % de cellules pyramidales et 25 % d'interneurones. Les cellules pyramidales ont une couronne dendritique basale et un dendrite apical qui remonte vers les couches superficielles. Le cortex auditif est formé de la juxta-position de colonnes, nommés modules fonctionnels, de deux cents à trois cents microns de diamètre, prenant toute l'épaisseur du cortex. Chaque module comprend

**2-31** Cortex auditif.

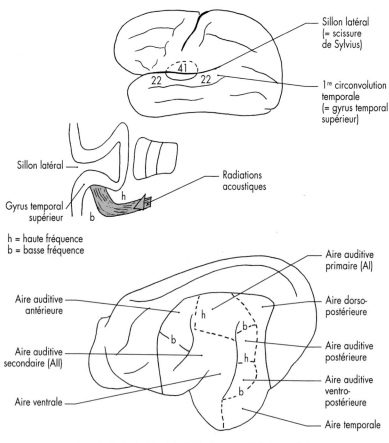

Face latérale de l'encéphale du chat : quadrilatère auditif.
Organisation tonotopique des aires auditives.

environ cinq mille neurones. Au niveau de l'aire AI, les afférences de chaque module proviennent du corps géniculé médial et arrivent sur des cellules non pyramidales de la couche IV. Les axones de ces cellules se projettent sur des cellules pyramidales de taille moyenne de la couche III. Ces dernières envoient leur message vers les couches I, II, IV et V ainsi que vers l'aire AII, la région ectosylvienne postérieure et l'aire AI controlatérale (2-32).

**2-32** Coupe schématique du cortex auditif. Système d'intégration corticale.

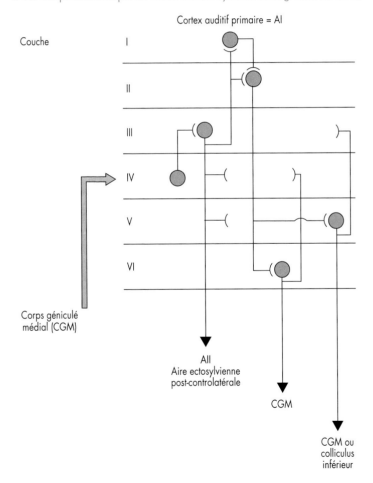

Les interactions cortico-thalamiques semblent essentielles dans le traitement de l'information acoustique. Le corps géniculé médial reçoit une riche innervation descendante provenant des cellules pyramidales des couches V et VI du cortex. Le cortex ferait fonctionner le thalamus comme un filtre permettant d'optimiser le traitement de signaux acoustiques significatifs pour un individu donné. Malgré des connaissances de plus en plus précises dans ce vaste domaine de la physiologie du cortex auditif, aucun concept global du traitement central de l'information sonore n'a été développé et expérimenté.

### Conséquences cliniques

On distingue classiquement deux grands types de surdité : les surdités de transmission et les surdités de perception. Cette différenciation est capitale car les étiologies et les traitements des deux types de surdité s'opposent radicalement.

Les surdités de transmission sont dues à une atteinte du système permettant la transmission de l'information sonore jusqu'aux cellules ciliées. Elles apparaissent lorsque l'oreille externe ou l'oreille moyenne sont pathologiques. Les pathologies de l'oreille externe sont dominées par le bouchon de cérumen, les infections du méat acoustique externe nommées otites externes, les tumeurs et les malformations comme les aplasies. L'oreille moyenne est le siège de deux principaux types de pathologie : les otites, aiguës ou chroniques, où la membrane du tympan examinée par otoscopie est anormale, et l'otospongiose, maladie héréditaire se traduisant par une fixation progressive de la base du stapes par des néoformations osseuses, où la membrane du tympan examinée par otoscopie est normale.

Les surdités de perception sont dues à une atteinte des structures sensorielles et neurologiques de l'appareil auditif. On distingue deux types de surdité de perception : les surdités endocochléaires où l'atteinte siège dans l'oreille interne, et les surdités rétrocochléaires où l'atteinte affecte les voies auditives. Les étiologies des surdités endocochléaires sont dominées par la presbyacousie, les traumatismes sonores, l'ototoxicité, la maladie de Ménière, la surdité brusque. L'étiologie essentielle des surdités rétrocochléaires est le neurinome de l'acoustique.

L'exploration du système auditif peut se faire par des méthodes psychoacoustiques ou des méthodes objectives. Les méthodes psychoacoustiques demandent la participation du patient qui doit dire s'il entend, ou s'il comprend tel ou tel son ou mot. Le test psychoacoustique de base est l'audiogramme tonal. L'audition est testée avec des sons purs de fréquence variant de 125 à 8 000 hertz. Cette stimulation sonore peut être administrée par voie aérienne (dite conduction aérienne), c'est-à-dire par les voies auditives naturelles, oreille externe, moyenne, interne etc., ou par voie osseuse (dite conduction osseuse), c'est-à-dire directement à l'oreille interne, court-circuitant l'oreille externe et l'oreille moyenne, grâce à un vibrateur posé sur le processus mastoïde. Un audiogramme vocal peut également être réalisé : les stimulations sonores sont alors des mots que le patient doit répéter correctement.

Parmi les méthodes objectives, les potentiels évoqués auditifs explorent la conduction nerveuse dans les voies auditives. Des électrodes recueillent les potentiels auditifs évoqués par un son de brève durée. Cinq potentiels différents sont ainsi analysés correspondant à l'activité de la racine cochléaire du nerf vestibulo-cochléaire et des divers relais situés dans le tronc cérébral, notamment les noyaux cochléaires et le complexe olivaire supérieur. De récentes études électrophysiologiques et neuroanatomiques ont permis de rattacher telle onde à tel type cellulaire dans les divers noyaux du tronc cérébral.

# 3

# Anatomie du système vestibulaire

Le système vestibulaire comprend deux parties : une partie périphérique formée de deux ensembles : un organe otolithique et des canaux semi-circulaires, et des voies nerveuses vestibulaires partant de l'organe périphérique et s'intégrant dans le complexe système nerveux contrôlant l'équilibration.

Le système vestibulaire est centré sur les noyaux vestibulaires qui sont un véritable centre d'intégration sensorimotrice faisant la synthèse d'informations multiples provenant des systèmes proprioceptifs, oculaires et spinaux, des voies visuelles, cérébelleuses et corticales.

L'équilibration est l'aptitude du corps à maintenir une posture et à faire varier cette posture lors de mouvements harmonieux. Le maintien de la posture est réalisé grâce à des muscles contrecarrant la gravité en bloquant les articulations par des contractions permanentes. Les mouvements harmonieux résultent de la mise en jeu de muscles ayant des contractions transitoires. Enfin, les mouvements de la tête dans l'espace imposent des mouvements conjugués des globes oculaires afin de stabiliser l'image visuelle sur la rétine. Le système vestibulaire joue un rôle majeur dans le contrôle de l'équilibre mais aussi du mouvement des globes oculaires.

## ■ Appareil vestibulaire périphérique

L'appareil vestibulaire périphérique, ou labyrinthe postérieur, est situé dans la partie pétreuse de l'os temporal, c'est-à-dire la partie la plus médiale de l'os temporal (*voir* Chapitre 2). Le labyrinthe est formé de deux parties : le labyrinthe osseux et le labyrinthe membraneux. Le labyrinthe osseux est une cavité de forme complexe creusée dans la partie pétreuse de l'os temporal. Il est formé d'une coque d'os compact qui contient le labyrinthe membraneux.

### Labyrinthe postérieur osseux

Le labyrinthe vestibulaire correspond à la moitié postérieure du labyrinthe dont la moitié antérieure appartient au système auditif. Contrairement au labyrinthe antérieur, auditif, dont la forme est simple, un limaçon s'enroulant autour d'un axe central, la forme du labyrinthe postérieur, vestibulaire, est complexe. En effet, il comprend une cavité centrale : le vestibule, et trois canaux semi-circulaires : le canal latéral (ou horizontal), postérieur et antérieur (ou supérieur) (3-1).

**3-1** Labyrinthe membraneux droit.

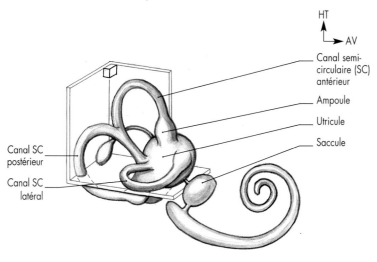

A. Vue latérale.

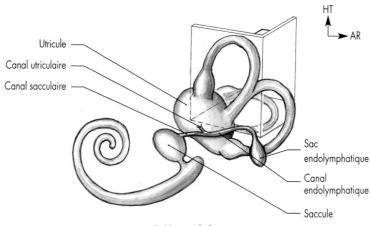

B. Vue médiale.

Le *vestibule* est une cavité située entre la caisse du tympan, latéralement, et le méat acoustique interne, médialement. C'est la partie centrale du labyrinthe postérieur dans laquelle s'abouchent les canaux semi-circulaires (3-2) mais également le canal spiral de la cochlée. Il a une forme ovoïde à laquelle on décrit classiquement six parois. La paroi latérale est essentielle car elle est creusée de trois orifices correspondant à la fenêtre du vestibule, en bas et en avant, et aux deux orifices du canal semi-circulaire latéral, en haut et en arrière. La fenêtre du vestibule fait communiquer le vestibule avec la caisse du tympan. Elle est obturée par la base du stapes. L'otospongiose est une maladie héréditaire de la base du stapes se caractérisant par le développement de foyers d'ossification qui vont entraver la mobilité stapédienne entraînant ainsi une surdité de transmission. Le traitement de cette surdité consiste à enlever chirurgicalement la base du stapes fixée puis à rétablir la continuité ossiculaire par un piston synthétique. L'une des complications les plus fréquentes de cette chirurgie est l'apparition de vertiges transitoires post-opératoires. Ils sont dus à l'ouverture du vestibule nécessaire pour enlever la base du stapes et donc aux perturbations induites sur cet organe mis en jeu dans l'équilibration. La paroi inférieure ou plancher du vestibule est creusée de deux orifices. Sur l'orifice le plus

**3-2** Labyrinthe vestibulaire : les 6 parois schématisées, vue antéro-latérale.

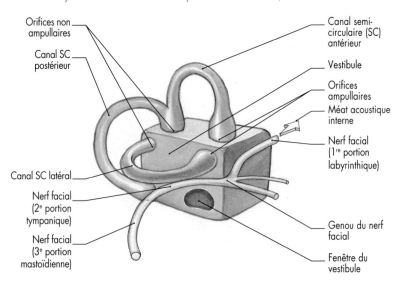

étroit, postérieur, s'abouche l'orifice ampullaire du canal semi-circulaire postérieur. L'orifice le plus large, antérieur, correspondant à l'abouchement du canal spiral de la cochlée (3-3). La portion non enroulée du canal spiral de la cochlée qui s'abouche dans le plancher du vestibule comporte la rampe tympanique et la rampe vestibulaire (*voir* Chapitre 2). La portion la plus volumineuse de cette portion non enroulée du canal spiral de la cochlée est la rampe tympanique qui prend le nom de cavité infra-vestibulaire. La paroi latérale de la cavité infra-vestibulaire est creusée d'un orifice : la fenêtre de la cochlée (3-3) qui communique avec la caisse du tympan et est fermée par une fine membrane. La paroi supérieure ou toit est creusée de deux orifices : l'un, antérieur, où s'abouche l'orifice ampullaire du canal semi-circulaire antérieur, l'autre, plus postérieur, correspondant à l'orifice du canal commun des canaux semi-circulaires antérieur et postérieur.

Les *canaux semi-circulaires* sont au nombre de trois : le canal latéral (ou horizontal), postérieur et antérieur (ou supérieur). Ce sont des tubes creux de sept millimètres de diamètre, formant une boucle incomplète et ouverts dans le vestibule à leurs deux extrémités (3-2). L'un de ces extrémités est dilatée : c'est l'extrémité ampullaire du canal semi-circulaire qui contient la partie neuro-sensorielle. L'autre orifice est dit non ampullaire. Il existe trois orifices ampullaires dans le vestibule mais seulement deux orifices non ampullaires car les branches non ampullaires des canaux postérieur

**3-3** Schéma du vestibule, vue antéro-latérale.

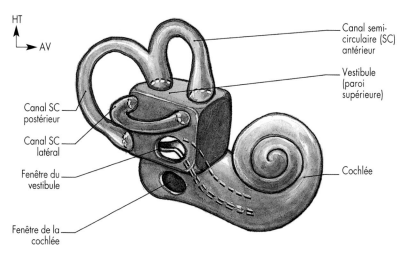

et antérieur se réunissent pour former un canal non ampullaire commun qui s'ouvre dans le vestibule par un seul orifice. L'ampoule des canaux latéral et antérieur est à l'extrémité antérieure du canal. L'ampoule du canal postérieur est à l'extrémité inférieure du canal. Le point essentiel de l'anatomie de ces canaux semi-circulaires est leur orientation. Le plan de référence pour définir un axe par rapport à la position de la tête est le « plan de Francfort ». Ce plan passe par une ligne joignant le rebord inférieur de l'orbite au rebord supérieur du méat acoustique externe. Le plan du canal semi-circulaire latéral fait avec le plan de Francfort un angle de trente degrés ouvert en avant (3-4). Le plan du canal semi-circulaire antérieur est perpendiculaire au plan du canal latéral et fait avec le plan sagittal un angle ouvert en avant de trente-sept degrés. Le plan du canal semi-circulaire postérieur est également perpendiculaire au plan du canal latéral et fait avec le plan sagittal un angle ouvert en arrière de cinquante-trois degrés. Ainsi, les axes des canaux antérieur et postérieur sont perpendiculaires (3-5).

**3-4** Orientation des canaux semi-circulaires.

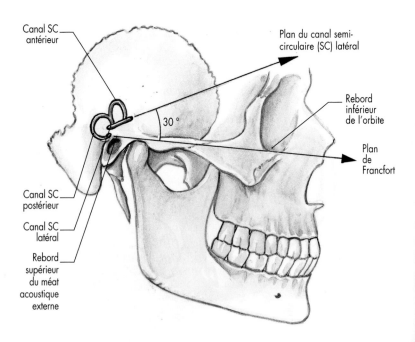

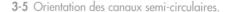

**3-5** Orientation des canaux semi-circulaires.

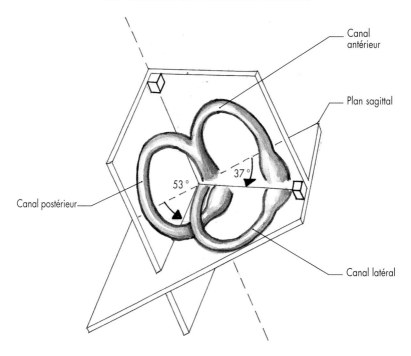

## Labyrinthe membraneux postérieur

Le labyrinthe membraneux postérieur est l'ensemble des parois conjonctivo-épithéliales qui tapissent le labyrinthe osseux postérieur. Les cavités du labyrinthe membraneux sont remplies d'endolymphe alors que les espaces compris entre les labyrinthes membraneux et osseux sont remplis de périlymphe (3-6). L'endolymphe est un liquide ayant une composition originale puisque riche en potassium (150 mmol/l) et pauvre en sodium (1 mmol/l). La périlymphe est un liquide riche en sodium (140 mmol/l) et pauvre en potassium (3 mmol/l). Le labyrinthe membraneux postérieur comprend deux parties : l'une répond au vestibule, l'autre aux canaux semi-circulaires.

Les plans des canaux antérieur et postérieur sont perpendiculaires entre eux et tous deux perpendiculaires au plan du canal latéral

Le labyrinthe membraneux correspondant au vestibule comporte deux vésicules séparées : l'utricule et le saccule. L'*utricule* est située à la partie postéro-supérieure du vestibule osseux, le *saccule*, de plus petite taille, est antéro-inférieur (3-6). Il existe

67

dans l'utricule et le saccule, une zone épithéliale très différenciée qui représente l'élément neuro-sensoriel du système : les macules. Elles sont formées de cellules de soutien et de cellules sensorielles caractérisées par une touffe ciliaire apicale. Les stéréocils des cellules ciliées des macules sont englobés dans un gel de mucopoly-saccharides incrusté de cristaux de carbonate de calcium : les otoconies (3-7). Cet ensemble gel et otoconies a une densité élevée. La macule de l'utricule (ou lapillus) est située à la face inférieure de l'utricule et sa position dans l'espace est presque horizontale. La macule du saccule (ou sagitta) a une position dans l'espace presque verticale au niveau de la face médiale du saccule. Les deux macules sont donc perpendiculaires. Elles sont nommées organes otolithiques et renseignent sur l'orientation de la tête dans l'espace, en référence à la gravité, ainsi que sur ses déplacements linéaires.

Le labyrinthe membraneux correspondant aux canaux semi-circulaires présente également une différenciation neuro-sensorielle au niveau des ampoules nommée

**3-6** Labyrinthe membraneux droit, vue interne.

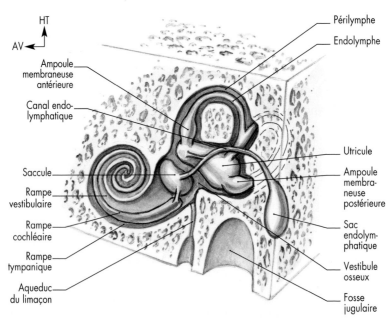

cupule. La structure de la cupule, formée de cellules de soutien et de cellules ciliées, est proche de celle des macules mais, fait essentiel, le gel recouvrant les cils n'est pas chargé d'otoconies (3-7). Nous avons observé que les canaux semi-circulaires étaient situés dans les trois plans de l'espace. Ils détectent les accélérations angulaires de la tête dans ces trois plans. Chaque canal est stimulé de manière optimale quand le mouvement de la tête s'effectue dans son plan. Ainsi, les canaux circulaires renseignent le système nerveux central sur le sens de rotation de la tête dans l'espace. Par exemple, le canal semi-circulaire latéral renseigne sur la rotation de la tête vers la gauche ou vers la droite. Ce système est essentiel afin d'induire des mouvements saccadés des yeux lors des mouvements de la tête.

**3-7** Macule de l'utricule et cupule de l'ampoule postérieure.

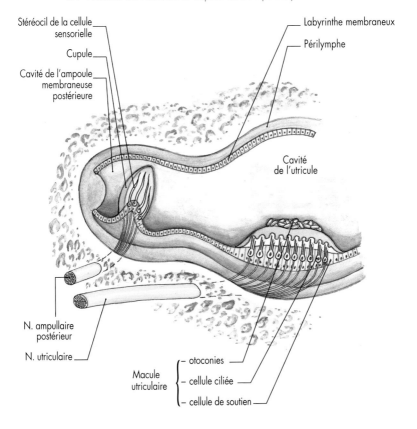

Les cellules ciliées vestibulaires sont de deux types : les cellules de type I, en forme d'amphore, et les cellules de type II, rectangulaires (3-8). Les cellules de type I ont leur corps cellulaire totalement enserré par les fibres vestibulaires afférentes (c'est-à-dire véhiculant une information de la périphérie vers les centres). À l'opposé, les cellules de type II ont des contacts synaptiques afférents et efférents situés exclusivement à leur base. Chaque cellule ciliée supporte à son extrémité apicale une centaine de stéréocils rangés de manière décroissante par rapport à un cil rudimentaire : le kinocil. Ces cellules sensorielles ont pour fonction de traduire une énergie mécanique (les mouvements de la tête) en une énergie biologique sous forme d'une dépolarisation cellulaire. Un faible déplacement de la tête dans l'espace va provoquer un mouvement du gel mucopolysaccharidique. Celui-ci induira un cisaillement des stéréocils des cellules ciliées qui déclenche une cascade d'événements électrophysiologiques : ouverture de canaux ioniques, dépolarisation de la cellule ciliée, largage de neuromédiateurs à sa base, genèse de potentiels d'action dans les fibres des nerfs utriculaires et/ou sacculaires.

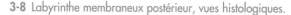

**3-8** Labyrinthe membraneux postérieur, vues histologiques.

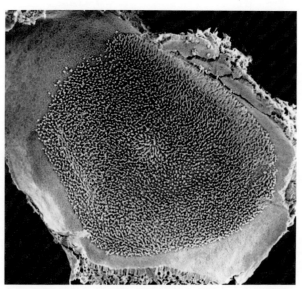

A. Vue de surface d'un utricule de rat en microscopie électronique à balayage.
Les touffes ciliaires recouvrent toute la surface de l'épithélium sensoriel.
*(Photo Claude J. Dechesne, unité INSERM 432, Montpellier.*
*Reproduit avec autorisation)*

3-8 *(suite)*

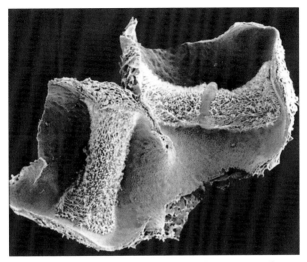

B. Vue de surface des crêtes ampullaires latérale et antérieure de rat.
Microscopie électronique à balayage.
*(Photo Claude J. Dechesne, unité INSERM 432, Montpellier.
Reproduit avec autorisation)*

## ■ Système vestibulaire central

### Nerf vestibulaire

La racine vestibulaire du nerf cochléo-vestibulaire est composée de trois branches :
un rameau supérieur formé des nerfs ampullaires latéral et antérieur ainsi que du
nerf utriculaire, un rameau inférieur formé du nerf sacculaire et un rameau postérieur
formé du nerf ampullaire postérieur. Il comprend environ 20 000 neurones bipolaires,
essentiellement des neurones de type I (95 % des neurones) dont le corps cellulaire
est contenu dans le ganglion vestibulaire situé au fond du méat auditif interne, le
prolongement dendritique fait synapse avec la cellule ciliée et le prolongement
axonal se termine dans les noyaux vestibulaires. Le nerf vestibulaire chemine dans
le méat acoustique interne où il est en rapport avec le nerf auditif, le nerf facial et
l'artère labyrinthique (3-9). C'est à ce niveau que se développent les neurinomes de
l'acoustique naissant essentiellement du nerf sacculaire (rameau inférieur).

3-8 *(suite)*

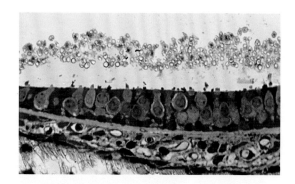

C. Coupe transversale semi-fine d'un utricule de rat.
Les cellules sensorielles de type I sont entourées d'un calice nerveux,
les cellules sensorielles de type II ont une forme cylindrique.
Les otoconies se trouvent au-dessus de l'épithélium.
*(Photo Claude J. Dechesne, unité INSERM 432, Montpellier.
Reproduit avec autorisation)*

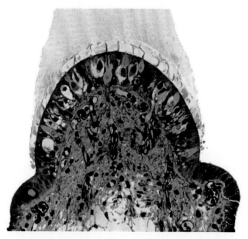

D. Coupe transversale semi-fine d'une crête ampullaire (homme)
présentant des cellules sensorielles ciliées de type I et II.
*(Photo Claude J. Dechesne, unité INSERM 432, Montpellier.
Reproduit avec autorisation)*

**3-9** Vue schématique du méat acoustique interne et nerf cochléo-vestibulaire.

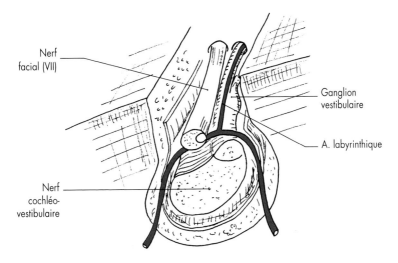

Nerf
facial (VII)

Ganglion
vestibulaire

A. labyrinthique

Nerf
cochléo-
vestibulaire

## Noyaux vestibulaires

Les noyaux vestibulaires sont divisés en quatre groupes : vestibulaire supérieur (ou rostral), latéral ou noyau de Deiters, médial, inférieur (ou caudal) situés sous le plancher du IV$^e$ ventricule (3-10). Chaque neurone vestibulaire fournit de multiples branches à chacun des noyaux. Néanmoins, certains noyaux reçoivent une innervation provenant de récepteurs périphériques plus spécifiques. Ainsi, le noyau supérieur reçoit surtout des afférences ampullaires ; le noyau latéral essentiellement des afférences otolithiques. Le noyau supérieur est essentiellement un centre de contrôle des réflexes vestibulo-oculomoteurs sous la dépendance des ampoules des canaux semi-circulaires. Le noyau médial est à rapprocher du noyau supérieur : il joue un rôle important dans le contrôle des mouvements œil-tête et reçoit d'importantes afférences ampullaires. Le noyau latéral est essentiellement un centre de contrôle des réflexes vestibulo-spinaux sous la dépendance des macules utriculo-sacculaires. Le noyau inférieur est à rapprocher du noyau latéral : il reçoit d'importantes afférences maculaires dont il associe les informations aux données cérébelleuses et réticulaires.

Outre ces afférences vestibulaires périphériques, les noyaux vestibulaires reçoivent d'importantes afférences soit vestibulaires controlatérales (les noyaux vestibulaires droit et gauche sont réunis par des fibres commissurales), soit extravestibulaires : afférences proprioceptives, oculaires, visuelles, cérébelleuses, proprioceptives spinales et corticales. Ainsi, les noyaux vestibulaires ne sont pas de simples relais dans le système vestibulaire mais doivent être considérés comme un véritable *centre d'intégration sensori-motrice*.

**3-10** Noyaux vestibulaires.

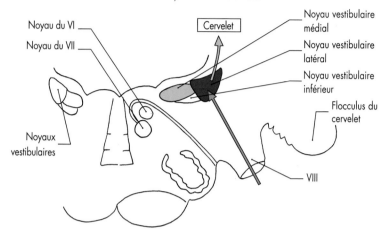

Noyau du VI

Noyau du VII

Cervelet

Noyau vestibulaire médial

Noyau vestibulaire latéral

Noyau vestibulaire inférieur

Flocculus du cervelet

Noyaux vestibulaires

VIII

A. Coupe axiale passant par le pont.

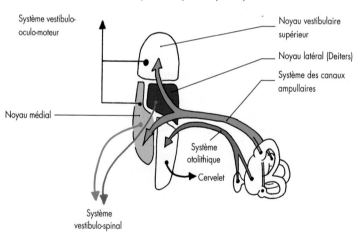

Système vestibulo-oculo-moteur

Noyau vestibulaire supérieur

Noyau latéral (Deiters)

Système des canaux ampullaires

Noyau médial

Système otolithique

Cervelet

Système vestibulo-spinal

B. Coupe verticale.

Les noyaux vestibulaires envoient des projections vers la moelle épinière qui sont à la base du système vestibulo-spinal, vers les motoneurones oculomoteurs à la base du système vestibulo-oculomoteur, et vers le cortex cérébral. L'étude des systèmes vestibulo-spinal et vestibulo-oculomoteur est capitale pour comprendre la physiologie, la physiopathologie et l'exploration fonctionnelle du système vestibulaire.

## Système vestibulo-spinal

Le système vestibulo-spinal comporte deux faisceaux naissant dans les noyaux vestibulaires et se terminant sur les neurones médullaires (3-11). Il joue un rôle essentiel dans le maintien de la posture mais aussi dans les variations de cette posture lors de mouvements harmonieux. Ils servent ainsi à stabiliser la tête et le corps dans des conditions statiques et dynamiques. Le faisceau vestibulo-spinal latéral est formé de neurones dont le corps cellulaire est situé dans le noyau vestibulaire latéral et dont les axones se terminent sur les dendrites des cellules homolatérales de la corne antérieure de la moelle antérieure ou par l'intermédiaire d'interneurones. Le faisceau vestibulo-spinal médial est formé de neurones dont le corps cellulaire est situé dans le noyau vestibulaire médian et dont les axones empruntent le faisceau longitudinal médial pour se terminer sur un interneurone médullaire homolatéral ou controlatéral au niveau de la moelle cervicale et thoracique supérieure. Il joue un rôle important dans le contrôle de la position de la tête dans l'espace.

Sur le plan physiologique, l'excitation d'un noyau vestibulaire produit une excitation du faisceau vestibulo-spinal latéral homolatéral (3-12). Cette activation induit une excitation des motoneurones des muscles extenseurs des membres et une inhibition des motoneurones des muscles fléchisseurs. Le résultat est une extension des membres inférieur et supérieur du côté du vestibule stimulé. Sur le plan physiopathologique, une destruction d'un noyau vestibulaire produira l'effet inverse. L'activation du faisceau vestibulo-spinal latéral homolatéral n'est pas effective. Il en résulte un défaut d'extension des membres inférieur et supérieur du côté du vestibule pathologique. Ainsi, chez un patient dont on observe l'équilibre statique, debout, les pieds joints, on note une chute du côté du labyrinthe détruit. C'est la classique épreuve de Romberg. L'épreuve de la marche aveugle permet de mettre en évidence l'hypotonie des membres inférieurs. Le sujet, les yeux fermés, avance et recule, à plusieurs reprises, de trois ou quatre pas. L'atteinte de l'extension du côté du labyrinthe lésé se traduit par une marche en étoile, le patient déviant systématiquement vers le côté malade.

## Système vestibulo-oculomoteur

Le système vestibulo-oculomoteur relie les noyaux vestibulaires aux noyaux des muscles oculomoteurs. Il joue un rôle essentiel dans la stabilisation de l'image visuelle sur la rétine durant les mouvements de la tête dans l'espace. La voie vestibulo-oculomotrice comporte trois neurones (3-13). Le neurone primaire relie le vestibule au noyau vestibulaire. Le neurone secondaire relie le noyau vestibulaire aux noyaux des nerfs oculomoteurs. La plupart des neurones vestibulaires secondaires cheminent médian dans le faisceau longitudinal médian. Le troisième neurone est le motoneurone oculomoteur.

3-11 Système vestibulo-spinal.

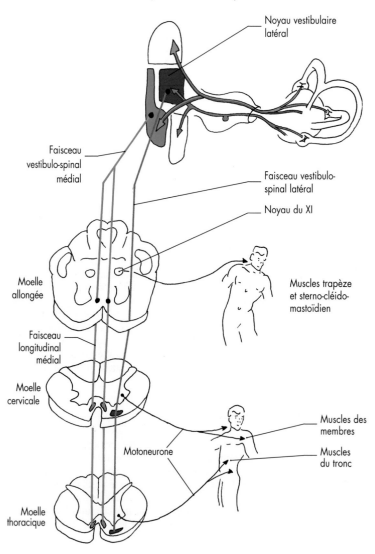

Noyau vestibulaire latéral

Faisceau vestibulo-spinal médial

Faisceau vestibulo-spinal latéral

Noyau du XI

Moelle allongée

Muscles trapèze et sterno-cléido-mastoïdien

Faisceau longitudinal médial

Moelle cervicale

Muscles des membres

Muscles du tronc

Motoneurone

Moelle thoracique

**3-12** Physiologie du système vestibulo-spinal.

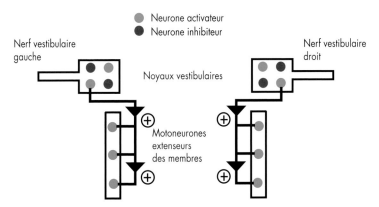

Les motoneurones du nerf oculomoteur (IIIᵉ paire crânienne) innervent les muscles droits médial, supérieur et inférieur, le muscle oblique inférieur et le muscle releveur de la paupière supérieure. Les motoneurones du nerf abducens (VIᵉ paire crânienne) innervent le muscle droit latéral, et ceux du nerf trochléaire (IVᵉ paire crânienne) le muscle oblique supérieur.

Le contrôle de la motricité oculaire horizontale met essentiellement en jeu les muscles droit médial et droit latéral. Les noyaux en rapport avec ces muscles sont connectés aux fibres vestibulaires véhiculant une information provenant des ampoules des canaux semi-circulaires horizontaux. Le noyau vestibulaire (3-14) envoie des neurones secondaires excitateurs sur le noyau du nerf abducens controlatéral (VIᵉ paire crânienne) et sur le noyau du nerf oculomoteur homolatéral (IIIᵉ paire crânienne) ; des neurones secondaires inhibiteurs sur le noyau du nerf abducens homolatéral (VIᵉ paire crânienne) et sur le noyau du nerf oculomoteur controlatéral (IIIᵉ paire crânienne). Ainsi, la stimulation d'un noyau du nerf vestibulaire produit une cascade d'événements oculomoteurs (3-15) :

– excitation du noyau du nerf abducens controlatéral et du noyau du nerf oculomoteur homolatéral ainsi qu'une inhibition du noyau du nerf abducens homolatéral et du noyau du nerf oculomoteur controlatéral ;

– contraction du muscle droit médial homolatéral et du muscle droit latéral controlatéral ainsi qu'un relâchement du muscle droit médial controlatéral et du muscle droit latéral homolatéral ;

– mouvement du globe oculaire vers le côté controlatéral à la stimulation du noyau vestibulaire. L'œil regarde du côté opposé au vestibule stimulé. Après cette phase de mouvement lent succède un mouvement réflexe, rapide, de rappel du globe

3-13 Système vestibulo-oculomoteur.

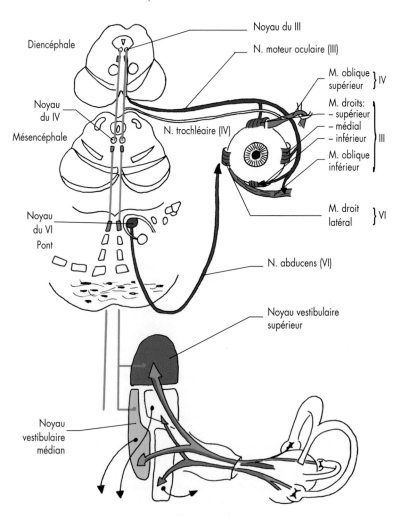

Diencéphale

Noyau du III

N. moteur oculaire (III)

M. oblique supérieur } IV

M. droits:
– supérieur
– médial
– inférieur } III

M. oblique inférieur

Noyau du IV

Mésencéphale

N. trochléaire (IV)

M. droit latéral } VI

Noyau du VI

Pont

N. abducens (VI)

Noyau vestibulaire supérieur

Noyau vestibulaire médian

oculaire vers la ligne médiane : c'est la phase dite de rappel. On nomme nystagmus un mouvement involontaire des deux globes oculaires caractérisé par une succession rythmée de mouvements changeant alternativement de sens. Un nystagmus à ressort est un nystagmus où les deux secousses ont des vitesses différentes. Le mouvement oculaire induit par une stimulation vestibulaire est un nystagmus à ressort. Les physiologistes du siècle dernier observaient cliniquement avec beaucoup plus de facilité le mouvement de rappel car il était plus rapide. Ils ont donc défini le sens de ce nystagmus comme étant celui de la phase rapide. Ainsi, le nystagmus bat du côté du vestibule stimulé. Sur le plan physiopathologique, une lésion du labyrinthe postérieur produira l'effet inverse, c'est-à-dire que le nystagmus battra alors du côté opposé à celui du vestibule lésé.

**3-14** Voies vestibulo-oculomotrices : schéma des voies activatrices et inhibitrices.

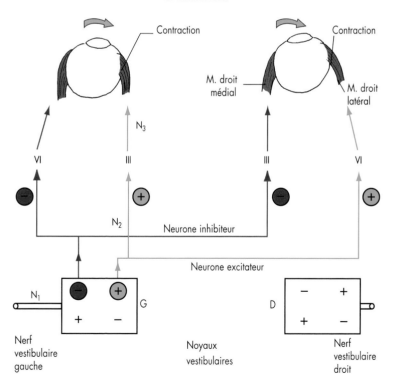

**3-15** Effet de la stimulation ou de l'inhibition d'un noyau vestibulaire.

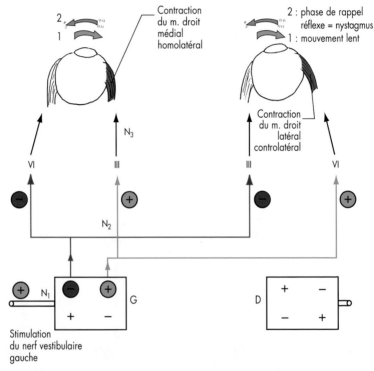

A. Effet de la stimulation du vestibule gauche sur les voies vestibulo-oculomotrices. Le globe oculaire se déplace vers la droite et le nystagmus bat vers la gauche.

3-15 *(suite)*

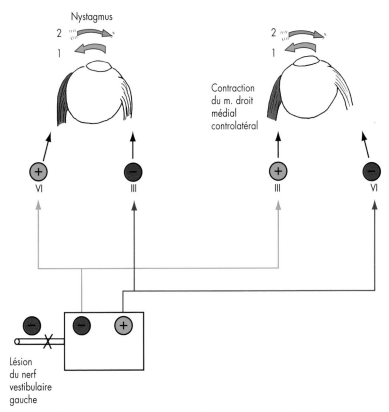

Nystagmus

Contraction
du m. droit
médial
controlatéral

Lésion
du nerf
vestibulaire
gauche

B. Effet de l'inhibition du vestibule gauche sur les voies vestibulo-oculomotrices.
Le globe oculaire se déplace vers la gauche et le nystagmus bat vers la droite.
L'inhibition d'un système inhibiteur induit une stimulation.

## Conséquences cliniques

Le système vestibulaire n'est qu'un des trois éléments anatomiques mis en jeu dans l'équilibre. Ce système complexe de contrôle de l'équilibre repose sur :
– le système vestibulaire ;
– le système visuel ;
– le système proprioceptif.
Les informations collectées dans ces trois systèmes sont intégrées dans le système nerveux central. Elles doivent être concordantes car toute discordance entre ces trois types d'informations conduit à des troubles de l'équilibre. À partir des données intégrées, il existe deux effecteurs permettant de maintenir l'équilibre : le système moteur et le système oculomoteur. Le premier adapte la position du corps et le second la position des yeux.
Un vertige est une illusion de mouvement résultant d'un conflit d'informations sensorielles entre un système vestibulaire pathologique et des informations proprioceptives et visuelles normales. L'atteinte du système vestibulaire peut être périphérique ou centrale. Les étiologies les plus fréquentes de l'atteinte périphérique, c'est-à-dire du labyrinthe postérieur, sont la maladie de Ménière, le vertige positionnel paroxystique bénin, les traumatismes du labyrinthe postérieur, l'atteinte ototoxique.
Comme nous avons pu l'observer, une atteinte vestibulaire périphérique réalise un syndrome vestibulaire dit harmonieux car tous les signes vestibulaires spontanés se font dans le même sens. Ainsi, pour une atteinte du vestibule gauche, les signes vestibulo-spinaux (déviation des index, de la marche et du Romberg) se font vers la gauche et les signes vestibulo-oculomoteurs (nystagmus) se font vers la droite.

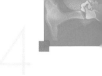

# Anatomie
# du système olfactif

La perception des odeurs fait appel au système olfactif. Cette perception est une impression témoignant de l'effet produit par certaines molécules de l'environnement sur le système olfactif. L'interaction entre ces molécules volatiles et le système nerveux crée la notion d'odeur. Ainsi, une odeur « sent » parce qu'il existe un récepteur qui permet de la sentir.

Une odeur particulière, comme l'odeur produite par une rose, est formée par plusieurs dizaines de molécules odorantes ayant chacune un dosage très précis. Si une des molécules entrant dans la composition de cette odeur change, l'odeur est modifiée et ne peut être reconnue. Ainsi, une odeur naît de l'activation d'un grand nombre de récepteurs par des molécules diverses ; la complexité du phénomène biologique n'est pas perçue par le sujet puisque l'intégration de ces divers phénomènes génère une sensation homogène.

L'odorat n'est pas un sens fruste, comme cela a été souvent rapporté, mais un sens d'une grande complexité biologique. L'odorat est un sens chimique. Dans le système auditif ou visuel, il existe un continuum dans les caractéristiques physiques du stimulus. Les sons perçus par l'oreille humaine ont des fréquences continues de 50 Hertz à 20 000 Hertz. Il en est de même des photons, dont la longueur d'onde varie de manière continue, analysés par le système visuel. Dans le sens olfactif, il n'y a aucun lien physique ou chimique entre deux odeurs. Le nombre de molécules odorantes étant considérable, cela impose des processus de codage particulièrement sophistiqués.

Pour qu'une molécule odorante soit perçue, il est nécessaire que quatre étapes soient successivement franchies. Chaque étape est liée à des structures anatomiques spécifiques. La première étape est l'aéroportage : c'est le passage des molécules odorantes dans les cavités nasales. La seconde est dénommée « événements périrécepteurs » : c'est la traversée du mucus nasal. La troisième étape est une étape classique dans un système sensoriel : c'est la transduction. La transduction est la traduction d'un message chimique en message biologique (une variation de potentiel intracellulaire). Enfin, dans la dernière étape, le message arrive dans les voies olfactives centrales qui sont remarquables par leur complexité.

> ### Conséquences cliniques
>
> Les pertes de l'odorat sont dénommées « dysosmies » Il existe des dysosmies quantitatives, le plus souvent une hyposmie (perte partielle de l'odorat) voire une anosmie (perte complète de l'odorat), plus rarement une hyperosmie. Les dysosmies qualitatives sont la cacosmie (perception d'une mauvaise odeur présente réellement dans les cavités nasales ou sinusiennes), la parosmie (perception d'une odeur désagréable lors d'une stimulation olfactive par une molécule générant habituellement la perception d'une odeur agréable), la phantosmie (hallucination olfactive). Les étiologies des dysosmies sont très nombreuses et peuvent résulter d'une pathologie affectant l'une des quatres étapes précédemment décrites.

# Aéroportage

## Voies olfactives nasales

Les molécules odorantes doivent traverser la cavité nasale afin de se fixer sur les récepteurs membranaires des neurones olfactifs primaires. Ce passage des molécules odorantes dans la cavité nasale se fait au niveau de :
– la moitié inférieure de la cavité nasale, entre le septum nasal en dedans et la paroi latérale de la cavité nasale en dehors, notamment en regard du cornet nasal inférieur (4-1, 4-2 et 4-3) ;

**4-1** Vue endoscopique de la cavité nasale gauche chez un patient ayant une forme limitée de polypose naso-sinusienne entraînant une dysosmie.

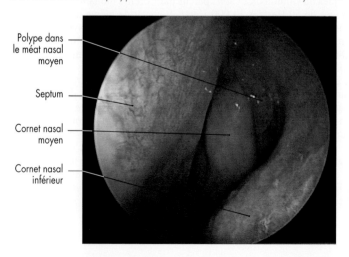

Polype dans le méat nasal moyen

Septum

Cornet nasal moyen

Cornet nasal inférieur

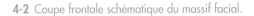

**4-2** Coupe frontale schématique du massif facial.

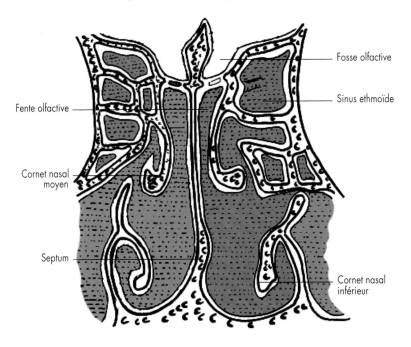

Fosse olfactive

Sinus ethmoïde

Fente olfactive

Cornet nasal moyen

Septum

Cornet nasal inférieur

– la moitié supérieure de la cavité nasale, dans la fente olfactive située entre le septum nasal en dedans et le cornet nasal moyen en dehors. Le cornet nasal supérieur n'intéresse la fente olfactive que dans sa partie toute postérieure (4-1, 4-2 et 4-3).

## Lame criblée

La partie supérieure de la fente olfactive correspond à la lame criblée de l'ethmoïde. C'est une mince lame osseuse divisée en deux gouttières (droite et gauche) par la lame perpendiculaire (*voir* 5-5). Cette lame criblée est percée de nombreux orifices qui sont traversés par les nombreux filets du nerf olfactif. Sa face inférieure correspond la cavité nasale tandis que sa face supérieure appartient à l'endocrâne et supporte les bulbes olfactifs : c'est la fosse olfactive.

**4-3** Coupe tomodensitométrique coronale passant par la fente olfactive

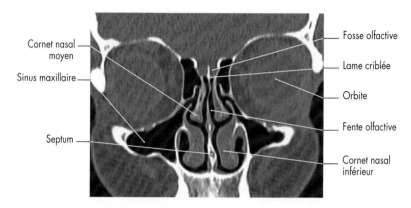

Cornet nasal moyen

Sinus maxillaire

Septum

Fosse olfactive

Lame criblée

Orbite

Fente olfactive

Cornet nasal inférieur

## Variations anatomiques

Il existe de nombreuses variations anatomiques dans ces diverses structures. La hauteur de la cavité nasale, déterminée entre le plancher nasal et la lame criblée varie considérablement d'un individu à l'autre (de 30 à 60 mm, moyenne 45 mm). La profondeur de la lame criblée par rapport au niveau de l'étage antérieur de la base du crâne fait l'objet d'importantes variations anatomiques. Cette profondeur varie avec un rapport de 1 à 15. Ainsi, la différence de hauteur entre le toit des cellules ethmoïdales et la lame criblée peut varier de zéro à quinze millimètres. Cette profondeur de la fosse olfactive est un élément de repère très important dans la chirurgie vidéoendoscopique du sinus ethmoïdal et de l'étage antérieur de la base du crâne. Un défaut d'appréciation de ces hauteurs relatives peut conduire le chirurgien à réaliser une brèche dans l'étage antérieur de la base du crâne. Cette profondeur de la fosse olfactive est très bien explorée par les coupes coronales d'un examen tomodensitométrique des sinus de la face (4-2 et 4-4).

Le cornet nasal moyen présente fréquemment une variation anatomique dénommée « concha bullosa » Il s'agit d'une pneumatisation du cornet moyen qui peut porter sur son extrémité inférieure ou sur sa lame verticale, rétrécissant parfois la fente olfactive (4-5).

---

Conséquences cliniques

Toute obstruction de la cavité nasale peut conduire à une dysosmie quantitative : une hyposmie, voire une anosmie. C'est le cas dans la polypose naso-sinusienne liée à une dégénérescence œdémateuse de la muqueuse naso-sinusienne où l'œdème de la muqueuse, conduisant à la formation de polypes, empêche les molécules odorantes d'atteindre le neuroépithélium olfactif (4-1).

---

**4-4** Variations anatomiques de hauteur du toit ethmoïdal.

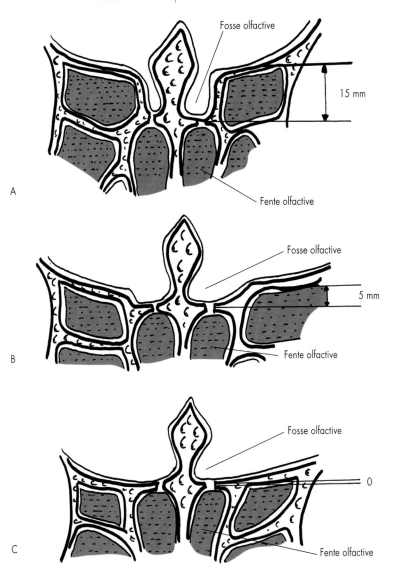

Fosse olfactive

15 mm

A

Fente olfactive

Fosse olfactive

5 mm

B

Fente olfactive

Fosse olfactive

0

C

Fente olfactive

**4-5** Variation anatomique commune du cornet nasal moyen : la concha bullosa.

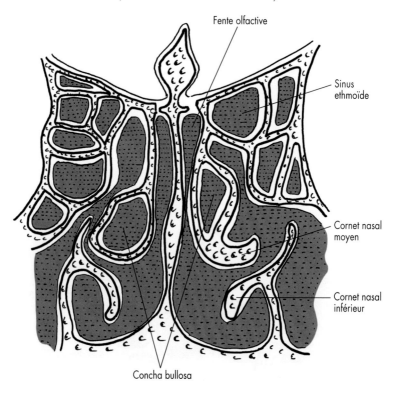

Concha bullosa

## ■ Événements péri-récepteurs

Avant de se fixer sur un récepteur, les molécules odorantes doivent traverser la barrière de mucus recouvrant toute la muqueuse nasale. Le film muqueux recouvrant la muqueuse nasale mesure vingt microns. Les dendrites des neurones olfactifs primaires baignent dans le mucus qui peut être une barrière aux molécules odorantes hydrophobes. Or, la plupart des molécules odorantes sont hydrophobes, c'est-à-dire peu solubles dans l'eau. La barrière du mucus recouvrant les neurones olfactifs primaires devrait rendre inodores la plupart des molécules odorantes. Chez quelques insectes et mammifères, il a été mis en évidence dans le mucus des protéines spécialisées pouvant fixer les molécules odorantes, dénommées *odorant binding proteins* (OBP). Ce sont de petites protéines solubles dans le mucus et non liées aux récepteurs. Elles appartiennent à la famille des lipocalines et le lien avec la molécule odorante et réversible. Chez les mammifères, les protéines découvertes à ce jour sont moins structurellement diversifiées que celles découvertes chez les insectes. Chez la souris, on a pu mettre en évidence six OBP. Plusieurs protéines de transport ont été découvertes chez le lapin, le rat, l'éléphant et l'homme. Ces protéines sont situées dans tout le mucus recouvrant le neuroépithélium olfactif. Les glandes secrétant les *odorant binding proteins* seraient situées dans le neuro-épithélium olfactif. De semblables protéines sont sécrétées par les glandes de von Ebner dans les glandes lacrymales.

# ■ Neuroépithélium olfactif

## Situation du neuroépithélium olfactif

Le neuroépithélium olfactif est situé à l'extrémité supérieure de la fente olfactive (4-6). Sa surface est d'environ 370 mm² mais elle n'est pas constante durant la vie : elle est importante chez l'adulte jeune et diminue progressivement avec l'âge. Chez le sujet âgé, le neuroépithélium olfactif peut être totalement remplacé par un épithélium res-

**4-6** Localisation du neuroépithélium olfactif dans la cavité nasale.

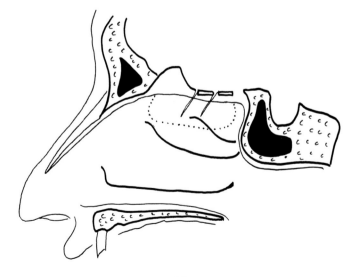

piratoire banal ; ce fait explique la fréquence des hyposmies progressives du sujet âgé. Le neuroépithélium olfactif mesure environ cinq cents microns d'épaisseur. Il s'étend, plus ou moins selon les individus, sur les parois médiale (le septum), latérale (le cornet nasal moyen) et supérieure (la face inférieure de la lame criblée) de la fente olfactive et prend classiquement un aspect jaune chamois (le neuroépithélium a longtemps été dénommé tache jaune olfactive).

## Structure du neuroépithélium olfactif

Le neuroépithélium olfactif comprend des neurones olfactifs, des cellules basales et des cellules de soutien (4-7). Les neurones olfactifs, dénommés neurones olfactifs primaires (ou cellules de Schultze), ont un corps cellulaire disposé selon plusieurs couches dans le neuroépithélium. Il existe de cent à deux cent mille neurones par millimètre carré. À partir du corps cellulaire, deux prolongements sont émis (4-8). Le prolongement se dirigeant vers la lumière de la cavité nasale est un unique dendrite qui porte à son extrémité renflée une touffe de cils (4-9) dont la membrane cellulaire contient les divers récepteurs aux molécules odorantes. Au pôle opposé, le neurone donne naissance à un

**4-7** Structure du neuroépithélium olfactif
*(Cliché Pr Jourdan, CNRS, Lyon. Reproduit avec autorisation).*

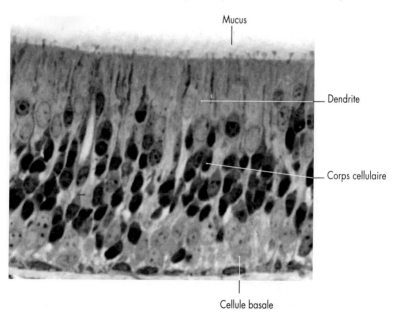

axone de faible diamètre (0,1 à 0,3 micron) non myélinisé. Cet axone chemine dans l'un des nombreux filets du nerf olfactif pour rejoindre un glomérule du bulbe olfactif. Le nerf olfactif est le premier nerf crânien. Chez les mammifères, chaque glomérule (il en existe environ 2 000) reçoit de cent à mille axones provenant des neurones olfactifs primaires. Chaque axone n'a pas sa propre gaine de myéline. Ils sont associés en faisceaux, d'environ une centaine de fibres, entourés de cellules gliales dénommées cellules engainantes. Ces cellules sont distinctes des cellules de la glie du système nerveux central et des cellules de Schwann du système nerveux périphérique. Ce regroupement au sein de faisceaux permet d'assurer le rôle de guide lors d'une repousse neuronale. Cette structure anatomique est unique dans le système nerveux humain.

La particularité des neurones olfactifs primaires est leur durée de vie courte. Cette durée de vie est limitée à quelques mois, ce qui impose un renouvellement permanent des neurones olfactifs primaires. Les neurones olfactifs primaires sont les seuls neurones pouvant se renouveler dans le système nerveux des mammifères. Ce renouvellement est effectué à partir des cellules basales (4-7). Ces cellules ont la propriété remarquable de pouvoir se diviser au-delà de la vie fœtale puis de se différencier afin de former de nouveaux neurones olfactifs primaires. Ainsi, cet organe est le seul organe sensoriel chez l'homme à pouvoir se régénérer en permanence et à pouvoir remplacer les neurones détruits, soit par vieillissement cellulaire, soit par le biais d'un processus pathologique, par de nouveaux neurones olfactifs. La durée de vie d'un neurone olfactif primaire est estimée à quelques mois. Enfin, les cellules de soutien entourent les dendrites des neurones olfactifs primaires.

## Applications biologiques

Le neurone olfactif primaire est une cellule jouant un triple rôle sensoriel :
– il capte la molécule odorante par les récepteurs situés sur les cils du dendrite (4-9) ;
– il réalise la transduction : la traduction du message chimique en un message électrique ;
– il effectue une transmission du message électrique ainsi généré par son axone vers le bulbe olfactif (4-8).

L'étude des récepteurs aux molécules odorantes a pris un essor considérable depuis les travaux de Richard Axel et de son équipe décrivant en 1991 une superfamille de gènes codant des récepteurs. Ainsi chez le rat, il semble exister un millier de récepteurs différents ; néanmoins, on ne connaît pas actuellement les divers types de molécules odorantes pouvant se fixer sur eux. Le nombre de gènes codant ces récepteurs est considérable et représenterait environ 3 % du génome. Chez l'homme, le nombre de récepteurs seraient de l'ordre de quelques centaines (< 500). Cette grande diversité des récepteurs olfactifs rend possible l'hypothèse d'une grand sensibilité olfactive des neurones olfactifs primaires.

Lorsque la molécule odorante s'est fixée sur le récepteur protéique, il se produit une cascade d'événements cellulaires conduisant à une modification du potentiel de récepteur du neurone olfactif primaire. Ces événements sont les suivants :
– la molécule odorante se fixe sur le récepteur membranaire ;

**4-8** Le neurone olfactif (flèche) avec ses deux prolongements (axone et dendrite) *(Cliché Pr Jourdan, CNRS, Lyon. Reproduit avec autorisation).*

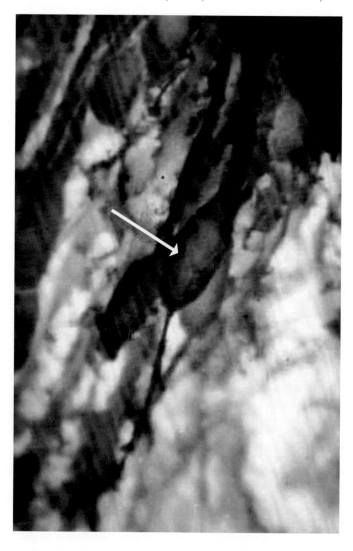

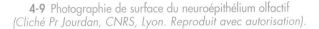

**4-9** Photographie de surface du neuroépithélium olfactif
*(Cliché Pr Jourdan, CNRS, Lyon. Reproduit avec autorisation).*

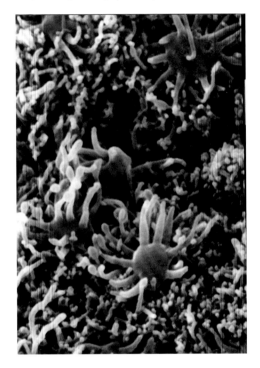

– le récepteur olfactif active une protéine G qui stimule une adénylcyclase de type III : l'activation du récepteur active une voie enzymatique transformant l'ATP en AMP cyclique (AMPc) ;
– l'AMPc est le second messager intracellulaire et l'agent stimulant l'ouverture de canaux ioniques membranaires ;
– les canaux ioniques membranaires s'ouvrent : cette entrée ionique dépolarise localement la cellule permettant ainsi la traduction d'un message chimique en un message électrique. C'est la transduction.
Ce système est très sensible. Une faible concentration de molécules odorantes induit une variation de potentiel de récepteur. Au niveau du corps cellulaire, un processus d'intégration des événements électriques qui se sont produits dans l'appareil ciliaire permet la genèse de potentiels d'action qui sont transmis dans l'axone vers le bulbe olfactif.

# ■ Voies olfactives centrales

Le système olfactif central est complexe. Il débute par le bulbe olfactif puis les voies olfactives divergent fortement vers de nombreuses structures cérébrales.

## Bulbe olfactif

Le bulbe olfactif repose sur la face supérieure de la lame criblée (4-10). La lame criblée est une mince lame osseuse divisée en deux gouttières (droite et gauche) par la lame perpendiculaire (*voir* 5-5). Cette lame criblée est percée par une quarantaine d'orifices qui sont traversés par les filets du nerf olfactif. Le nombre et la surface de ces orifices diminuent chez le sujet âgé. Lors d'un traumatisme crânien, les déplacements relatifs du cerveau et de la base du crâne entraînent un effet de cisaillement des filets du nerf olfactif : la section de ces filets explique l'anosmie pouvant survenir après un traumatisme crânien, parfois modéré.

**4-10** Rapports anatomiques du bulbe olfactif.

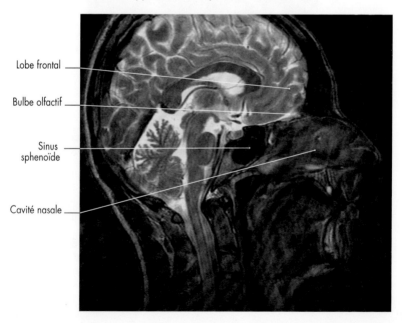

Lobe frontal

Bulbe olfactif

Sinus sphenoïde

Cavité nasale

Le bulbe olfactif est une formation de type cortical constituée de six couches qui sont, de la superficie à la profondeur (4-11) :
– Une couche externe contenant les axones des neurones olfactifs primaires. Il s'agit d'une couche dense à type de feutrage ;
– une seconde couche formée par les glomérules (4-12) : c'est la couche glomérulaire. Les glomérules sont formés par les prolongements de quatre types cellulaires : les axones des neurones olfactifs primaires qui se ramifient avant de faire des synapses excitatrices avec les autres terminaisons (médiateur glutamatergique), les dendrites des cellules mitrales dont les corps cellulaires sont situés plus profondément dans la quatrième couche, les dendrites des cellules à panache, les cellules périglomérulaires qui sont des interneurones locaux ;
– une troisième couche : la couche plexiforme externe formée par les dendrites des cellules mitrales et les dendrites des cellules granulaires dont les corps cellulaires sont situés dans la sixième couche ;
– une quatrième couche formée par les corps cellulaires des cellules mitrales ;
– une cinquième couche : la couche plexiforme interne. C'est une couche de liaison ;
– une sixième couche formée par les corps cellulaires des cellules granulaires.

**4-11** Structure du bulbe olfactif.

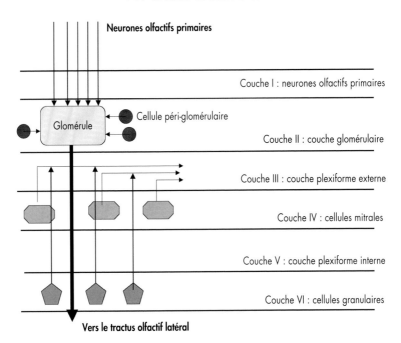

**4-12** Histologie des glomérules
*(Cliché Pr Jourdan, CNRS, Lyon. Reproduit avec autorisation).*

Coupe de glomérule olfactif

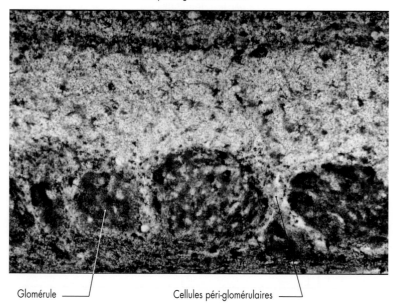

Glomérule ———/      Cellules péri-glomérulaires ———\

Cette description anatomique du bulbe olfactif doit être complétée par une description fonctionnelle basée sur le concept de protocolonne. Une protocolonne a le glomérule pour structure de base. Chaque protocolonne regroupe toute les cellules mitrales et les cellules à panache qui envoient leurs dendrites vers ce glomérule ainsi que les interneurones qui modulent ces neurones principaux. Cette notion fonctionnelle de protocolonne a été mise en évidence physiologiquement par l'administration d'un marqueur de l'activité métabolique (le 2-déoxyglucose radioactif) qui se fixe sur les structures ayant une importante activité fonctionnelle. Ainsi, après une stimulation du système olfactif avec une molécule odorante donnée, seuls quelques glomérules sont marqués : il existe une véritable cartographie de chaque odeur dans le bulbe olfactif. Chaque carte est caractéristique d'une molécule odorante. Si chaque « carte glomérulaire » est spécifique d'une odeur, les « cartes glomérulaires » d'odeurs différentes peuvent se chevaucher. On dit que le bulbe olfactif a une chimiotopie : chaque glomérule est une unité fonctionnelle. Les cellules périglomérulaires de la couche 2 exercent une activité inhibitrice sur les neurones des glomérules voisins ; ceci renforce le contraste entre un glomérule activé et un glomérule non activé.

Les cellules granulaires exercent une inhibition de longue durée qui agit, lors de la respiration, durant la phase d'expiration sur les cellules mitrales. Cette inhibition disparaît durant l'inspiration. Ce fait explique que les potentiels d'action des cellules mitrales apparaissent synchrones avec la respiration. Ce point est important car l'arrivée des molécules odorantes ne peut se faire que durant l'inspiration.

Des fibres centrifuges issues de nombreuses régions cérébrales se terminent sur les deux types d'interneurones bulbaires et peuvent ainsi moduler l'activité du bulbe olfactif. Certaines fibres centrifuges issues du locus coeruleus (médiateur noradrénergique) seraient impliquées dans l'apprentissage du monde des odeurs.

## Voies olfactives centrales

La voie de sortie issue du bulbe olfactif est constituée par les axones des cellules mitrales. Contrairement aux autres systèmes sensoriels, les voies olfactives centrales ne font pas de relais au niveau du thalamus avant d'atteindre le cortex. La projection des axones des cellules mitrales se fait directement vers les structures du cortex olfactif primaire. Il s'agit donc d'une voie neurosensorielle à deux neurones. Les projections sont de deux types (4-13) :
– une projection directe de certains axones sur le noyau olfactif antérieur et la ténia tecta ;
– un regroupement des axones dans le tractus olfactif latéral qui se termine sur un ensemble de structures dénommées cortex olfactif primaire : le cortex entorhinal, le cortex piriforme, le tubercule olfactif, le cortex périamygdalien et le cortex insulaire. Toutes ces aires corticales sont interconnectées entre elles mais elles envoient également des fibres efférentes au bulbe olfactif : ce sont les fibres centrifuges (sauf le tubercule olfactif qui n'envoie pas de fibres efférentes). Ainsi, le système olfactif est un système où seulement deux synapses séparent le neurone olfactif primaire situé dans la cavité nasale, des neurones corticaux. Le traitement de l'information olfactive est réalisé en deux étapes : une étape bulbaire et une étape paléocorticale. Le cortex piriforme est la principale structure corticale olfactive. C'est un cortex philogénétiquement très ancien. C'est le cortex archipallial, caractéristique du cerveau des vertébrés inférieurs, presque uniquement voué à l'olfaction et aux réflexes qu'elle déclenche : c'est le rhinencéphale. L'aire olfactive médiale est reliée aux autres structures limbiques, en particulier l'uncus où passe le circuit de Papez de la mémoire. Ces relations expliquent l'importance de l'olfaction dans la mémorisation, si bien illustrée par la « madeleine » de Proust dans *À la Recherche du Temps Perdu*. Il s'agit d'un paléocortex constitué seulement de trois couches contrairement au néocortex constitué de six couches (4-14).
Le cortex piriforme est constitué de trois couches.
– La couche Ia reçoit les axones des cellules mitrales du bulbe olfactif après leur cheminement dans le tractus olfactif latéral. Ces axones se terminent sur les dendrites des cellules pyramidales dont les corps cellulaires sont dans la couche II. Cette projection est divergente : un axone issu d'une cellule mitrale peut se terminer sur plusieurs cellules pyramidales. Cette projection est également convergente : une cellule pyramidale peut recevoir plusieurs axones issus de cellules mitrales diffé-

rentes. Des interneurones inhibiteurs recevant des afférences des axones des cellules mitrales sont également situés dans cette couche et font synapse sur les dendrites des cellules pyramidales.

– La couche Ib contient des fibres associatives faisant synapse avec les dendrites des cellules pyramidales. Ces fibres associatives viennent soit du cortex piriforme (collatérales d'axones des cellules pyramidales), soit de structures externes, en particulier d'autres structures du cortex olfactif primaire. Les fibres venant de la partie caudale du cortex piriforme se terminent dans la partie profonde de la couche Ib, les fibres venant de la partie rostrale du cortex piriforme se terminant dans la partie superficielle de cette couche.

– La couche II contient des cellules pyramidales.

– La couche III contient des cellules pyramidales et des fibres associatives venant de la partie caudale du cortex piriforme et des interneurones inhibiteurs recevant des synapses de collatérales de cellules pyramidales.

Le cortex piriforme aurait un rôle différent dans sa partie rostrale et dans sa partie caudale. Il est actuellement suggéré que le paléocortex olfactif serait organisé comme une mémoire associative. Des réseaux neuronaux seraient constitués correspondant à l'image d'une odeur. Les données humaines issues d'études cliniques résultant de lésions cérébrales et d'imagerie fonctionnelle corticale permettent de penser que la mémoire olfactive requiert des entrées provenant des lobes temporaux bilatéraux.

**4-13** Systématisation des voies olfactives centrales.

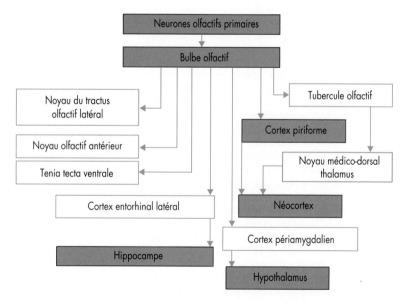

**4-14** Structure du cortex piriforme.

■ Système trigéminal

La perception d'une odeur se fait avant tout par l'intermédiaire du système olfactif. Néanmoins certains stimuli peuvent être perçus chez des patients présentant une destruction complète du système olfactif. La perception d'une odeur se fait alors par l'intermédiaire des terminaisons nasales du nerf trijumeau. Les stimulations odorantes ainsi perçues sont le plus souvent de nature irritante (comme l'eau de javel). L'exploration du système trigéminal peut être effectuée en faisant sentir de l'eau de javel à un sujet. Si un sujet simule une anosmie (par exemple après un traumatisme crânien dans le but d'obtenir une réparation juridique), l'affirmation de ne pas sentir l'eau de javel (présentée à l'aveugle) doit faire penser à une simulation d'anosmie. En effet, une perte de l'odorat n'est généralement pas associée à une atteinte du système trigéminal.

L'innervation sensitive de la cavité nasale peut véhiculer des perceptions reconnues comme étant des odeurs. Cette innervation provient du ganglion ptérygo-palatin (*voir* 6-17) qui est situé à la partie postéro-supérieure de la région ptérygo-palatine.

C'est un véritable carrefour des voies de la sensibilité, du système sympathique et parasympathique dont la destination essentielle est l'innervation des cavités nasales. Les afférences sensitives proviennent du nerf ptérygo-palatin, branche du nerf maxillaire. L'innervation sensitive provient du nerf du canal ptérygoïdien par l'intermédiaire du nerf pétreux profond ; son action au niveau des cavités nasales est vasoconstrictrice. L'innervation parasympathique provient du nerf grand pétreux, issu du noyau lacrymo-palato-nasal par l'intermédiaire du nerf facial ; son action au niveau des cavités nasales est sécrétoire et vasodilatatrice. Le ganglion ptérygo-palatin donne des efférences orbitaires, les nerfs nasaux postéro-supérieurs et le nerf naso-palatin destinés aux cavités nasales qu'ils rejoignent par le foramen sphéno-palatin, les nerfs grand et petits palatins destinés au palais qu'ils gagnent par le canal grand palatin.

Le nerf ptérygo-palatin, qui donne les afférences sensitives au ganglion ptérygo-palatin, est une branche du nerf maxillaire. Le nerf maxillaire entre dans la région ptérygo-palatine par le foramen rond (*voir* 6-17). Il se dirige en bas, en avant et en dehors, passant au-dessus de l'artère maxillaire. Il traverse la fissure ptérygo-palatine pour gagner la fissure orbitaire inférieure et s'engager dans le canal infra-orbitaire où il prend le nom de nerf infra-orbitaire. Dans la région ptérygo-palatine, il donne deux branches importantes : le nerf zygomatique et le nerf ptérygo-palatin qui traverse toute la région ptérygo-palatine pour se terminer sur le ganglion ptérygo-palatin.

# ANATOMIE DE LA FACE ET DE L'ÉTAGE ANTÉRIEUR DE LA BASE DU CRÂNE

# Nez, cavité nasale, sinus paranasaux et orbite

La face est classiquement divisée en trois parties : le tiers supérieur est l'étage crânien, le tiers moyen est dénommé massif facial proprement dit, le tiers inférieur est l'étage mandibulaire. La cavité nasale, les sinus paranasaux et l'orbite appartiennent au tiers supérieur et au tiers moyen de la face. Ce sont des cavités aux formes complexes creusées dans une charpente osseuse formée de seize os.

## Conséquences cliniques

Les maladies du nez, de la cavité nasale et des sinus paranasaux sont fréquentes et représentent une part importante de l'activité du médecin généraliste. Elles affectent aussi bien l'adulte que l'enfant. La pathologie inflammatoire et infectieuse domine. Les rhinites aiguës ou chroniques sont des inflammations de la muqueuse de la cavité nasale. Les sinusites aiguës ou chroniques sont des inflammations de la muqueuse des sinus paranasaux. Les tumeurs de la cavité nasale et des sinus paranasaux sont plus rares mais la connaissance anatomique du tiers moyen et du tiers supérieur de la face permet de mieux comprendre leurs modalités d'extension qui conditionnent les implications thérapeutiques. Enfin, les malformations et les déformations du nez peuvent conduire à des gestes de chirurgie plastique de la face. Ainsi, la connaissance de l'anatomie du nez, des cavités nasales, des sinus paranasaux et de l'orbite permet d'aborder un large champ de la pathologie ORL.

## ■ Charpente osseuse

Le tiers supérieur et le tiers moyen de la face forment une structure très complexe (5-1) qui comprend :
– une charpente osseuse formée de quatre grands os : l'os frontal, le maxillaire, l'os ethmoïde, l'os sphénoïde et l'os zygomatique ;
– et cinq os accessoires réalisant la « finition » de l'édifice : le palatin, l'os lacrymal, le cornet nasal inférieur, le vomer et l'os nasal.

5-1 Les os du crâne.

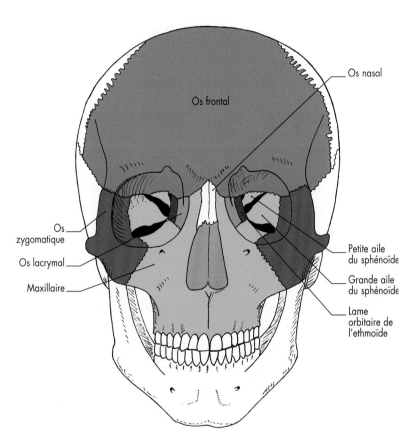

A. Les os de la face, vue antérieure.

5-1 *(suite)*

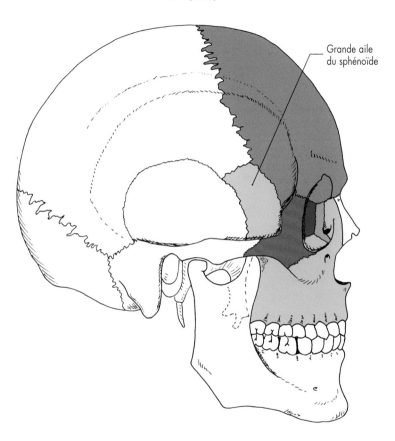

Grande aile
du sphénoïde

B. Les os de la face, vue de profil.

5-1 *(suite)*

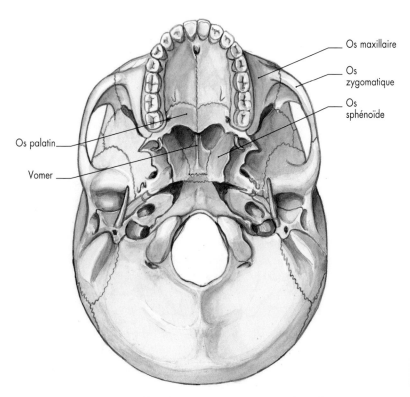

Os maxillaire

Os zygomatique

Os sphénoïde

Os palatin

Vomer

C. Les os du crâne : base du crâne en vue exocrânienne (face inférieure).

## Maxillaire (5-2)

Le maxillaire est un os pair qui constitue la grande majorité du tiers moyen de la face. Il est situé entre la cavité orale en bas, la cavité nasale médialement et l'orbite en haut. C'est un os creux dont la cavité centrale est le sinus maxillaire. Il a la forme d'un cube irrégulier à six faces : antérieure (faciale), médiale (nasale), supérieure (orbitaire), inférieure (orale), postérieure (infra-temporale) et latérale.

La *face antérieure* (5-2A) constitue le relief osseux de la moitié supérieure de la joue. Au milieu de cette face se situe une dépression : la fosse canine. C'est à ce niveau qu'est réalisée la trépanation du sinus maxillaire dans l'intervention de Caldwell-Luc. Cette voie d'abord antérieure du sinus maxillaire, autrefois très utilisée, est effectuée en incisant la muqueuse du vestibule de la cavité orale, puis en ruginant la face antérieure du maxillaire afin de pouvoir trépaner la fosse canine.

Au-dessus de la fosse canine se situe le foramen infra-orbitaire, orifice antérieur du canal infra-orbitaire dans lequel chemine le nerf infra-orbitaire, branche du nerf maxillaire. Cet orifice est situé cinq à six millimètres au-dessous du bord infra-orbitaire. C'est à ce niveau que peut être blessé le nerf infra-orbitaire dans l'intervention de Caldwell-Luc dont la conséquence est la survenue d'algies faciales postopératoires souvent rebelles (*voir* 6-18).

La *face médiale* (5-2C) constitue la charpente de la paroi latérale de la cavité nasale. Elle présente deux parties de part et d'autre du hiatus maxillaire. Ce hiatus est un important orifice qui fait communiquer la cavité nasale avec le sinus maxillaire. Très large sur l'os isolé, il est partiellement fermé par plusieurs os : l'os palatin en arrière, l'os ethmoïde en haut, l'os lacrymal en avant et le cornet nasal inférieur en bas (*voir* 5-13A, B). Au-dessus de cet orifice se situent des demi-cellules ethmoïdo-

**5-2** Le maxillaire.

A. Vue antérieure.

maxillaires qui entrent dans la constitution des cellules ethmoïdales. Au-dessous de cet orifice, la paroi osseuse est mince : c'est à ce niveau que sont réalisées les ponctions du sinus maxillaire.

En avant du hiatus maxillaire se situe une importante étendue osseuse qui se prolonge vers le haut pour former le processus frontal du maxillaire qui s'articule avec l'os frontal et forme l'auvent osseux nasal avec l'os nasal. Entre le processus frontal et le hiatus maxillaire se trouve le sillon lacrymal bordé en avant par la crête conchale qui s'articule avec le cornet nasal inférieur. Ce sillon, transformé en canal par l'os lacrymal, contient le conduit lacrymo-nasal qui draine vers la cavité nasale les larmes. Le conduit lacrymo-nasal s'ouvre dans la cavité nasale un centimètre en arrière de la tête du cornet nasal inférieur. Il peut être blessé lors de la réalisation d'une méatotomie moyenne, geste chirurgical effectué dans le traitement des sinusites maxillaires chroniques visant à élargir l'ostium du sinus maxillaire afin de pouvoir nettoyer le sinus pathologique. Une telle lésion provoque un larmoiement postopératoire.

5-2 *(suite)*

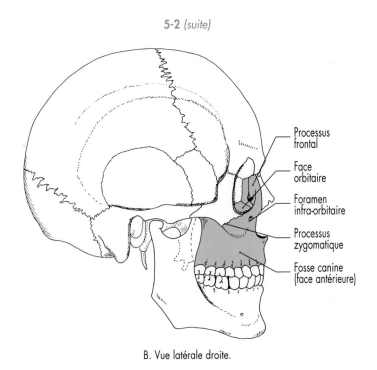

Processus frontal

Face orbitaire

Foramen infra-orbitaire

Processus zygomatique

Fosse canine (face antérieure)

B. Vue latérale droite.

En arrière du hiatus maxillaire se situe la surface articulaire s'articulant avec la lame perpendiculaire de l'os palatin. Cette surface est parcourue par un sillon : le sillon grand palatin transformé en canal grand palatin par l'os palatin. Dans ce canal cheminent le nerf et les vaisseaux grands palatins.

5-2 *(suite)*

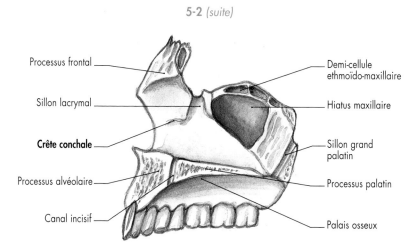

C. Face médiale, paroi latérale de la cavité nasale.

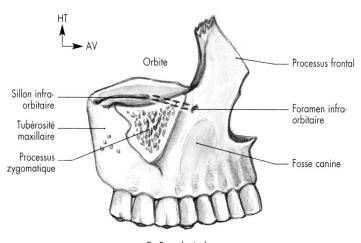

D. Face latérale.

109

La *face supérieure* entre dans la constitution du plancher de l'orbite. Elle est parcourue par un sillon situé au milieu de son bord postérieur, se dirigeant en avant pour se transformer en canal : le sillon et le canal infra-orbitaires (5-2D, E).

**5-2** *(suite)*

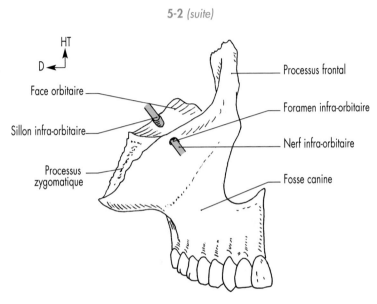

E. Vue antérieure.

La *face inférieure* entre dans la constitution de la cavité orale (5-2C). En effet, la face médiale se prolonge, à son extrémité inférieure, par une lame horizontale qui se dirige vers la ligne médiane où elle s'articule avec son homologue du côté opposé : c'est le processus palatin. À l'extrémité antérieure de cette suture se situe le canal incisif qui donne passage au nerf et aux vaisseaux naso-palatins. Le nerf naso-palatin est une branche du nerf maxillaire. Les vaisseaux naso-palatins viennent de l'artère sphéno-palatine. La face supérieure du processus palatin a une forme de gouttière : elle forme les deux tiers antérieurs du plancher de la cavité nasale. Sa face inférieure constitue les deux tiers antérieurs du palais osseux, prolongée en arrière par la lame horizontale de l'os palatin. Le processus palatin se prolonge en dehors par un rebord épais, concave en arrière et médialement : le processus alvéolaire. Son bord inférieur est creusé d'alvéoles dentaires pour les racines des dents de l'arcade dentaire supérieure. La *face postérieure* répond aux espaces profonds de la face : c'est la face infratemporale. Elle est convexe dans sa partie médiale : la tubérosité maxillaire.
La *face latérale* est centrée sur le processus zygomatique qui s'articule avec l'os zygomatique.

## Os zygomatique (5-3)

L'os zygomatique donne sa forme à la pommette, partie saillante de la joue au-dessous de l'angle latéral de l'œil. Il est pair et entre dans la constitution du plancher et de la paroi latérale de l'orbite. Il a trois faces : latérale (jugale), médiale (orbitaire) et postérieure (temporale). La face latérale est lisse et forme la pommette. Elle envoie vers l'arrière un prolongement (le processus temporal) vers le processus zygomatique de l'os temporal avec lequel elle s'articule pour former l'arcade zygomatique. Elle envoie vers le haut un prolongement (le processus frontal) vers le processus zygomatique de l'os frontal. La face médiale est orbitaire, comprenant une portion horizontale appartenant au plancher de l'orbite et une portion verticale issue du processus frontal.

**5-3** L'os zygomatique

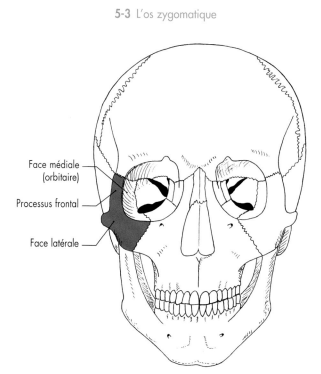

Face médiale (orbitaire)

Processus frontal

Face latérale

A. Vue antérieure.

5-3 *(suite)*

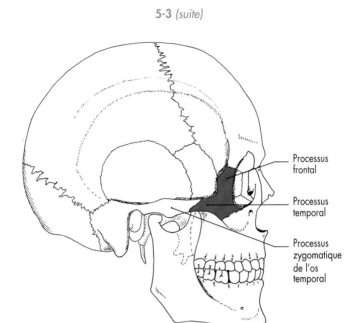

Processus frontal

Processus temporal

Processus zygomatique de l'os temporal

B. Vue latérale droite.

## Os frontal (5-4)

L'os frontal est constitué de deux parties : une partie verticale appartenant à la voûte crânienne et une partie horizontale appartenant à la base du crâne. On décrit deux faces : une face endocrânienne, concave, et une face exocrânienne, convexe. La face endocrânienne porte les empreintes des lobes frontaux.

La face exocrânienne comprend une portion verticale, l'écaille, et une portion orbito-nasale entrant dans la constitution de la face. L'écaille est convexe et lisse, donnant le relief du front. Son bord antérieur présente une échancrure en son milieu : le bord nasal, en « V » ouvert en bas, s'articulant avec les os nasaux médialement et les processus frontaux des maxillaires latéralement. Latéralement, ce bord antérieur est marqué par les bords supra-orbitaires qui présentent une échancrure à l'union tiers médial et tiers moyen : l'échancrure supra-orbitaire donnant passage aux vaisseaux et nerf supra-orbitaires.

**5-4** L'os frontal.

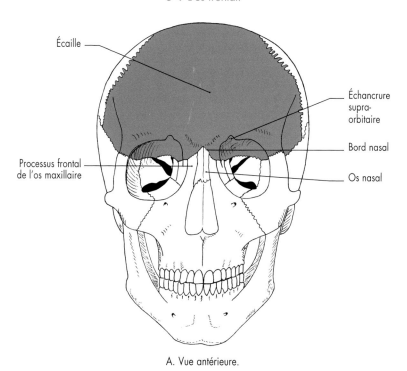

Écaille

Échancrure supra-orbitaire

Bord nasal

Processus frontal de l'os maxillaire

Os nasal

A. Vue antérieure.

La portion orbito-nasale de l'os frontal est horizontale (5-4D). Elle présente deux parties : une partie médiane naso-ethmoïdale et une partie latérale orbitaire. La partie médiane est centrée sur une large échancrure : l'incisure ethmoïdale dans laquelle s'impacte l'os ethmoïde. De part et d'autre de cette incisure se situe une zone irrégulière formée de demi-cellules qui sont complétées par les demi-cellules correspondantes de la face supérieure de l'os ethmoïdal. La plus antérieure de ces cellules s'ouvre dans le sinus frontal, cavité creusée dans le bord antérieur de l'os frontal, au-dessus de l'orbite. Plus latéralement se trouvent les faces orbitaires de l'os frontal qui constituent la presque totalité du plafond de l'orbite. Dans le quadrant antéro-externe de cette paroi se situe une petite dépression : la fosse de la glande lacrymale contenant la glande lacrymale sécrétant les larmes.

5-4 (suite)

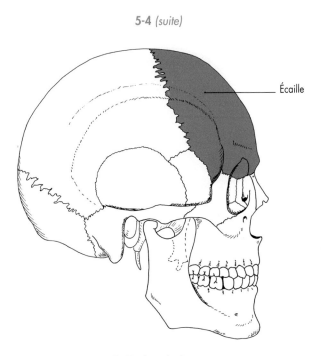

Écaille

B. Vue latérale droite.

## Os ethmoïde (5-5)

L'os ethmoïde est un os impair et médian, de petite taille, situé entre les deux orbites dont il constitue une partie de la paroi médiane. C'est une structure essentielle dans l'anatomie mais également la pathologie naso-sinusienne. Il est schématiquement formé de trois parties (5-5A) : une lame osseuse verticale médiane (crista galli en haut, lame perpendiculaire en bas), une lame horizontale perforée de minuscules orifices (la lame criblée) et deux masses latérales creusées de cellules s'ouvrant dans la cavité nasale : les labyrinthes ethmoïdaux.

La lame osseuse verticale médiane est dénommée crista galli au-dessus du plan horizontal de la lame criblée et lame perpendiculaire de l'ethmoïde au-dessous de la lame criblée. La crista galli est de siège endocrânien. Aplatie transversalement, elle a une forme triangulaire dont le bord inférieur repose sur la lame criblée (5-5E). La lame perpendiculaire est une mince lame osseuse formant la partie supérieure du septum nasal osseux (5-11).

5-4 *(suite)*

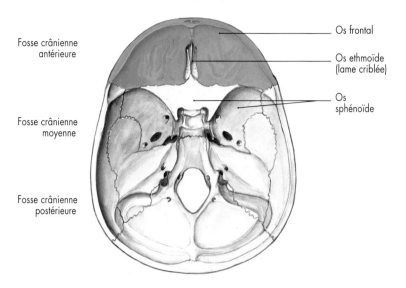

Fosse crânienne antérieure

Fosse crânienne moyenne

Fosse crânienne postérieure

Os frontal

Os ethmoïde (lame criblée)

Os sphénoïde

C. Vue endocrânienne.

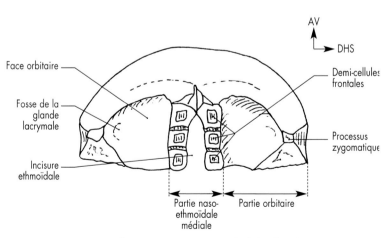

AV

DHS

Face orbitaire

Fosse de la glande lacrymale

Incisure ethmoïdale

Demi-cellules frontales

Processus zygomatique

Partie naso-ethmoïdale médiale

Partie orbitaire

D. Vue inférieure : portion orbitonasale de l'os frontal.

5-5 L'os ethmoïde.

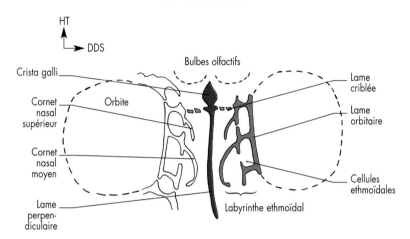

A. Coupe frontale schématique.

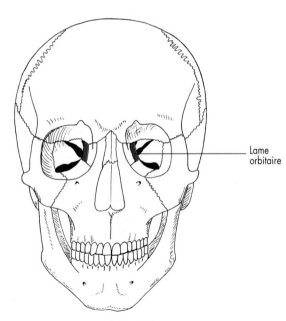

B. Vue antérieure.

5-5 *(suite)*

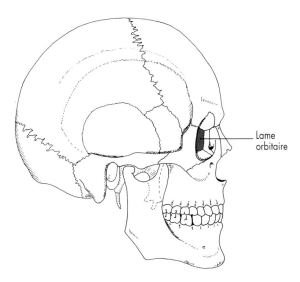

Lame
orbitaire

C. Vue latérale droite.

La lame criblée est une très mince lame osseuse divisée en deux gouttières par la lame osseuse verticale. Les nombreux orifices la traversant sont occupés par les filets du nerf olfactif. La face inférieure de la lame criblée appartient à la cavité nasale et elle est tapissée par l'épithélium olfactif. La face supérieure de la lame criblée appartient à l'endocrâne et porte les bulbes olfactifs (5-5D).

Les labyrinthes ethmoïdaux (5-5E) sont des massifs osseux de forme parallélé-pipédique séparant la cavité nasale médialement de l'orbite latéralement. Ces massifs sont creusés de cavités constituant le sinus ethmoïdal. Certaines cellules situées sur les parois antérieure, postérieure et supérieure sont incomplètes, ne formant que des demi-cellules qui sont fermées par les demi-cellules homologues situées respectivement sur l'os maxillaire, l'os sphénoïde et l'os frontal. La paroi latérale forme une surface plane entrant dans la constitution de la paroi médiale de l'orbite (ancienne lame papyracée à cause de sa grande finesse). La face médiale (5-6) est complexe car elle supporte l'implantation de deux lames osseuses : les cornets nasaux supérieur et moyen. C'est la moitié supérieure de la face latérale de la cavité nasale, face d'exploration clinique de l'os ethmoïde et face d'abord chirurgical des labyrinthes ethmoïdaux. Elle sera détaillée dans le paragraphe concernant les cavités nasales.

5-5 *(suite)*

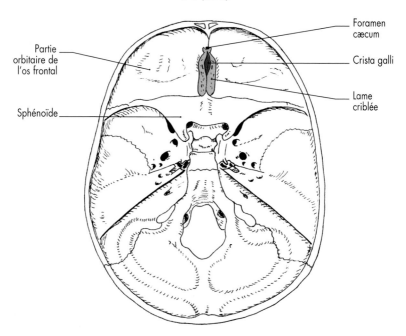

Foramen cæcum

Crista galli

Lame criblée

Partie orbitaire de l'os frontal

Sphénoïde

Base du crâne, face endocrânienne.

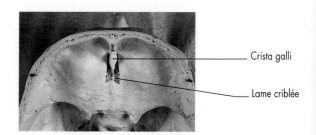

Crista galli

Lame criblée

Ethmoïde, face supérieure.

D. Vue endocrânienne.

118

**5-5** *(suite)*

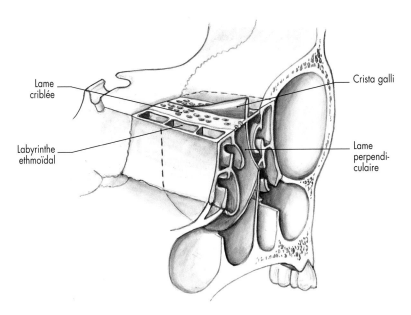

Lame criblée

Labyrinthe ethmoïdal

Crista galli

Lame perpendiculaire

E. Vue de trois quarts antéro-droite de l'os ethmoïde.

**5-6** Labyrinthe ethmoïdal, face médiale.

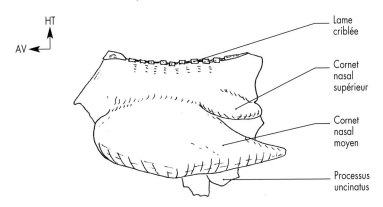

HT
AV

Lame criblée

Cornet nasal supérieur

Cornet nasal moyen

Processus uncinatus

119

## Os sphénoïde (5-7)

L'os sphénoïde est un os impair et médian, situé à la partie moyenne de la base du crâne, en arrière de l'os frontal et de l'ethmoïde. Il a une forme complexe composée d'un corps médian de forme cubique et de six prolongements (trois de chaque côté du corps). De chaque côté, deux prolongements naissent de la face latérale du corps de l'os sphénoïde :
– en haut et en avant : la petite aile qui poursuit latéralement la face supérieure du corps ;
– en bas et en arrière : la grande aile.
Le troisième prolongement, le processus ptérygoïde, vertical, naît de la face inférieure du corps et de la partie adjacente des grandes ailes (5-7D).

**5-7** L'os sphénoïde.

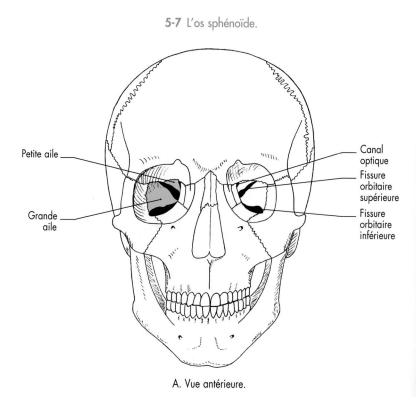

Petite aile

Grande aile

Canal optique

Fissure orbitaire supérieure

Fissure orbitaire inférieure

A. Vue antérieure.

**5-7** (suite)

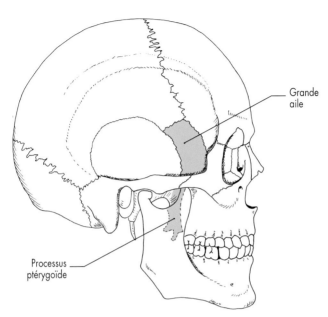

B. Vue latérale droite.

Le *corps*, cube à six faces, est creusé de deux cavités : les sinus sphénoïdaux séparés par une cloison médiane. La face postérieure est intimement soudée à la partie basilaire de l'occipital. La face supérieure appartenant à l'endocrâne est formée, d'avant en arrière, de quatre parties (5-7E) : a) le jugum sphénoïdal, surface plane horizontale, b) le sillon chiasmatique qui se prolonge en avant par le canal optique et qui supporte le chiasma optique, c) la selle turcique contenant l'hypophyse et d) le dorsum sellae. La face antérieure (5-7D, F) s'articule avec l'os ethmoïde et comporte :

– une crête médiane verticale qui s'articule avec la lame perpendiculaire de l'ethmoïde ;

– de chaque côté de cette crête, une gouttière verticale qui correspond à la partie postérieure de la cavité nasale. À ce niveau s'ouvre un orifice situé sur la moitié supérieure de cette gouttière : l'ostium du sinus sphénoïdal ;

– latéralement, deux surfaces creusées de demi-cellules qui s'articulent avec les demi-cellules homologues situées sur la paroi postérieure des labyrinthes ethmoïdaux.

5-7 (suite)

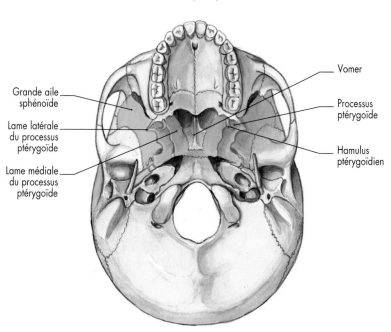

Vomer

Grande aile sphénoïde

Lame latérale du processus ptérygoïde

Lame médiale du processus ptérygoïde

Processus ptérygoïde

Hamulus ptérygoïdien

C. Vue inférieure, exocrânienne.

La face inférieure se poursuit par la face inférieure de la partie basilaire de l'occipital et forme le toit du rhinopharynx. Les faces latérales (5-7G) donnent naissance aux petites et grandes ailes du sphénoïde. Au-dessous et en avant de la zone d'insertion des racines des ailes, la face latérale appartient à la paroi médiale de l'orbite (5-7F). Au-dessus de la zone d'insertion de la grande aile se dessine une gouttière : le sillon carotidien qui contient l'artère carotide interne (5-7G).

La *grande aile* naît de la face latérale du corps (5-7G) et se dirige latéralement en s'élargissant pour présenter deux faces : une face endocrânienne et une face exocrânienne. La face endocrânienne est concave et regarde en haut et en arrière. Elle présente trois orifices (5-7E) : le foramen rond, le foramen ovale et le foramen épineux (Tableau 5-I). La face exocrânienne présente trois parties : a) une face orbitaire (5-7F) constituant la partie postérieure de la face latérale de l'orbite, délimitée en avant par la crête zygomatique qui s'articule avec l'os zygomatique,

b) une face temporale appartenant à la calvaria et sur laquelle l'insère le muscle temporal, et c) une face infra-temporale sur laquelle s'insère le muscle ptérygoïdien latéral.

**Tableau 5-I.** Orifices de la grande aile de l'os sphénoïde.

| Orifice | Contenu | Communication entre l'endocrâne et : |
|---|---|---|
| Foramen rond | Nerf maxillaire | la région ptérygo-palatine la fosse |
| Foramen ovale | Nerf mandibulaire | infra-temporale |
| | Artère petite méningée | |
| Foramen épineux | Artère méningée moyenne | la fosse infra-temporale |

5-7 *(suite)*

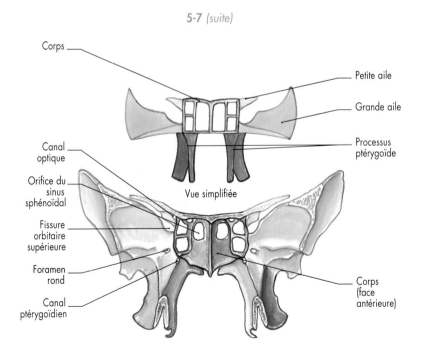

D. Vue antérieure

**5-7** *(suite)*

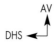

Canal optique

**Petite aile**

Processus clinoïde antérieur

**Grande aile**

Foramen rond

Foramen ovale

Foramen épineux

Jugum sphénoïdal

Sillon chiasmatique

Selle turcique

Dorsum sellae

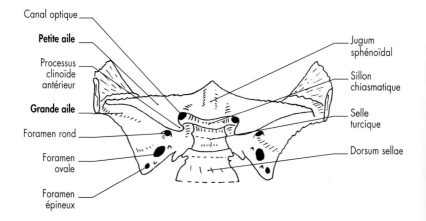

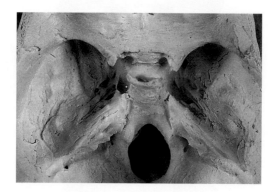

Vue endocrânienne.

E. Face supérieure.

124

5-7 (suite)

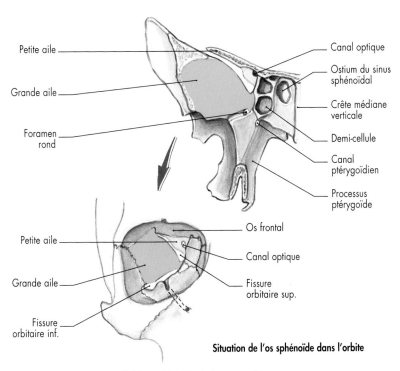

Petite aile

Grande aile

Foramen rond

Canal optique

Ostium du sinus sphénoïdal

Crête médiane verticale

Demi-cellule

Canal ptérygoïdien

Processus ptérygoïde

Petite aile

Grande aile

Fissure orbitaire inf.

Os frontal

Canal optique

Fissure orbitaire sup.

**Situation de l'os sphénoïde dans l'orbite**

F. Hémisphénoïde droit, vue antérieure.

La *petite aile* naît de la face latérale du corps par deux racines (5-7D, G) : a) une racine supérieure aplatie qui prolonge la face supérieure du corps, et b) une racine inférieure qui vient de la face latérale du corps. Les deux racines se réunissent en délimitant le canal optique qui contient le nerf optique et l'artère ophtalmique. La face supérieure de la petite aile est endocrânienne. La face inférieure entre dans la constitution de la partie postérieure du plafond de l'orbite (5-7F). L'espace compris entre la petite aile et la grande aile constitue la fissure orbitaire supérieure (Tableau 5-II).

**5-7** *(suite)*

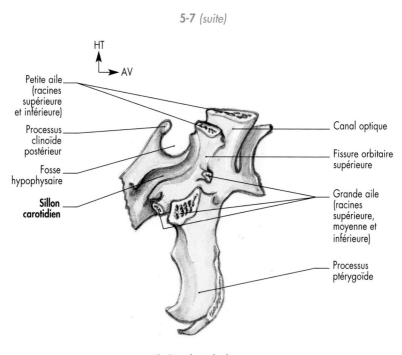

G. Face latérale droite.

**Tableau 5-II.** Orifices de la petite aile de l'os sphénoïde.

| Orifice | Contenu | Communication entre l'endocrâne et : |
|---|---|---|
| Canal optique | Nerf optique<br>Artère ophtalmique | l'orbite |
| Fissure orbitaire supérieure | Nerf oculomoteur (III)<br>Nerf abducens (VI)<br>Nerf trochléaire (IV)<br>Nerf ophtalmique (V)<br>Veine ophtalmique | l'orbite la région ptérygo-palatine |

Le *processus ptérygoïde* descend verticalement à partir de la face inférieure du corps et de la partie adjacente des grandes ailes. Il est constitué de deux lames : une lame médiale et une lame latérale, délimitant le canal ptérygoïdien contenant le nerf du canal ptérygoïdien. L'angle dièdre situé entre les deux lames, ouvert en arrière et latéralement, est la fosse ptérygoïde où s'insère le muscle ptérygoïdien médial (Tableau 5-III).

**Tableau 5-III.** Orifice du processus ptérygoïde de l'os sphénoïde.

| Orifice | Contenu | Communication entre l'endocrâne et : |
|---|---|---|
| Canal ptérygoïdien | Nerf du canal ptérygoïdien | la région ptérygo-palatine |

## ■ Nez ou pyramide nasale

Le nez est formé de plusieurs parties (5-8) : l'arête nasale ou dos du nez sépare ses deux faces latérales. La racine du nez est située entre les deux arcades sourcilières. La pointe du nez est la partie la plus saillante. Le nez est constitué d'un squelette ostéo-cartilagineux en forme d'auvent comprenant une partie osseuse supérieure et une partie cartilagineuse inférieure. Esthétiquement, un nez doit avoir des proportions équilibrées (5-8).

L'auvent osseux est formé de trois parties : l'os nasal, l'os frontal et le processus frontal du maxillaire (5-9). Les os nasaux sont situés de part et d'autre de la ligne médiane entre les processus frontaux du maxillaire. Ce sont des lames osseuses aplaties d'avant en arrière qui s'articulent avec l'os frontal en haut, le processus frontal du maxillaire latéralement, le cartilage latéral en bas. Le processus frontal du maxillaire est une lame aplatie transversalement qui prolonge le maxillaire en haut et médialement. Son bord antérieur s'articule avec l'os nasal. L'os frontal participe à la formation de la partie haute de l'auvent nasal. L'échancrure nasale de l'os frontal s'articule avec l'os nasal médialement et le processus frontal du maxillaire latéralement.

5-8 Pyramide nasale, vue de profil.

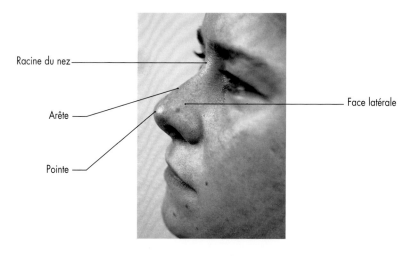

Racine du nez

Arête

Pointe

Face latérale

5-9 Pyramide nasale : squelette du nez.

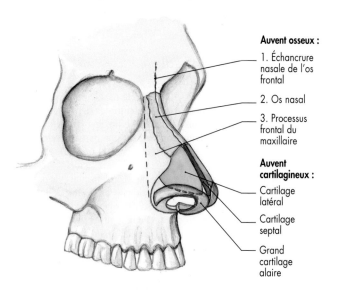

**Auvent osseux :**

1. Échancrure nasale de l'os frontal

2. Os nasal

3. Processus frontal du maxillaire

**Auvent cartilagineux :**

Cartilage latéral

Cartilage septal

Grand cartilage alaire

L'auvent cartilagineux (5-9) est formé de deux cartilages principaux : le cartilage latéral et le grand cartilage alaire. Le cartilage latéral du nez est soudé, sur la ligne médiane au cartilage latéral opposé ainsi qu'au cartilage septal. Le grand cartilage alaire a la forme d'un « U » ouvert en bas. Les deux branches médiales sont accolées l'une à l'autre pour former la partie antérieure du septum nasal située en avant du cartilage septal. La jonction entre les deux branches forme le dôme nasal. La palpation bidigitale de la partie antérieure du septum nasal permet de mobiliser les deux branches médiales et de mobiliser par leur intermédiaire les deux branches latérales. Chaque branche latérale a une forme convexe. Son bord antérieur forme le bord libre de la narine. Les différents cartilages de l'auvent nasal sont reliés par une aponévrose. Ce squelette ostéo-cartilagineux est recouvert par les muscles peauciers médians de la face et une peau riche en glandes sébacées.

**Conséquences cliniques**

Le nez est l'objet de traumatismes fréquents. Il est souvent fracturé lors des traumatismes frontaux de la face. La fracture la plus fréquente est la fracture des os nasaux qui conduit à une déformation du nez et impose une réduction. La chirurgie du nez s'est surtout développée durant la seconde partie du XXᵉ siècle avec la chirurgie esthétique. En effet, lorsqu'un patient présente une bosse inesthétique du dos du nez, celle-ci est réséquée mais cette résection génère un méplat. Une ostéotomie latérale est alors réalisée dans chaque processus frontal du maxillaire afin de créer deux volets osseux qui sont ramenés sur la ligne médiane pour reconstituer une arête nasale esthétique (5-10). La chirurgie de la pointe du nez est souvent associée à cette chirurgie du dos du nez afin d'affiner cette pointe par une plastie cartilagineuse.

**5-10** Rhinoplastie

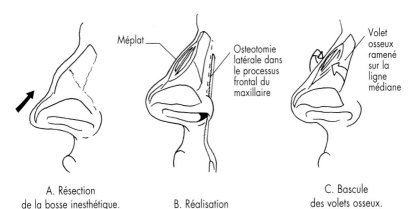

A. Résection de la bosse inesthétique.

B. Réalisation

C. Bascule des volets osseux.

# ■ Cavité nasale

La cavité nasale est une étroite cavité siégeant de part et d'autre d'une cloison : le septum nasal. Ces deux cavités sont rarement symétriques du fait de la fréquence des déformations du septum. Elles présentent quatre parois : une paroi médiale (le septum nasal), une paroi latérale complexe, une paroi inférieure (le plancher) et une paroi supérieure (le toit) appartenant à la base du crâne.

## Septum et plancher de la cavité nasale

Le septum nasal (5-11) est une cloison séparant les deux cavités nasales. Elle est constituée d'un squelette ostéo-cartilagineux comprenant :
– en avant : le cartilage septal complété en avant par la branche médiale du grand cartilage alaire (5-9) ;
– en haut et en arrière : la lame perpendiculaire de l'ethmoïde ;
– en bas et en arrière : le vomer, seul os impair et médian du massif facial supérieur.

**5-11** Septum nasal.

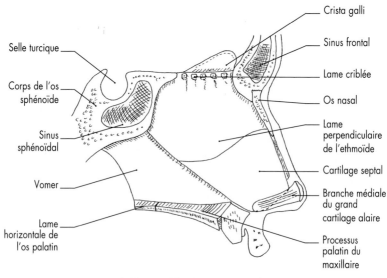

Crista galli

Sinus frontal

Lame criblée

Os nasal

Lame perpendiculaire de l'ethmoïde

Cartilage septal

Branche médiale du grand cartilage alaire

Processus palatin du maxillaire

Selle turcique

Corps de l'os sphénoïde

Sinus sphénoïdal

Vomer

Lame horizontale de l'os palatin

A. Coupe schématique, vue sagittale.

5-11 *(suite)*

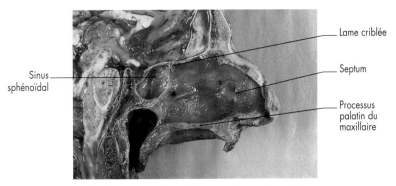

Lame criblée

Septum

Sinus
sphénoïdal

Processus
palatin du
maxillaire

B. Coupe anatomique. Cloison nasale, vue de profil.

Le plancher sépare la cavité nasale de la cavité orale. Il est formé par le processus palatin du maxillaire pour ses deux tiers antérieurs et la lame horizontale de l'os palatin pour son tiers postérieur.

Conséquences cliniques

Le septum nasal est rarement médian. Les déviations du septum nasal sont le plus souvent asymptomatiques et doivent être respectées. Néanmoins, si ces déviations sont importantes et génèrent une obstruction nasale, elles peuvent être opérées. La septoplastie consiste à décoller la muqueuse septale de son support ostéo-cartilagineux puis de modeler le cartilage septal ou le vomer afin de rendre les deux cavités nasales symétriques. Lors des traumatismes du nez, la fracture des os nasaux peut également toucher le septum. Un hématome du septum doit être systématiquement dépisté par une rhinoscopie antérieure afin d'être drainé. La complication essentielle des hématomes non diagnostiqués est la surinfection qui peut engendrer une fonte purulente du cartilage septal et une chute de la pointe du nez.

## Toit de la cavité nasale et muqueuse olfactive

Le toit comprend trois parties qui sont, d'avant en arrière (5-11) :
– la partie supérieure du nez formée de l'os nasal et de l'os frontal ;
– la lame criblée de l'os ethmoïde ;
– la face antérieure, verticale, puis inférieure du corps de l'os sphénoïde.
La face inférieure de la lame criblée supporte le neuro-épithélium olfactif (*voir* Chapitre 10).

## Paroi latérale de la cavité nasale (5-12 et 5-13)

La paroi latérale de la cavité nasale est complexe mais son intérêt réside dans ses rapports intimes avec les sinus paranasaux. C'est la face d'exploration clinique la plus importante lors d'une rhinoscopie et la face d'abord chirurgical des labyrinthes ethmoïdaux. Cette paroi est formée de sept os :
– quatre os appartiennent à la charpente osseuse de la face : l'os frontal, le maxillaire, l'os ethmoïde, l'os sphénoïde ;
– trois os accessoires réalisent la « finition » de la paroi latérale : le palatin, l'os lacrymal et le cornet nasal inférieur.
La mise en place de la paroi latérale impose d'observer sa constitution à travers les quatre os appartenant à la charpente osseuse de la face (5-12). Cette paroi est centrée sur le maxillaire. Le maxillaire s'articule en haut avec l'os ethmoïde et l'os lacrymal, en avant avec l'os frontal. Par contre, le maxillaire est séparé de l'os sphénoïde par un interstice. Seule la partie antérieure de la lame médiale du processus ptérygoïde

**5-12** Paroi latérale de la cavité nasale.

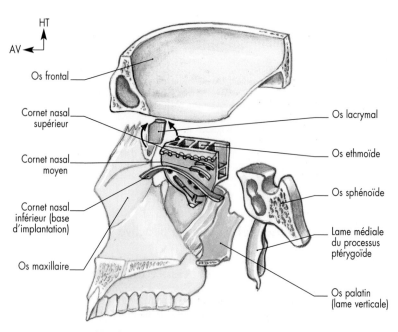

A. Os éclatés (les cornets sont sectionnés à leur base d'implantation).

5-12 *(suite)*

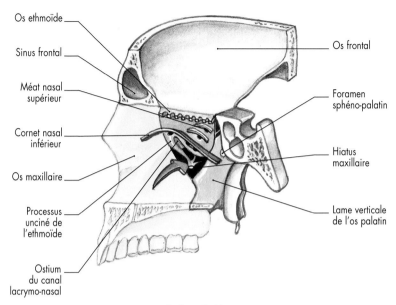

Os ethmoïde

Sinus frontal

Méat nasal
supérieur

Cornet nasal
inférieur

Os maxillaire

Processus
unciné de
l'ethmoïde

Ostium
du canal
lacrymo-nasal

Os frontal

Foramen
sphéno-palatin

Hiatus
maxillaire

Lame verticale
de l'os palatin

B. Os emboîtés.

de l'os sphénoïde appartient à la paroi latérale de la cavité nasale. Cet interstice entre le maxillaire et le processus ptérygoïde est fermé par l'os palatin.

L'*os palatin* est un petit os plat, en forme de « L », présentant deux parties : une lame verticale et une lame horizontale. La lame horizontale forme le tiers postérieur du plancher de la cavité nasale. Seule la lame verticale appartient à la paroi latérale de la cavité nasale. La face latérale de cette lame verticale s'applique en avant sur la face médiale du maxillaire, en arrière sur la face médiale de la lame médiale du processus ptérygoïde. En s'appliquant sur le maxillaire, elle ferme partiellement le hiatus maxillaire. Cette lame verticale sépare ainsi la cavité nasale de la région ptérygo-palatine, appartenant aux espaces profonds de la face, et comprise entre la tubérosité du maxillaire en avant et le processus ptérygoïde en arrière. La région ptérygo-palatine et la cavité nasale communiquent néanmoins par le foramen sphéno-palatin délimité par l'échancrure sphéno-palatine en bas et la face antérieure du corps de l'os sphénoïde en haut. Il est traversé par l'artère sphéno-palatine, branche terminale de l'artère maxillaire, sa veine, les nerfs nasaux postéro-supérieurs et le nerf naso-palatin, branches efférentes du ganglion ptérygo-palatin.

La face médiale (5-6) des labyrinthes ethmoïdaux de l'os ethmoïde constitue la partie haute de la paroi latérale de la cavité nasale. Cette face est complexe car elle supporte l'implantation de deux lames osseuses recourbées en bas et en dedans : le cornet nasal supérieur et le cornet nasal moyen. Chaque cornet comprend une base d'implantation latérale, un bord libre médial situé dans la cavité nasale, une face médiale nasale et une face latérale qui regarde vers le labyrinthe ethmoïdal et délimite avec lui un méat. Le cornet nasal supérieur délimite le méat nasal supérieur, le cornet nasal moyen le méat nasal moyen. Le cornet nasal supérieur est beaucoup moins développé que le cornet nasal moyen. Le cornet nasal moyen occupe toute la longueur du labyrinthe ethmoïdal qu'il déborde en avant et en arrière. Il est parfois pneumatisé, réalisant une « concha bullosa ». L'insertion des cornets nasaux ne se limite pas à la base d'implantation latérale apparente mais chaque cornet nasal se prolonge, au-delà de sa zone d'implantation latérale, dans le labyrinthe ethmoïdal sous forme d'un « mur de refend » dénommé lame basale (la racine cloisonnante) du cornet nasal. Il s'agit d'une cloison frontale, légèrement oblique en bas et en arrière. La lame basale (la racine cloisonnante) du cornet nasal moyen (5-13) est capitale. Elle a une forme de « S » allongé et sépare les cellules eth-

**5-13** Paroi latérale de la cavité nasale.

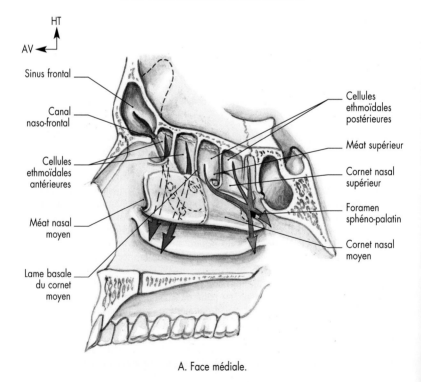

A. Face médiale.

5-13 *(suite)*

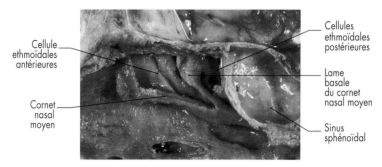

Cellule ethmoïdales antérieures

Cornet nasal moyen

Cellules ethmoïdales postérieures

Lame basale du cornet nasal moyen

Sinus sphénoïdal

B. Les cellules ethmoïdales et leur mode de drainage, coupe anatomique sagittale.

moïdales en deux groupes : les cellules ethmoïdales antérieures situées en avant et les cellules ethmoïdales postérieures situées en arrière de la lame basale. Le drainage des cellules ethmoïdales antérieures ne se fait pas au même endroit que celui des cellules ethmoïdales postérieures. Les cellules ethmoïdales antérieures se drainent dans le méat nasal moyen, sous le cornet nasal moyen, tandis que les cellules ethmoïdales postérieures se drainent au-dessus du cornet nasal moyen, au-dessous ou au-dessus du cornet nasal supérieur (5-13). Le foramen sphéno-palatin s'ouvre dans la cavité nasale au-dessus et un centimètre en avant de l'extrémité postérieure du cornet nasal moyen (5-13A).

5-14 Cornet nasal inférieur (droit), vue médiale.

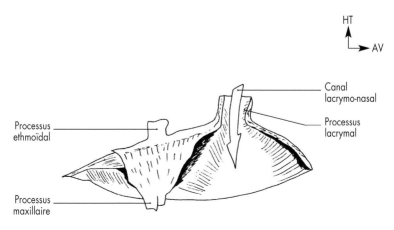

HT

AV

Processus ethmoïdal

Canal lacrymo-nasal

Processus lacrymal

Processus maxillaire

Le *cornet nasal inférieur* est, parmi les cornets nasaux, le seul os indépendant. Il a la même forme que les cornets nasaux moyen et supérieur mais sa taille est un peu plus importante. Son bord supérieur est fixé sur la face médiale du maxillaire et de l'os palatin. Son bord inférieur est libre. Sa face médiale est nasale et sa face latérale délimite le méat nasal inférieur. À l'union du quart antérieur et des trois quarts postérieurs de son bord supérieur se situe le processus lacrymal (5-14), partie basse de la paroi médiale du canal lacrymo-nasal. Ce canal s'abouche dans la cavité nasale sous le cornet nasal inférieur dans son quart antérieur. Une pathologie nasale peut engendrer soit un larmoiement par défaut de drainage, soit une infection oculaire (conjonctivite) par propagation rétrograde d'une infection nasale vers l'œil.

La muqueuse nasale recouvre ces différents reliefs osseux. C'est un épithélium cylindrique de type respiratoire. Les cellules ciliées représentent l'essentiel de l'épithélium. Il existe également des cellules caliciformes, mucipares et des cellules basales. Le chorion est richement vascularisé avec de nombreuses glandes composées. L'examen rhinoscopique retrouve seulement les reliefs des cornets nasaux inférieur, volumineux, moyen et supérieur (5-15).

---

 Conséquences cliniques

L'hypertrophie de la muqueuse du cornet nasal inférieur est fréquente dans les rhinites chroniques, allergiques ou non allergiques. Elle entraîne une obstruction nasale. En cas d'échec des traitements médicaux de cette obstruction nasale, la turbinectomie inférieure (ablation chirurgicale du cornet nasal inférieur) permet d'améliorer la ventilation nasale en augmentant le calibre de la cavité nasale.

---

**5-14** Cornet nasal inférieur (droit), vue médiale.

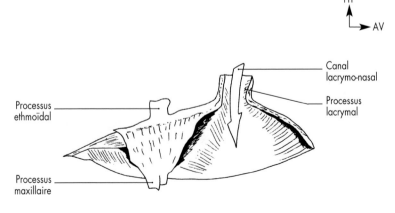

**5-15** Cavité nasale droite : coupes anatomiques sagittales
par dissection progressive.

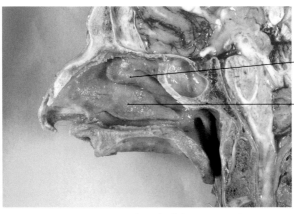

— Cornet nasal
moyen

— Cornet nasal
inférieur

1. Paroi latérale de la cavité nasale.

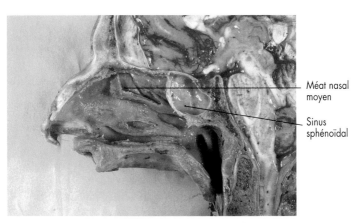

— Méat nasal
moyen

— Sinus
sphénoïdal

2. Ouverture des cornets moyen et inférieur.

5-15 *(suite)*

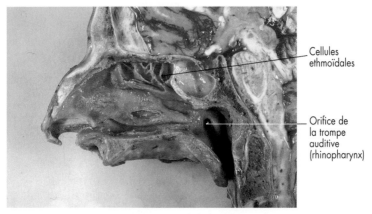

Cellules
ethmoïdales

Orifice de
la trompe
auditive
(rhinopharynx)

3. Ouverture de l'ethmoïde.

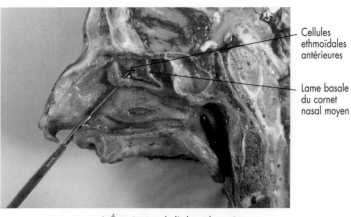

Cellules
ethmoïdales
antérieures

Lame basale
du cornet
nasal moyen

4. Éviscération de l'ethmoïde antérieur.

5-15 *(suite)*

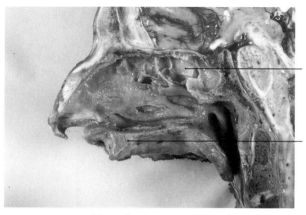

Cellules ethmoïdales postérieures

Processus palatin du maxillaire

5. Ablation des deux tiers antérieurs du cornet moyen.

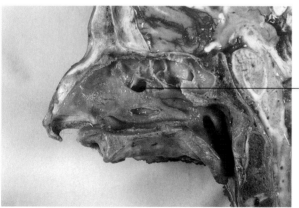

Orifice du sinus maxillaire

6. Ouverture du sinus maxillaire.

5-15 *(suite)*

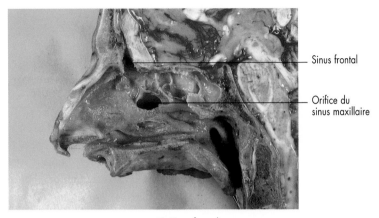

Sinus frontal

Orifice du
sinus maxillaire

7. Sinus frontal.

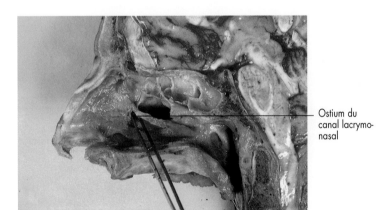

Ostium du
canal lacrymo-
nasal

8. Canal lacrymo-nasal.

## Sinus ethmoïdal

## Vascularisation et innervation de la cavité nasale

La vascularisation artérielle de la cavité nasale est tributaire des deux systèmes carotidiens :
– l'artère faciale et l'artère sphéno-palatine sont issues du système carotidien externe ;
– les artères ethmoïdales antérieure et postérieure proviennent du système carotidien interne.
L'artère faciale naît de l'artère carotide externe et les rameaux à destinée nasale proviennent de l'arcade artérielle labiale supérieure. L'artère maxillaire se termine dans la région ptérygo-palatine en franchissant le foramen sphéno-palatin et en devenant l'artère sphéno-palatine. Elle se divise alors en deux branches : une branche médiale ou artère de la cloison et une branche latérale ou artère des cornets. Les artères ethmoïdales sont issues de l'artère ophtalmique. Dans la région antéro-inférieure du septum, les branches terminales des différents systèmes artériels s'anastomosent pour former la tache vasculaire (ou zone de Kisselbach). Cette tache vasculaire est le siège le plus fréquent des épistaxis (saignement de la cavité nasale). Le traitement des épistaxis consiste à mécher la cavité nasale avec un tamponnement. Lorsque les épistaxis récidivent, il est licite de proposer une cautérisation de la tache vasculaire. Le système veineux nasal suit les trois grands réseaux de distribution artérielle : antérieur (facial), postérieur (sphéno-palatin) et supérieur (ethmoïdal). Dans la muqueuse, il existe à la face médiale et au bord inférieur des cornets, surtout du cornet nasal inférieur, un tissu veineux caverneux jouant un rôle important dans la physiologie nasale (réchauffement de l'air inspiré). Le drainage lymphatique de la cavité nasale se fait vers les chaînes ganglionnaires rétro-pharyngiennes, parotidiennes et jugulo-digastriques.

## ■ Sinus paranasaux

Les sinus paranasaux sont des cavités sinusiennes creusées dans les différents os de la charpente osseuse de la face. Le sinus creusé dans le maxillaire est le sinus maxillaire, celui creusé dans l'os frontal est le sinus frontal, celui creusé dans l'os sphénoïde est le sinus sphénoïdal tandis que le sinus ethmoïdal est formé par des éléments venant essentiellement de l'os ethmoïde mais également du maxillaire, de l'os frontal et de l'os sphénoïde (5-16). Tous ces sinus sont tapissés d'une muqueuse de type respiratoire. Les cellules ethmoïdales antérieures sont les premières à apparaître à la dixième semaine de vie intra-utérine. Le sinus frontal et le sinus maxillaire se développent à partir de ces cellules ethmoïdales antérieures. Cette origine embryologique explique l'importance clinique du méat nasal moyen puisque ce méat est le lieu de drainage commun des sinus antérieurs de la face (sinus maxillaire, frontal et ethmoïdal antérieur). Les cellules ethmoïdales postérieures et le sinus sphénoïdal apparaissent plus tardivement entre le troisième et le sixième mois de vie intra-utérine. Tous les sinus croissent lentement jusqu'à l'âge adulte. À la naissance, le

**5-16** Labyrinthe ethmoïdal. Vue de face : les sinus paranasaux.

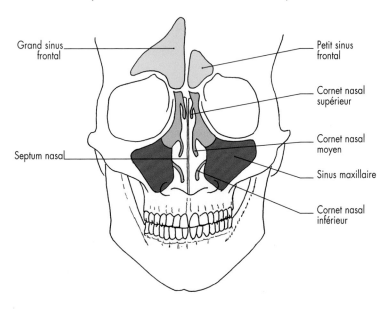

seul véritable sinus est le sinus ethmoïdal, les autres sinus étant encore à un stade rudimentaire. Ce fait explique que les seules sinusites du jeune enfant soient les sinusites ethmoïdales : les ethmoïdites.

Le sinus ethmoïdal est un sinus pair et symétrique situé dans les deux labyrinthes ethmoïdaux. La zone de projection antérieure du sinus ethmoïdal se situe entre les deux orbites, à la racine du nez. Il est formé de cellules polygonales se drainant dans la cavité nasale par un ostium. Chaque sinus ethmoïdal est formé de 6 à 10 cellules (5-17). Ces cellules appartiennent essentiellement à l'os ethmoïde mais les os voisins participent souvent à leur formation : l'os frontal en haut, l'os maxillaire et l'os lacrymal en avant, l'os sphénoïde en arrière (5-5E et 5-12).

Il est essentiel de distinguer deux groupes de cellules ethmoïdales (5-18). Les cellules ethmoïdales antérieures sont situées en avant de la lame basale (la racine cloisonnante) du cornet nasal moyen et se drainent dans le méat moyen situé sous le cornet nasal moyen. Les cellules ethmoïdales postérieures sont situées en arrière de la lame basale (la racine cloisonnante) du cornet nasal moyen et se drainent au-dessus du cornet moyen, soit au-dessous soit au-dessus du cornet nasal supérieur (5-13).

Les rapports essentiels du sinus ethmoïdal sont l'orbite latéralement, la cavité nasale médialement et en bas, l'endocrâne en haut.

**5-17** Orbite, cavité nasale et sinus ethmoïdal.

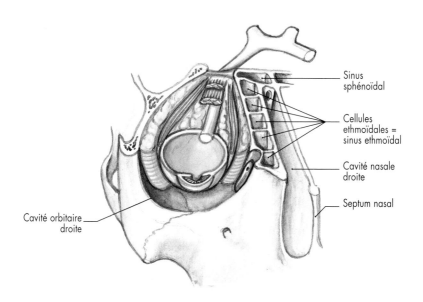

Sinus
sphénoïdal

Cellules
ethmoïdales =
sinus ethmoïdal

Cavité nasale
droite

Septum nasal

Cavité orbitaire
droite

## Conséquences cliniques

Les maladies du sinus ethmoïdal sont fréquentes. Les sinusites ethmoïdales sont dominées par la polypose naso-sinusienne, maladie idiopathique de la muqueuse ethmoïdale se caractérisant par le développement de polypes bénins. Lorsque ces polypes sont volumineux, ils sortent du sinus ethmoïdal et sont visibles par rhinoscopie, dans la fosse nasale, soit au-dessous du cornet nasal moyen pour les polypes issus des cellules ethmoïdales antérieures, soit au-dessus du cornet nasal moyen pour les polypes provenant des cellules ethmoïdales postérieures (5-13). Ils se manifestent par une obstruction nasale due au volume des polypes, une rhinorrhée, une pesanteur faciale et une perte de l'odorat de nature transmissionnelle. Les tumeurs ethmoïdales sont dominées par l'adénocarcinome de l'ethmoïde, pathologie professionnelle touchant essentiellement les travailleurs du bois et des cuirs (le facteur déclenchant étant les tanins du bois et du cuir). L'extension tumorale se fait essentiellement vers la cavité nasale où la tumeur est vue et peut être biopsiée par rhinoscopie, vers l'orbite et vers l'endocrâne (5-19).

# Sinus maxillaire

Le sinus maxillaire est un sinus pair et symétrique creusé dans le maxillaire. La zone de projection antérieure du sinus maxillaire est située au niveau de la joue, entre le rebord inférieur de l'orbite et l'arcade dentaire supérieure (5-16). C'est le plus grand sinus de la face.

Il a une forme de pyramide triangulaire comprenant une paroi antérieure, une paroi postérieure, une paroi supérieure et une paroi médiale. Son sommet latéral correspond au processus zygomatique du maxillaire. La paroi antérieure répond à la joue. C'est la voie d'abord antérieur du sinus maxillaire lors d'une intervention de Caldwell-Luc. La face postérieure répond à la fosse infra-temporale. La face supérieure entre dans la constitution du plancher de l'orbite (5-2).

La face médiale est dénommée cloison inter-sinuso-nasale, moitié inférieure de la paroi latérale de la cavité nasale, en regard du cornet nasal inférieur. Le hiatus maxillaire est rétréci en un ostium de petite taille, situé à la partie supérieure de la face médiale, par la lame perpendiculaire de l'os palatin en arrière, l'os ethmoïde en haut, le cornet nasal inférieur en bas (5-12 et 5-15). Cette face présente un triple intérêt clinique. L'ostium du sinus maxillaire débouche dans la partie antérieure du méat nasal moyen. Lors d'une sinusite maxillaire, l'issue de pus ou de polypes en provenance du sinus maxillaire sera à rechercher en rhinoscopie sous le cornet nasal moyen (5-20). La ponction du sinus maxillaire se fait sous le cornet nasal inférieur dans son tiers moyen car c'est une zone de moindre résistance osseuse dans la paroi médiale du maxillaire (5-20). Enfin, la voie d'abord actuelle du sinus maxillaire est une voie d'abord endonasale par vidéochirurgie endoscopique. L'ostium du sinus maxillaire est repéré puis élargi afin de nettoyer la cavité sinusienne : c'est la méatotomie moyenne par voie endoscopique (5-21).

Le plancher du sinus maxillaire est la partie la plus déclive du sinus. Il est en rapport avec les alvéoles dentaires qui y font une saillie plus ou moins marquée. Les dents sinusiennes sont la deuxième prémolaire et les deux premières molaires de l'arcade dentaire supérieure (*voir* 9-12). Néanmoins, si la taille du sinus est grande, la première prémolaire, plus rarement la canine et la troisième molaire peuvent être intéressées. Une mince couche de tissu spongieux sépare les dents sinusiennes de la cavité du sinus maxillaire. Ce tissu spongieux est de taille variable, il est parfois absent. Ce rapport anatomique étroit entre le sinus maxillaire et les dents explique la fréquence des sinusites maxillaires d'origine dentaire. Toute sinusite maxillaire aiguë ou chronique doit faire évoquer une origine dentaire. Le traitement des sinusites maxillaires est avant tout le traitement des dents pathologiques sous-jacentes.

---

 Conséquences cliniques

La tumeur maligne la plus fréquente du sinus maxillaire est le carcinome épidermoïde. Son extension peut se faire dans tous les plans de l'espace : extension jugale antérieure, extension nasale médiale, extension orbitaire supérieure, extension postérieure vers la fosse infra-temporale (5-22).

**5-18** Tomodensitométrie de la face chez un sujet sain.
A) Coupe axiale dont le trait large blanc marque le niveau de coupe retrouvé
sur la coupe coronale. B) Coupe coronale passant par le trait large blanc :
les cellules ethmoïdales antérieures et postérieures ne peuvent pas être
individualisées.

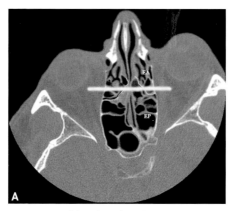

EA : ethmoïde antérieur
EP : ethmoïde postérieur

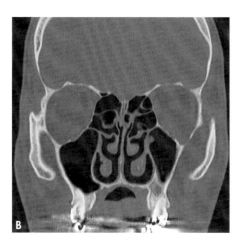

**5-19** Coupe frontale : modalités d'extension
d'un adénocarcinome de l'ethmoïde.

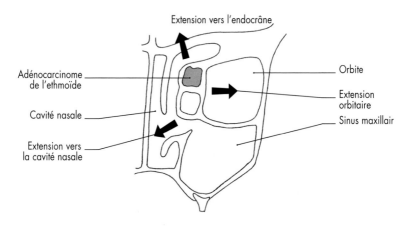

## Sinus frontal

Le sinus frontal est un sinus pair et symétrique creusé dans l'os frontal. La zone
de projection antérieure du sinus frontal est située au-dessus du rebord orbitaire
supérieur (5-16). Présent dès la naissance, il ne se développe que tardivement vers
l'âge de six ans. C'est une extension haute d'une cellule ethmoïdale antérieure, ce
qui explique son drainage par un long et étroit canal : le canal naso-frontal, dans la
partie antérieure du méat nasal moyen, au même niveau que le sinus maxillaire et
que les cellules ethmoïdales antérieures.
Ses rapports sont essentiellement l'orbite en bas et la fosse crânienne antérieure en
haut ce qui explique les complications majeures des sinusites frontales : la cellulite
ou l'abcès orbitaire et les complications infectieuses endocrâniennes (méningite et
abcès cérébral).

## Sinus sphénoïdal

Le sinus sphénoïdal est un sinus pair et symétrique creusé dans le corps de l'os sphénoïde. Les deux sinus sphénoïdaux, droit et gauche, séparés par une mince cloison
osseuse, sont souvent de taille inégale. Présent dès la naissance, le sinus sphénoïdal
ne se développe que tardivement vers l'âge de quatre ans. Chaque sinus s'ouvre dans
la paroi postéro-supérieure de la cavité nasale. La cavité sphénoïdale a des rapports
importants avec la cavité nasale en avant, le nerf optique, l'artère carotide interne,
le sinus caverneux et l'endocrâne en dehors, l'hypophyse en haut (5-23).

**5-20** Coupe frontale : ponction d'un sinus maxillaire.

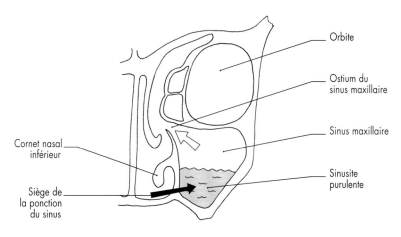

Orbite

Ostium du
sinus maxillaire

Sinus maxillaire

Sinusite
purulente

Cornet nasal
inférieur

Siège de
la ponction
du sinus

**5-21** Coupe frontale de face.
Méatotomie moyenne pour exploration endoscopique du sinus maxillaire.

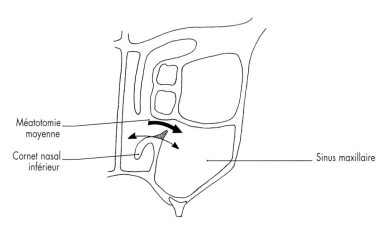

Méatotomie
moyenne

Cornet nasal
inférieur

Sinus maxillaire

Conséquences cliniques

Ces rapports expliquent la gravité des complications des sinusites sphénoïdales : troubles visuels, thrombophlébite du sinus caverneux, méningite, abcès cérébral. Il est possible d'aborder chirurgicalement la fosse hypophysaire, pour l'exérèse des tumeurs hypophysaires, par voie nasale et trans-sphénoïdale.

5-22 Modalités d'extension d'un carcinome épidermoïde du sinus maxillaire.

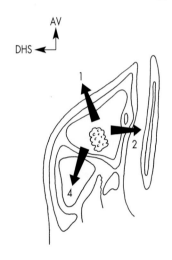 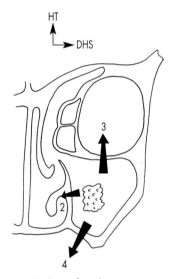

A. Coupe transversale.      B. Coupe frontale.

Extensions :
1. Jugale
2. Nasale
3. Orbitaire
4. Postérieure (infratemporale)

**5-23** Coupe frontale du sinus sphénoïdal.
Rapports avec le sinus caverneux.

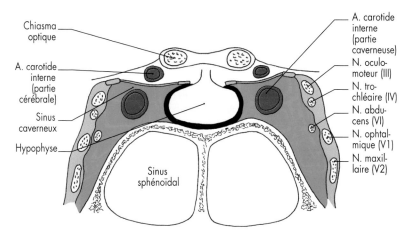

Chiasma optique

A. carotide interne (partie cérébrale)

Sinus caverneux

Hypophyse

Sinus sphénoïdal

A. carotide interne (partie caverneuse)

N. oculo-moteur (III)

N. tro-chléaire (IV)

N. abdu-cens (VI)

N. ophtal-mique (V1)

N. maxil-laire (V2)

## ■ Orbite

Les orbites sont deux profondes cavités situées dans le tiers moyen et supérieur de la face, séparées par les cavités nasales et les sinus ethmoïdaux, et contenant l'appareil de la vision (5-16). Chaque orbite mesure 40 mm de large, 35 mm de haut et 40 mm de profondeur.

L'orbite a une forme de pyramide quadrangulaire avec quatre parois, quatre bords, un orifice antérieur large et un orifice postérieur étroit (5-24). La paroi inférieure ou plancher est constituée de trois os : en avant et latéralement, la face orbitaire de l'os zygomatique, en avant et médialement, la face orbitaire du maxillaire, en arrière, le palatin. Sur cette paroi se trouve le sillon infra-orbitaire qui se prolonge en avant par le canal infra-orbitaire contenant le nerf infra-orbitaire. La paroi supérieure ou plafond est constituée de deux os : en avant, l'os frontal et en arrière, la face inférieure de la petite aile de l'os sphénoïde (5-7F). Dans la partie antérieure et latérale, elle présente la fosse de la glande lacrymale où siège la glande lacrymale sécrétant les larmes. La paroi latérale est constituée par trois os : en haut, le processus zygomatique de l'os frontal, en bas, le processus frontal de l'os zygomatique et en arrière, la face orbitaire de la grande aile de l'os sphénoïde (5-7F). La paroi médiale est complexe, formée d'avant en arrière de quatre os : le processus frontal du maxillaire, l'os lacrymal, la face latérale du labyrinthe ethmoïdal et la partie antérieure de la face latérale du corps de l'os sphénoïde.

L'orbite communique avec l'endocrâne et les espaces profonds de la face par trois orifices (5-24) :
– le *canal optique*, canal osseux situé entre les deux racines de la petite aile de l'os sphénoïde, faisant communiquer l'orbite et la fosse crânienne antérieure, oblique en arrière, en haut et médialement et long de dix millimètres environ. Il contient le nerf optique et l'artère ophtalmique ;
– la *fissure orbitaire supérieure*, large orifice en forme de virgule situé entre la paroi supérieure, la paroi latérale et la paroi médiale et faisant communiquer l'orbite avec la fosse crânienne moyenne. Elle est limitée par la petite aile de l'os sphénoïde en haut, la grande aile en bas, l'os frontal latéralement et le corps de l'os sphénoïde médialement. Sa partie latérale est comblée par le périoste orbitaire tandis que sa partie large médiale contient les nerfs oculomoteur (III), abducens (VI), trochléaire (IV), ophtalmique (V) et la veine ophtalmique ;
– la *fissure orbitaire inférieure*, large orifice allongé, plus large en avant qu'en arrière, et faisant communiquer l'orbite avec la région ptérygo-palatine. Elle est limitée par la grande aile de l'os sphénoïde en haut, la face orbitaire du maxillaire en bas et la face orbitaire de l'os zygomatique latéralement. Elle est traversée par le nerf infra-orbitaire qui va s'engager dans la gouttière infra-orbitaire.

---

### Conséquences cliniques

La radio-anatomie des cavités nasales et des sinus paranasaux doit être appréciée par des coupes tomodensitométriques axiales et coronales de la face (5-25 et 5-26). C'est l'examen essentiel pour établir un diagnostic positif, étiologique et topographique de sinusite chronique. Il peut être complété par un examen par résonance magnétique nucléaire lors du bilan d'extension des tumeurs nasales ou sinusiennes.

La paroi latérale de la cavité nasale est d'une importance capitale en rhinologie. C'est en effet la face où s'abouchent les principaux sinus paranasaux : le sinus maxillaire, le sinus frontal et le sinus ethmoïdal. Ainsi, la pathologie sinusienne va « s'extérioriser » dans la fosse nasale au niveau de cette paroi latérale, en particulier dans le méat moyen pour le sinus maxillaire, le sinus frontal et les cellules ethmoïdales antérieures, dans le méat supérieur pour les cellules ethmoïdales postérieures. Le point essentiel de cette anatomie résulte de l'unité de drainage des sinus antérieurs de la face. Le sinus maxillaire, le sinus frontal et les cellules ethmoïdales antérieures ont une unité topographique de drainage : la partie antérieure du méat nasal moyen. Ce fait explique la physiopathologie des sinusites antérieures de la face. L'étiologie essentielle des sinusites maxillaires est l'infection dentaire sur une ou plusieurs dents sinusiennes. Lorsque l'infection sinusienne gagne le méat nasal moyen, elle bloque les voies de drainage des cellules ethmoïdales antérieures et du sinus frontal. Une sinusite ethmoïdale antérieure et une sinusite frontale apparaissent. Néanmoins, les cellules ethmoïdales postérieures sont saines : l'inflammation se limite aux cellules situées en avant de la lame basale du cornet nasal moyen. Le traitement de ces sinusites consiste à lever le blocage du méat nasal moyen, soit médicalement (corticothérapie, vasoconstricteurs), soit chirurgicalement (méatotomie moyenne, ethmoïdectomie antérieure).

De telles sinusites doivent être différenciées des pansinusites ethmoïdales où l'inflammation touche aussi bien les cellules antérieures que les cellules postérieures du sinus ethmoïdal. Ici, l'unité anatomique de drainage ne peut pas être rendue responsable de la pathologie : il s'agit d'une maladie de la muqueuse sinusienne telle qu'on la rencontre dans la polypose naso-sinusienne. Les cellules ethmoïdales situées aussi bien en avant qu'en arrière de la racine cloisonnante du cornet nasal moyen sont malades. Le traitement ne consiste pas à lever un éventuel obstacle qui n'existe pas mais à traiter la muqueuse globalement pathologique (corticothérapie en spray nasal).

**5-24** Orbite osseuse.

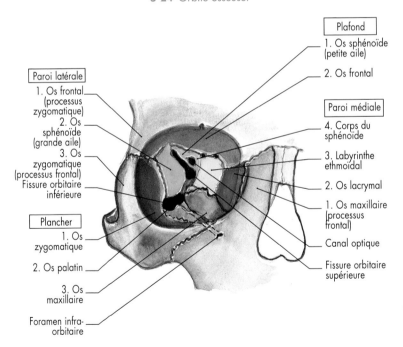

Plafond
1. Os sphénoïde (petite aile)
2. Os frontal

Paroi médiale
4. Corps du sphénoïde
3. Labyrinthe ethmoïdal
2. Os lacrymal
1. Os maxillaire (processus frontal)
Canal optique
Fissure orbitaire supérieure

Paroi latérale
1. Os frontal (processus zygomatique)
2. Os sphénoïde (grande aile)
3. Os zygomatique (processus frontal)
Fissure orbitaire inférieure

Plancher
1. Os zygomatique
2. Os palatin
3. Os maxillaire
Foramen infra-orbitaire

**5-25** Coupes tomodensitométriques axiales et coronales de la face.

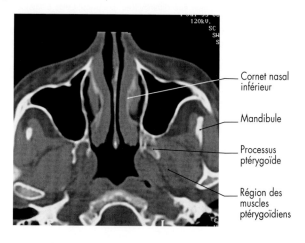

Cornet nasal inférieur

Mandibule

Processus ptérygoïde

Région des muscles ptérygoïdiens

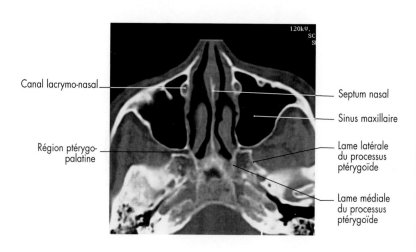

Canal lacrymo-nasal

Région ptérygo-palatine

Septum nasal

Sinus maxillaire

Lame latérale du processus ptérygoïde

Lame médiale du processus ptérygoïde

5-25 *(suite)*

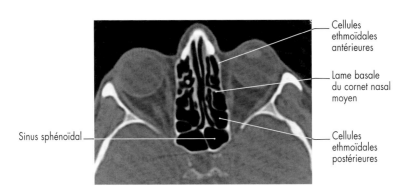

Cellules
ethmoïdales
antérieures

Lame basale
du cornet nasal
moyen

Sinus sphénoïdal

Cellules
ethmoïdales
postérieures

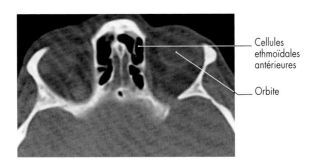

Cellules
ethmoïdales
antérieures

Orbite

5-25 *(suite)*

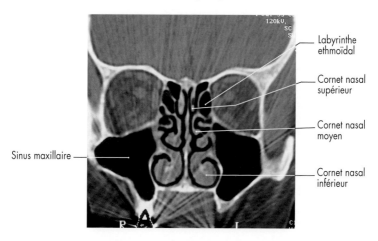

Labyrinthe
ethmoïdal

Cornet nasal
supérieur

Cornet nasal
moyen

Cornet nasal
inférieur

Sinus maxillaire

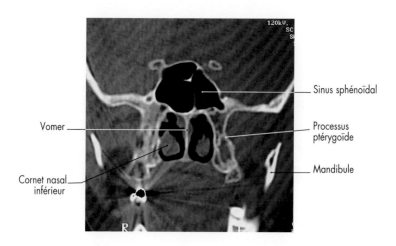

Sinus sphénoïdal

Vomer

Processus
ptérygoïde

Cornet nasal
inférieur

Mandibule

**5-26** Coupe sagittale montrant la lame basale du cornet moyen (surlignée en blanc) séparant l'ethmoïde antérieur (EA) de l'ethmoïde postérieur (EP). Sinus sphénoïdal (S) et sinus frontal (SF) dont on peut suivre la voie de drainage : le canal nasofrontal se terminant dans l'ethmoïde antérieur.

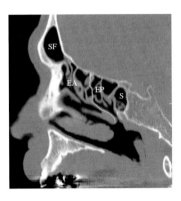

# Espaces profonds de la face

Les espaces profonds de la face entourent l'axe pharyngé facial : ils sont délimités en haut par les structures osseuses de la base du crâne, en avant par les structures osseuses de la face, en dehors par la branche de la mandibule mais sont largement ouverts en bas sur la région sterno-cléido-mastoïdienne et la région submandibulaire. La limite entre le cou et la face passe par l'os hyoïde, le ventre postérieur du muscle digastrique puis une ligne horizontale passant par le bord inférieur de la mandibule, c'est-à-dire par la bandelette mandibulaire (*voir* 1-1).

## ■ Mise en place des régions profondes de la face

### Définition des régions profondes de la face

Les espaces profonds de la face peuvent être divisés en (6-1A) :
– des espaces postérieurs comprenant la région rétropharyngée et la région rétrostylienne ;
– des espaces intermédiaires comprenant la région parotidienne et la région parapharyngée ;
– un espace antérieur : la fosse infra-temporale.
Ces espaces sont séparés de la muqueuse du pharynx par une aponévrose solide : le fascia pharyngo-basilaire. La paroi pharyngée, rhinopharyngée et oropharyngée en regard des espaces profonds de la face, est formée des muscles constricteurs supérieur et moyen du pharynx qui prennent une forme de gouttière ouverte vers l'avant et recouverte par deux fascias. Le fascia interne sépare l'axe musculaire pharyngé de la muqueuse : c'est le fascia pharyngo-basilaire. C'est une couche conjonctive épaisse et résistante, véritable barrière anatomique à l'extension des tumeurs pharyngées. Le fascia externe sépare l'axe musculaire des espaces profonds de la face : c'est une mince lame de tissu conjonctif.
Deux cloisons séparent ces divers espaces (6-1A, C) :
– une cloison postérieure séparant les espaces postérieurs (région rétropharyngée et région rétrostylienne) des espaces intermédiaires (région parotidienne et région parapharyngée) : c'est le diaphragme stylien ;

6-1 Les espaces profonds de la face.

Aponévrose du lobe profond de la parotide

Espaces postérieurs

– région rétropharyngée

– région rétrostylienne

Diaphragme stylien

Espaces intermédiaires

– région parapharyngée

– région parotidienne

Lame latérale du processus ptérygoïde

Aponévrose ptérygoïdienne médiale

Espace antérieur

– fosse infratemporale

Ligament sphéno-mandibulaire

A. Vue latérale droite.

– une cloison antérieure séparant les espaces intermédiaires (région parotidienne et région parapharyngée) de l'espace antérieur (fosse infra-temporale) : c'est l'aponévrose ptérygoïdienne médiale.

Les espaces postérieurs comprennent la région rétropharyngée et la région rétrostylienne. La région rétropharyngée est médiane, située entre la paroi postérieure du pharynx en avant et la lame prévertébrale du fascia cervical en arrière. La région rétrostylienne est latérale, située entre les muscles prévertébraux et les muscles scalènes recouverts de la lame prévertébrale du fascia cervical en arrière, et le diaphragme stylien en avant. Ces deux régions sont en continuité car il n'existe pas de barrière anatomique entre ces deux compartiments.

Les espaces intermédiaires comprennent la région parapharyngée en dedans et la région parotidienne en dehors. Ces deux régions sont situées latéralement par rapport à l'axe pharyngé. Entre ces deux régions, il existe une inconstante aponévrose du lobe profond de la parotide.

L'espace antérieur est dénommé « fosse infratemporale ». Il comprend : a) en arrière, la région des muscles ptérygoïdiens, b) en avant, la région rétro-maxillo-zygomatique, et c) en dedans, la région ptérygo-palatine (6-1B).

6-1 (suite)

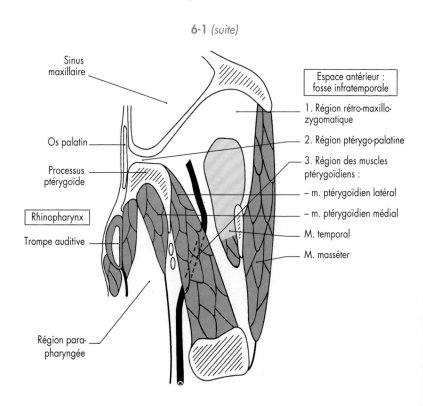

Sinus maxillaire

Os palatin

Processus ptérygoïde

Rhinopharynx

Trompe auditive

Région para-pharyngée

Espace antérieur : fosse infratemporale

1. Région rétro-maxillo-zygomatique

2. Région ptérygo-palatine

3. Région des muscles ptérygoïdiens :

– m. ptérygoïdien latéral

– m. ptérygoïdien médial

M. temporal

M. masséter

B. Schéma d'une coupe axiale passant par le rhinopharynx : espaces antérieur et intermédiaire.

## Fascias et aponévroses délimitant les espaces profonds de la face

Les fascias et aponévroses délimitant les espaces profonds de la face sont au nombre de cinq. Le fascia pharyngo-basilaire est un fascia essentiel car il sépare les espaces profonds de la face de l'axe pharyngé. En arrière, la lame prévertébrale du fascia cervical sépare ces espaces de la région de la nuque. Les trois autres espaces délimitent les diverses régions profondes de la face entre elles. Le diaphragme stylien et l'aponévrose ptérygoïdienne médiale sont deux structures anatomiques essentielles tandis que l'aponévrose du lobe profond de la parotide est accessoire.

6-1 *(suite)*

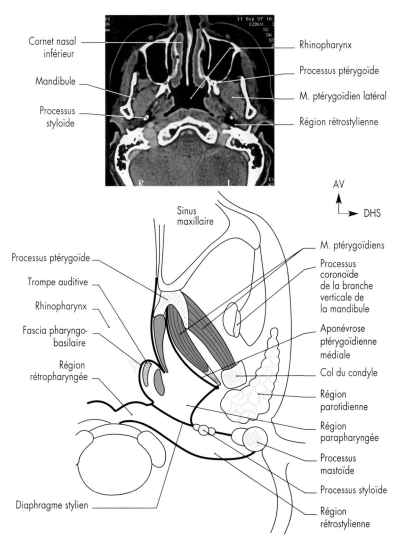

C. Vue axiale tomodensitométrique et coupe horizontale anatomique
par le sinus maxillaire.

159

## Fascia pharyngo-basilaire

Le fascia pharyngo-basilaire sépare l'axe pharyngé des espaces profonds de la face. Il a l'aspect d'un fer à cheval (6-2) qui donne sa forme au pharynx et permet de maintenir ouvert l'axe aéro-digestif. C'est une structure fibreuse épaisse et résistante s'insérant en haut sur la base du crâne selon une ligne d'insertion complexe (6-3) :
– une ligne oblique d'avant en arrière et de dedans en dehors, partant de la lame médiale du processus ptérygoïde à la face postéro-inférieure du rocher en regard de la portion antéro-interne du foramen carotidien ;
– puis une ligne transversale, de dehors en dedans, jusqu'au tubercule pharyngien de l'occipital pour rejoindre le côté opposé.
Le fascia pharyngo-basilaire laisse passer la trompe auditive (dans le sinus de Morgagni) entre le foramen ovale en dehors et le foramen lacérum en dedans. Il se prolonge, en bas, par le plan des muscles constricteurs du pharynx. Ce fascia est une zone de grande résistance à l'extension des tumeurs du rhinopharynx.
Cependant, de telles tumeurs peuvent se propager à la base du crâne par l'ouverture permettant le passage de la trompe auditive (le sinus de Morgagni).
Le foramen ovale est situé en dehors de la zone d'insertion du fascia pharyngo-basilaire tandis que le foramen lacérum est situé en dedans.

## Lame prévertébrale du fascia cervical

La lame prévertébrale du fascia cervical (6-2) recouvre les muscles prévertébraux. Elle adhère en dedans aux tubercules antérieurs des processus transverses et en dehors au feuillet médial de la lame superficielle du fascia cervical qui entoure le muscle sterno-cléido-mastoïdien. Elle est continue de la base du crâne au médiastin postérieur. En haut, elle s'insère sur l'os occipital en arrière du fascia pharyngo-basilaire.

**6-2** Diaphragme stylien et fascia pharyngo-basilaire.

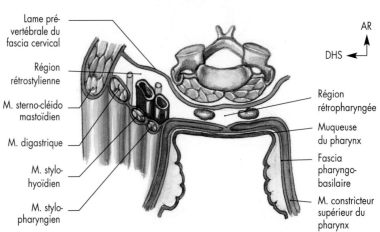

**6-3** Fascia pharyngo-basilaire : insertions sur la base du crâne.

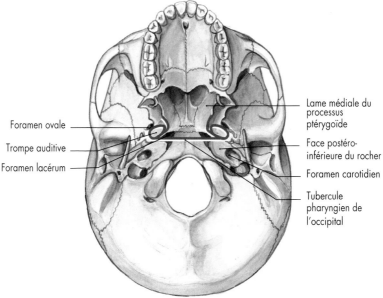

Foramen ovale

Trompe auditive

Foramen lacérum

Lame médiale du processus ptérygoïde

Face postéro-inférieure du rocher

Foramen carotidien

Tubercule pharyngien de l'occipital

## Diaphragme stylien

Le diaphragme stylien est un diaphragme musculo-aponévrotique s'insérant en haut sur la base du crâne selon une ligne grossièrement transversale qui va du bord antérieur du processus mastoïde au processus styloïde puis au bord antérieur du foramen carotidien où il rejoint le fascia pharyngo-basilaire (6-4). Il se dirige de haut en bas et d'arrière en avant. Il sépare les espaces postérieurs (région rétro-stylienne et région parapharyngée) et les espaces intermédiaires (région parapharyngée et région parotidienne). Il est composé, de dehors en dedans (6-5), par une série de muscles et de ligaments. Certains naissent du processus mastoïde comme le muscle sterno-cléido-mastoïdien et le ventre postérieur du muscle digastrique, les autres du processus styloïde comme le muscle stylo-hyoïdien, le ligament stylo-hyoïdien et le muscle stylo-pharyngien. Entre ces deux processus émerge le nerf facial du foramen stylo-mastoïdien.

Le muscle sterno-cléido-mastoïdien est le muscle de couverture antéro-latérale du cou. Il est épais, de forme quadrilatère, étendu de l'os occipital et du processus mastoïde au sternum et à la clavicule. Seul son quart supérieur appartient au

**6-4** Diaphragme stylien : insertions sur la base exocrânienne.

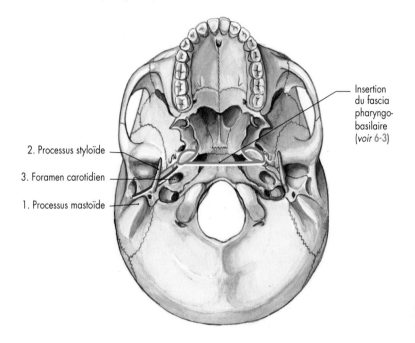

Insertion
du fascia
pharyngo-
basilaire
(voir 6-3)

2. Processus styloïde

3. Foramen carotidien

1. Processus mastoïde

diaphragme stylien. Le muscle digastrique (6-6) est un muscle allongé formé de deux ventres charnus réunis par un tendon intermédiaire. Son ventre postérieur naît du processus mastoïde, descend obliquement en bas, en avant et en dedans, puis se poursuit par un tendon intermédiaire un peu au-dessus de l'os hyoïde. Il sort alors du diaphragme stylien. Le muscle stylo-hyoïdien est un muscle grêle qui s'insère en haut sur le processus styloïde, se dirige en bas, en avant et en dedans pour se terminer sur le corps de l'os hyoïde. Dans sa partie basse, il se dédouble souvent pour laisser passer le tendon intermédiaire du muscle digastrique. Le ligament stylo-hyoïdien est un fin cordon fibreux qui s'étend du processus styloïde à la petite corne de l'os hyoïde. Le muscle stylo-pharyngien est un muscle grêle s'insérant en haut sur le processus styloïde, se dirigeant en bas et en dedans, pour se terminer en plusieurs faisceaux sur l'aponévrose pharyngienne, le cartilage épiglottique et le cartilage thyroïde. Le ventre postérieur du muscle digastrique, le muscle stylo-hyoïdien et le muscle stylo-pharyngien sont des muscles élévateurs du pharynx et du larynx.

**6-5** Coupe horizontale passant par C2 et la région tonsillaire.

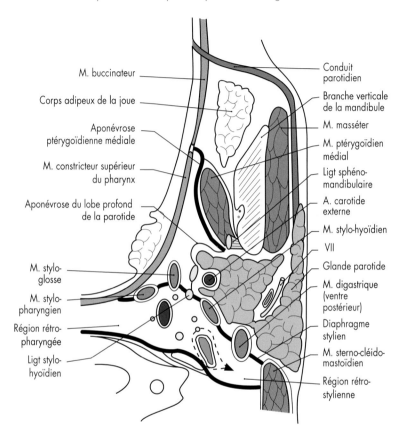

M. buccinateur

Corps adipeux de la joue

Aponévrose
ptérygoïdienne médiale

M. constricteur supérieur
du pharynx

Aponévrose du lobe profond
de la parotide

M. stylo-
glosse

M. stylo-
pharyngien

Région rétro-
pharyngée

Ligt stylo-
hyoïdien

Conduit
parotidien

Branche verticale
de la mandibule

M. masséter

M. ptérygoïdien
médial

Ligt sphéno-
mandibulaire

A. carotide
externe

M. stylo-hyoïdien

VII

Glande parotide

M. digastrique
(ventre
postérieur)

Diaphragme
stylien

M. sterno-cléido-
mastoïdien

Région rétro-
stylienne

Ces divers éléments musculaires et ligamentaires ménagent entre eux quatre
interstices qui sont fermés par des cloisons aponévrotiques. L'interstice compris
entre le muscle digastrique et le muscle stylo-hyoïdien est traversé dans sa partie
haute par le tronc du nerf facial (6-6). Le repérage du nerf facial dans la chirurgie
de la loge parotidienne doit donc se faire en dedans du muscle digastrique qui
doit être repéré en premier. L'interstice situé entre le muscle stylo-hyoïdien et
le ligament stylo-hyoïdien est traversé, dans sa partie basse, par l'artère carotide
externe (6-6).

6-6 Diaphragme stylien

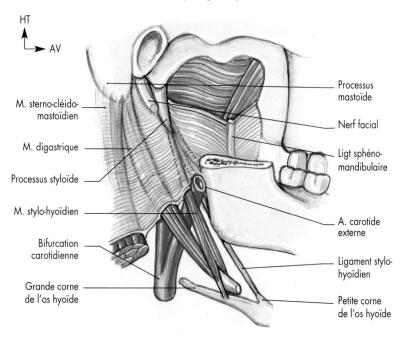

HT

AV

M. sterno-cléido-mastoïdien

M. digastrique

Processus styloïde

M. stylo-hyoïdien

Bifurcation carotidienne

Grande corne de l'os hyoïde

Processus mastoïde

Nerf facial

Ligt sphéno-mandibulaire

A. carotide externe

Ligament stylo-hyoïdien

Petite corne de l'os hyoïde

A. Diaphragme stylien, vue latérale.

## Aponévrose ptérygoïdienne médiale

L'aponévrose ptérygoïdienne médiale (6-7 à 6-9) comprend deux parties : a) une partie antéro-inférieure où elle recouvre la face médiale du muscle ptérygoïdien médial, et b) une partie postéro-supérieure où elle rejoint, au bord supérieur du muscle ptérygoïdien médial, l'aponévrose inter-ptérygoïdienne pour s'insérer sur la base du crâne (6-7B).

6-6 *(suite)*

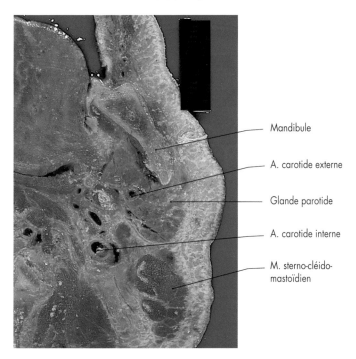

- Mandibule
- A. carotide externe
- Glande parotide
- A. carotide interne
- M. sterno-cléido-mastoïdien

B. Le diaphragme stylien et les espaces profonds de la face, coupe anatomique axiale passant par C2.

La partie antéro-inférieure correspond à l'aponévrose recouvrant la face médiale du muscle ptérygoïdien médial. Elle s'insère en bas et en arrière sur la face médiale de la mandibule au voisinage de l'angle de la mâchoire. Elle est oblique en haut, en dedans et en avant pour se terminer sur la face médiale de la lame latérale du processus ptérygoïde.

**6-7** Muscles ptérygoïdiens.

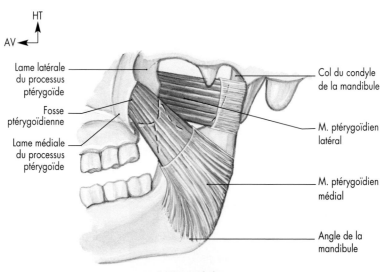

HT

AV

Lame latérale du processus ptérygoïde

Fosse ptérygoïdienne

Lame médiale du processus ptérygoïde

Col du condyle de la mandibule

M. ptérygoïdien latéral

M. ptérygoïdien médial

Angle de la mandibule

A. Vue médiale.

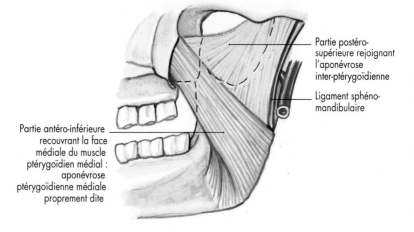

Partie postéro-supérieure rejoignant l'aponévrose inter-ptérygoïdienne

Ligament sphéno-mandibulaire

Partie antéro-inférieure recouvrant la face médiale du muscle ptérygoïdien médial : aponévrose ptérygoïdienne médiale proprement dite

B. Aponévrose ptérygoïdienne.

**6-8** Coupe transversale passant par les muscles ptérygoïdiens
et le col du condyle : rhinopharynx.

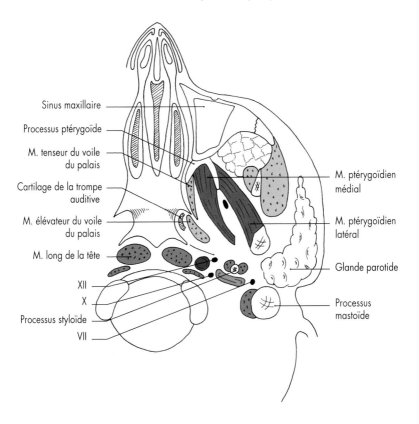

Sinus maxillaire

Processus ptérygoïde

M. tenseur du voile
du palais

Cartilage de la trompe
auditive

M. élévateur du voile
du palais

M. long de la tête

XII

X

Processus styloïde

VII

M. ptérygoïdien
médial

M. ptérygoïdien
latéral

Glande parotide

Processus
mastoïde

La partie postéro-supérieure de cette aponévrose adhère à l'aponévrose inter-ptérygoïdienne. Elle s'insère en haut sur la base du crâne selon une ligne oblique d'avant en arrière et de dedans en dehors (6-10). Cette ligne passe par la suture tympano-squameuse antérieure (scissure séparant deux éléments de l'os temporal : le tympanal et l'écaille dite scissure de Glaser), l'épine de l'os sphénoïde puis le long de la suture sphéno-pétreuse, à la face médiale du foramen ovale. En bas, l'aponévrose inter-ptérygoïdienne passe en dedans du muscle ptérygoïdien latéral et en dehors du muscle ptérygoïdien médial pour se terminer au-dessus des insertions du muscle ptérygoïdien médial sur la face médiale de la mandibule. Ainsi, seule la partie de l'aponévrose inter-ptérygoïdienne située au-dessus du bord supérieur du muscle ptérygoïdien médial appartient à l'aponévrose ptérygoïdienne médiale. Le foramen ovale (6-10) est situé en dehors et le foramen lacérum en dedans de l'insertion basicrânienne de l'aponévrose ptérygoïdienne médiale.

**6-9** Fosse infra-temporale, coupe verticale schématique.

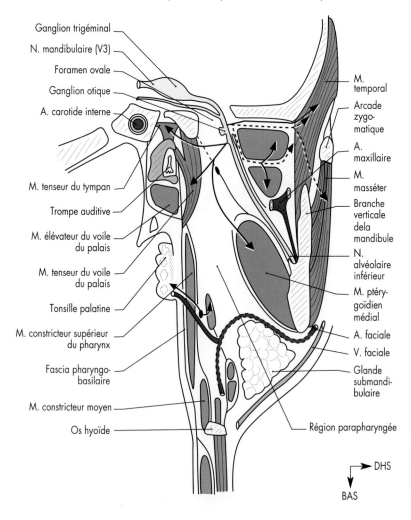

Ganglion trigéminal

N. mandibulaire (V3)

Foramen ovale

Ganglion otique

A. carotide interne

M. tenseur du tympan

Trompe auditive

M. élévateur du voile du palais

M. tenseur du voile du palais

Tonsille palatine

M. constricteur supérieur du pharynx

Fascia pharyngo-basilaire

M. constricteur moyen

Os hyoïde

M. temporal

Arcade zygo-matique

A. maxillaire

M. masséter

Branche verticale de la mandibule

N. alvéolaire inférieur

M. ptéry-goïdien médial

A. faciale

V. faciale

Glande submandi-bulaire

Région parapharyngée

DHS

BAS

**6-10** Aponévrose interptérygoïdienne : insertions sur la base exocrânienne.

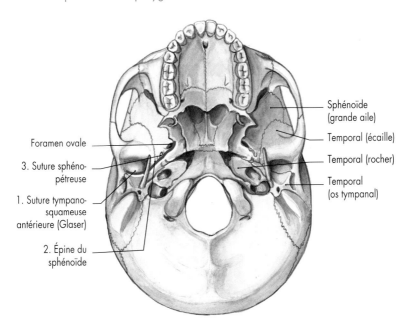

Foramen ovale

3. Suture sphéno-pétreuse

1. Suture tympano-squameuse antérieure (Glaser)

2. Épine du sphénoïde

Sphénoïde (grande aile)

Temporal (écaille)

Temporal (rocher)

Temporal (os tympanal)

## Aponévrose du lobe profond de la parotide

L'aponévrose du lobe profond de la parotide (6-5) est une lâche aponévrose tendue entre le ligament sphéno-mandibulaire en avant (épaississement postérieur de l'aponévrose interptérygoïdienne) et le ligament stylo-mandibulaire en arrière. Elle sépare la région parotidienne de la région parapharyngée. Elle est inconstante.

# ■ Espaces profonds de la face

Les espaces profonds de la face peuvent être divisés en (6-1) :
– des espaces postérieurs comprenant la région rétropharyngée et la région rétrostylienne ;
– des espaces intermédiaires comprenant la région parotidienne et la région parapharyngée ;
– un espace antérieur : la fosse infra-temporale.

# Espaces postérieurs

Les espaces postérieurs comprennent la région rétropharyngée et la région rétrostylienne. La région rétropharyngée est impaire et médiane, située entre la paroi postérieure du pharynx en avant et la lame prévertébrale du fascia cervical en arrière. La région rétrostylienne est paire et latérale, située entre les muscles pré-vertébraux, les muscles scalènes et la lame prévertébrale du fascia cervical en arrière, et le diaphragme stylien en avant. Pour certains auteurs, ces deux régions sont en continuité, sans barrière anatomique entre les deux compartiments. Pour d'autres auteurs, elles sont séparées par une cloison sagittale.

## Région rétropharyngée

La région rétropharyngée est médiane et impaire, située en arrière de la paroi pharyngée postérieure. Elle est limitée en avant par le fascia pharyngo-basilaire et en arrière par la lame prévertébrale du fascia cervical. Latéralement, elle communique avec la région rétrostylienne car il n'y a pas de barrière anatomique entre ces deux compartiments (6-2 et 6-5). La séparation entre la région rétropharyngée et la région rétrostylienne est délimitée par le bord médial de l'artère carotide interne. La région rétropharyngée est en continuité vers le bas avec la région rétropharyngée cervicale puis avec le médiastin postérieur. Il n'existe pas de communication vers le haut avec la cavité crânienne (aucun orifice dans la base du crâne). Elle contient du tissu cellulo-graisseux et des nœuds rétropharyngiens, en particulier chez le jeune enfant. L'infection de ces nœuds peut engendrer un abcès rétropharyngé, pathologie rare de l'enfant, visible à l'inspection de la paroi postérieure de l'oropharynx et se manifestant par des troubles de la respiration et de la déglutition. La perforation de la paroi postérieure du pharynx entraîne l'irruption d'air dans la région rétropharyngée jusque dans le médiastin postérieur.

## Région rétrostylienne

La région rétrostylienne est latérale et paire, située en arrière du diaphragme stylien et en avant de la lame prévertébrale du fascia cervical (6-2). En dedans du bord médial de l'artère carotide interne, elle se prolonge par la région rétropharyngée.

Vers le haut, la région rétrostylienne communique avec l'endocrâne par trois orifices : le foramen carotidien, le foramen jugulaire et le canal condylien antérieur. Vers le bas, cet espace se poursuit sans barrière anatomique avec la région sterno-cléido-mastoïdienne. C'est, par conséquent, une importante voie de passage vasculaire et nerveux entre le cou et l'endocrâne. Les trois orifices basicrâniens permettent le passage d'importants éléments anatomiques (6-11) :

– par le foramen jugulaire : les nerfs glosso-pharyngien (IX), vague (X), accessoire (XI) et le sinus pétreux inférieur en avant, la veine jugulaire interne en arrière ;
– par le foramen carotidien : l'artère carotide interne ;
– par le canal condylien antérieur : le nerf hypoglosse (XII).

**6-11** Espace rétrostylien, vue postérieure.

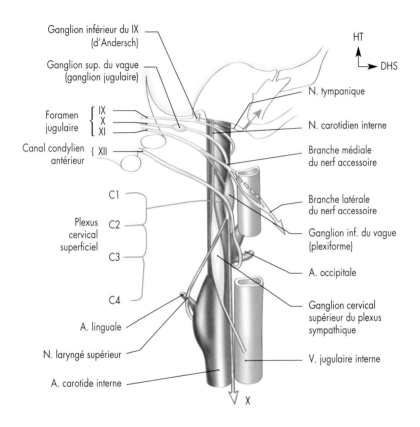

Ganglion inférieur du IX (d'Andersch)

Ganglion sup. du vague (ganglion jugulaire)

Foramen jugulaire { IX / X / XI }

Canal condylien antérieur { XII }

Plexus cervical superficiel — C1 / C2 / C3 / C4

A. linguale

N. laryngé supérieur

A. carotide interne

HT

DHS

N. tympanique

N. carotidien interne

Branche médiale du nerf accessoire

Branche latérale du nerf accessoire

Ganglion inf. du vague (plexiforme)

A. occipitale

Ganglion cervical supérieur du plexus sympathique

V. jugulaire interne

X

La région rétrostylienne contient l'artère carotide interne, la veine jugulaire interne, les nerfs crâniens glosso-pharyngien (IX), vague (X), accessoire (XI) et hypoglosse (XII), des nœuds rétrostyliens et du tissu graisseux (6-11).

Le *nerf glosso-pharyngien* traverse la base du crâne par le foramen jugulaire, situé en avant du nerf vague. Au niveau du foramen jugulaire, le nerf glosso-pharyngien présente deux renflements nommés ganglion supérieur et ganglion inférieur (d'Andersch). Il passe en arrière de l'artère carotide interne puis entre cette artère et la veine jugulaire interne. Son trajet est oblique en bas et en avant. Il traverse le diaphragme stylien entre les muscles stylo-glosse et stylo-pharyngien pour entrer dans la région parapharyngée.

Le *nerf vague* traverse la base du crâne par le foramen jugulaire, situé entre le nerf accessoire en avant et le nerf glosso-pharyngien en arrière. À ce niveau, il présente deux renflements, le ganglion supérieur (ganglion jugulaire) situé sous le foramen jugulaire, et le ganglion inférieur (ganglion plexiforme) plus bas situé. Il descend ensuite verticalement dans l'angle dièdre postérieur formé par l'artère carotide interne en dedans et la veine jugulaire interne en dehors jusqu'à la région sterno-cléido-mastoïdienne. Il donne des rameaux méningés, pharyngiens, carotidiens et le nerf laryngé supérieur.

Le *nerf accessoire* traverse la base du crâne par le foramen jugulaire, situé en arrière du nerf vague. Il se divise en deux branches dès sa sortie dans la région rétrostylienne : a) une branche médiale qui se jette dans le ganglion inférieur du nerf vague (ganglion plexiforme) et b) une branche latérale qui passe en arrière de l'artère carotide interne puis, soit en avant, soit en arrière de la veine jugulaire interne pour poursuivre un trajet oblique en bas et en dehors vers la région sterno-cléido-mastoïdienne.

Le *nerf hypoglosse* traverse la base du crâne par le canal condylien antérieur. Dans la région rétrostylienne, il est oblique de haut en bas et de dedans en dehors, passant en arrière de l'artère carotide interne, du nerf vague et du plexus sympathique. Puis, il chemine entre l'artère carotide interne et la veine jugulaire interne. Son trajet se poursuit dans la région sterno-cléido-mastoïdienne.

Le *tronc sympathique cervical*, appartenant au système nerveux « autonome », prolonge de bas en haut le tronc sympathique thoracique. Il est formé de deux ou trois ganglions réunis par un cordon intermédiaire. Le ganglion cervical supérieur est entièrement situé dans la région rétrostylienne. Il est fusiforme, long d'environ quatre centimètres, et descend verticalement en arrière de l'artère carotide interne et de la veine jugulaire interne. Seul le nerf hypoglosse croise le ganglion cervical supérieur en passant en arrière de lui. Au pôle supérieur du ganglion cervical supérieur naissent le nerf carotidien interne qui suit l'artère carotide interne dans le canal carotidien et le nerf jugulaire. Le nerf carotidien interne donne : a) le nerf pétreux profond qui forme avec le nerf grand pétreux le nerf du canal ptérygoïdien, et b) des rameaux nerveux sympathiques pour les nerfs crâniens moteurs de l'œil (III, IV, VI) et pour le nerf trijumeau (V). Le nerf jugulaire s'anastomose avec les ganglions supérieur (ganglion jugulaire) et inférieur (ganglion plexiforme) du nerf vague et le ganglion inférieur du nerf glosso-pharyngien (ganglion d'Andersch).

Les principales pathologies de la région rétrostylienne sont les tumeurs nerveuses développées aux dépens du nerf vague ou du tronc sympathique, et les paragangliomes (chémodectomes) développés aux dépens des cellules du système APUD (*amine precursor uptake decarboxylase*).

## Espaces intermédiaires

Situés en avant du diaphragme stylien, les espaces intermédiaires comprennent deux parties : une partie médiane, la région parapharyngée, et une partie latérale, la région parotidienne. Si la région parapharyngée ne contient qu'un peu de tissu cellulo-graisseux, la région parotidienne contient d'importants éléments anatomiques dont la glande parotide et le nerf facial.

Conséquences cliniques

Les pathologies des espaces intermédiaires sont dominées par les tumeurs de la glande parotide. Les tumeurs du lobe superficiel se développent vers le dehors et sont palpables dans l'espace situé entre l'oreille externe et la branche de la mandibule (paroi latérale de la loge parotidienne), les tumeurs du lobe profond se développent vers la région parapharyngée et sont palpables en regard de la tonsille palatine.

## Région parotidienne

La région parotidienne occupe la partie latérale de l'espace intermédiaire. Elle contient la glande parotide, le nerf facial, l'artère carotide externe et la veine jugulaire externe. Elle est située entre la région rétrostylienne en arrière, la région parapharyngée en dedans, la fosse infra-temporale en avant (6-1). Elle se prolonge en bas vers la région sterno-cléido-mastoïdienne (*voir* 14-5).

• Limites de la région parotidienne (6-5)
La région parotidienne a une forme de prisme à base latérale et à sommet médial comprenant trois parois : les parois externe, postérieure et antérieure.
La paroi externe est la paroi d'exploration clinique de la région parotidienne. Ses rapports cutanés sont centrés sur la dépression située entre le bord postérieur de la branche de la mandibule en avant et le tragus en arrière. En bas, sa limite est marquée par une ligne prolongeant le bord inférieur du corps de la mandibule. Sur le plan clinique, toute tumeur développée dans la zone de projection de la paroi latérale de la région parotidienne doit être considérée comme une tumeur de la glande parotide.
La paroi postérieure est la partie du diaphragme stylien située en dehors du ligament stylo-hyoïdien. La paroi antérieure comprend de dehors en dedans (6-5) : le muscle masséter, la branche de la mandibule, le ligament sphéno-mandibulaire, le muscle ptérygoïdien médial et le ligament stylo-mandibulaire. Le ligament stylo-mandibulaire est tendu entre le processus styloïde en haut et l'angle de la mâchoire en bas. Les éléments de la paroi antérieure séparent la région parotidienne de la fosse infra-temporale en avant. La paroi antérieure présente, dans sa partie haute, deux ouvertures situées de part et d'autre du col du condyle. L'ouverture située en dehors du col du condyle donne passage à un plexus veineux. L'ouverture située en dedans du col du condyle, le *tunnel stylo-mandibulaire*, donne passage à l'artère et à la veine maxillaires et au nerf auriculo-temporal (6-12).
L'extrémité supérieure de la région parotidienne est étroite, constituée par la face postérieure de l'articulation temporo-mandibulaire en avant, le méat acoustique externe en arrière. À l'opposé, l'extrémité inférieure de la région parotidienne est large et fermée par la cloison inter-mandibulo-parotidienne (6-12). Cette cloison est hétérogène, constituée de deux éléments (*voir* 9-19) : a) latéralement, la bandelette mandibulaire, unissant l'angle de la mandibule au muscle sterno-cléido-mastoïdien, b) médialement, par le ligament stylo-mandibulaire. La cloison inter-mandibulo-

parotidienne sépare la glande submandibulaire de la glande parotide. Elle est perforée par les veines jugulaire externe et rétro-mandibulaire.

• Contenu de la région parotidienne
La région parotidienne contient la glande parotide et de nombreux éléments vasculo-nerveux (6-5 et 6-12).
*La glande parotide.* La glande parotide épouse les contours de la région parotidienne. Elle est comprise dans une capsule fibreuse. Son poids est d'environ 30 grammes. Elle présente de nombreux prolongements qui empruntent les ouvertures ou les points faibles des parois de la loge. En dehors, il existe deux prolongements souvent volumineux : a) un prolongement antéro-externe situé en dehors de la face latérale du muscle masséter, et b) un prolongement postéro-externe débordant sur la face latérale du muscle sterno-cléido-mastoïdien. En arrière, le diaphragme stylien comporte un point faible entre le muscle stylo-hyoïdien et le muscle digastrique qui donne passage à un éventuel prolongement postérieur. En avant, un prolongement peut s'engager dans le tunnel stylo-mandibulaire, situé en dedans du col du condyle, avec le paquet vasculo-nerveux maxillaire. Enfin, il peut exister un prolongement médial ou pharyngien développé entre le ligament sphéno-mandibulaire et le ligament stylo-mandibulaire (6-5). Ce prolongement médial se développe vers la région parapharyngée. Le relief d'une telle tumeur parotidienne est visible dans l'oropharynx, en arrière de la fosse tonsillaire. Le palper pharyngien est alors essentiel afin d'apprécier cliniquement la nature de cette masse tumorale.
Le canal excréteur de la glande parotide est le conduit parotidien (canal de Sténon). Il naît dans l'épaisseur de la glande par plusieurs racines qui se réunissent en un seul tronc. Il se porte en avant, passant dans un dédoublement de l'aponévrose recouvrant la face latérale du muscle masséter, un centimètre au-dessous du processus zygomatique. Il quitte la région parotidienne pour entrer dans la région génienne, se coude en dedans, passe en avant du corps adipeux de la joue, perfore le muscle buccinateur et s'ouvre dans la cavité buccale en regard du collet de la deuxième molaire supérieure (6-5). Il peut être exploré par une sialographie de la glande parotidienne : un fin cathéter est introduit dans le conduit parotidien par voie endobuccale puis un produit de contraste est injecté, ce qui permet de visualiser l'ensemble de l'arborescence des canaux excréteurs parotidiens.
La glande parotide est traversée par d'importants éléments vasculo-nerveux qui sont de dehors en dedans : le nerf facial, le plexus veineux intra-parotidien, l'artère carotide externe et le nerf auriculo-temporal.

 Conséquences cliniques

Les pathologies de la glande parotide sont dominées par les tumeurs. La plus fréquente tumeur de la parotide est l'adénome pléiomorphe. Les tumeurs du lobe superficiel sont visibles et palpables dans l'aire de projection cutanée de la région parotidienne. Les tumeurs du lobe profond peuvent être visibles et palpables en arrière de la tonsille palatine.

*Le nerf facial.* Le nerf facial entre dans la région parotidienne aussitôt après sa sortie de l'os temporal par le foramen stylo-mastoïdien. Il passe dans l'interstice situé entre le muscle digastrique et le muscle stylo-hyoïdien (6-6). Avant de pénétrer dans la glande, il donne plusieurs branches importantes : le rameau communicant avec le nerf vague, le rameau communicant avec le nerf glosso-pharyngien, le nerf du muscle stylo-hyoïdien et du ventre postérieur du muscle digastrique et le nerf auriculaire postérieur. Puis, oblique en bas et en avant, le nerf traverse la glande parotide et se divise en deux branches : une branche supérieure, temporo-faciale, et une branche inférieure, cervico-faciale. Chacune de ces branches se divise en donnant des rameaux à destinée temporale, zygomatique, buccale supérieure pour la branche temporo-faciale, des rameaux à destinée buccale inférieure, mandibulaire et cervicale pour la branche cervico-faciale (6-12). Point important, il existe d'importantes variantes anatomiques dans le mode de division du nerf facial (*voir* chapitre 10). Le nerf facial et ses branches de division divisent artificiellement la glande parotide en deux lobes : le lobe superficiel et le lobe profond.

**6-12** Région parotidienne, vue latérale

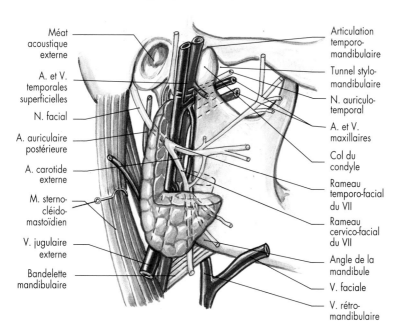

Méat acoustique externe

A. et V. temporales superficielles

N. facial

A. auriculaire postérieure

A. carotide externe

M. sterno-cléido-mastoïdien

V. jugulaire externe

Bandelette mandibulaire

Articulation temporo-mandibulaire

Tunnel stylo-mandibulaire

N. auriculo-temporal

A. et V. maxillaires

Col du condyle

Rameau temporo-facial du VII

Rameau cervico-facial du VII

Angle de la mandibule

V. faciale

V. rétro-mandibulaire

Ces rapports étroits entre le nerf facial et la glande parotide expliquent la fréquence des paralysies faciales périphériques dans les tumeurs malignes de la glande parotide. Toute tumeur parotidienne associée à une paralysie faciale périphérique doit être considérée comme maligne. La chirurgie d'exérèse des tumeurs de la glande parotide doit respecter le nerf facial et l'ensemble de ses branches de division. Ceci impose un repérage premier du tronc du nerf facial puis une dissection prudente et progressive de ses branches temporo-faciale et cervico-faciale avant d'entreprendre celle des nombreux rameaux de division. Cette dissection du nerf facial dans une parotidectomie conduit à pratiquer l'exérèse de la partie exofaciale de la glande : on dénomme ce temps opératoire parotidectomie superficielle. L'ablation de la partie endofaciale de la glande est nommée parotidectomie profonde. La complication la plus fréquente de la parotidectomie est la paralysie faciale périphérique qui est le plus souvent transitoire, liée à des microtraumatismes du nerf durant sa dissection.

*Le plexus veineux parotidien.* Le plexus veineux parotidien (6-12) accompagne le nerf facial dans sa traversée de la glande parotide. Il rend d'autant plus difficile la dissection du nerf. Ce plexus comprend quatre veines afférentes : a) la veine maxillaire qui entre dans la loge parotidienne par le tunnel stylo-mandibulaire situé dans la paroi antérieure, en dedans du col du condyle, b) la veine temporale superficielle qui descend de la région temporale, c) la veine auriculaire postérieure et d) la veine occipitale en arrière. Deux veines efférentes quittent ce plexus : a) la veine jugulaire externe, oblique en bas et en arrière, et b) la veine rétro-mandibulaire, oblique en bas et en avant, qui rejoint soit la veine faciale, soit le tronc veineux thyro-linguo-facial. Ces deux veines quittent la région en traversant la cloison inter-mandibulo-parotidienne.
*L'artère carotide externe.* L'artère carotide externe (6-12) pénètre dans la région parotidienne par l'interstice du diaphragme stylien situé entre le muscle stylo-hyoïdien et le ligament stylo-hyoïdien (6-6). Elle se dirige de bas en haut, à la face médiale de la glande parotide à laquelle elle adhère, puis se termine en se divisant en deux branches : a) l'artère maxillaire qui se porte en avant, emprunte le tunnel stylo-mandibulaire situé dans la paroi antérieure, en dedans du col du condyle, et gagne la fosse infra-temporale, et b) l'artère temporale superficielle qui monte verticalement vers la région temporale.
*Le nerf auriculo-temporal.* Le nerf auriculo-temporal (6-12) est une branche du nerf mandibulaire. Le nerf mandibulaire quitte la boîte crânienne par le foramen ovale, s'engage dans la région des muscles ptérygoïdiens, et se divise rapidement en deux troncs terminaux : le tronc antérieur et le tronc postérieur. Le tronc postérieur se divise en quatre branches dont le nerf auriculo-temporal qui se dirige en arrière et entre dans la région parotidienne par le tunnel stylo-mandibulaire situé en dedans du col du condyle. Dans la loge, il a un trajet oblique en arrière puis se coude à angle droit en passant en dedans des vaisseaux temporaux superficiels pour prendre une direction verticale. Il quitte la région parotidienne avec les vaisseaux temporaux superficiels. Il se termine dans les téguments de la partie latérale du crâne.
Le nerf auriculo-temporal donne à la parotide son innervation sécrétoire issue du ganglion otique (6-9). Ces fibres parasympathiques proviennent du noyau salivaire inférieur et parcourent le nerf glosso-pharyngien puis le nerf tympanique, le nerf

petit pétreux pour se terminer dans le ganglion otique situé à la face médiale du nerf mandibulaire. Les fibres sympathiques rejoignant le ganglion otique proviennent du plexus de l'artère méningée moyenne (Tableau 6-I).

Conséquences cliniques

Le syndrome de Frey est une complication classique des parotidectomies. Lors d'une excitation gustative, une importante stimulation des glandes sudoripares et des vaisseaux cutanés de la région temporo-parotidienne apparaît. Une sudation parfois considérable associée avec une sensation de chaleur et de rougeur surviennent sur la peau en avant du tragus. L'explication physiopathologique la plus aisément retenue est l'existence d'une repousse aberrante des fibres sécrétoires issues du nerf auriculo-temporal et sectionnées lors de la parotidectomie, vers les glandes sudoripares et des vaisseaux de la peau de la loge parotidienne.

**Tableau 6-I.** Trajet de l'innervation sécrétoire de la glande parotide

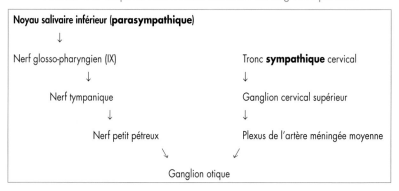

*Les nœuds parotidiens.* Il existe de nombreux nœuds dans la région parotidienne, soit extra-glandulaires, soit intra-glandulaires. Ces nœuds drainent les lymphatiques issus de la glande parotide, de l'oreille externe et de l'oreille moyenne, des régions temporale, frontale et palpébrale. Leur drainage peut s'effectuer soit vers les nœuds jugulo-digastriques, soit vers les ganglions submandibulaires en suivant les lympha-tiques associés à la veine rétro-mandibulaire.

Conséquences cliniques

L'apparition d'une adénopathie parotidienne doit faire rechercher une tumeur de la glande parotide, de l'oreille et des territoires cutanés de l'hémiface et de l'hémicrâne.

## Région parapharyngée

La région parapharyngée occupe la partie médiale de l'espace intermédiaire. Elle contient le muscle stylo-glosse, l'artère pharyngienne ascendante et l'artère palatine ascendante. Elle est située entre la région rétrostylienne en arrière, la région parotidienne et la fosse infratemporale en dehors (6-1 et 6-5). Elle se prolonge en bas vers la région submandibulaire (6-9, et *voir* 6-16).

• Limites de la région parapharyngée
La région parapharyngée a une forme de trapèze comprenant quatre parois : les parois médiale, latérale, postérieure et antérieure (6-5).
La paroi médiale est la paroi d'exploration clinique. Elle correspond à la paroi latérale du pharynx au niveau du rhinopharynx et de l'oropharynx, en regard et en arrière de la fosse tonsillaire. Les tumeurs de la région parapharyngée bombent dans la cavité pharyngée en repoussant la tonsille palatine et sont palpables par un toucher pharyngé.
La paroi antérieure est constituée par le muscle ptérygoïdien médial recouvert médialement par l'aponévrose ptérygoïdienne médiale. Cette aponévrose sépare la région parapharyngée de la région des muscles ptérygoïdiens, partie postérieure de la fosse infra-temporale.
La paroi postérieure est constituée par la partie médiale du diaphragme stylien, soit de dedans en dehors : le muscle stylo-pharyngien et le ligament stylo-hyoïdien. Cette paroi postérieure sépare la région parapharyngée de la région rétro-stylienne.
La paroi latérale est constituée par l'aponévrose du lobe profond de la parotide, inconstante, tendue entre le ligament sphéno-mandibulaire en avant (épaississement postérieur de l'aponévrose interptérygoïdienne) et le ligament stylo-mandibulaire en arrière. Elle sépare la région parapharyngée de la région parotidienne. Les tumeurs de la glande parotide peuvent s'engager entre les ligaments sphéno-maxillaire et stylo-maxillaire et envahir la région parapharyngée. Elle sont alors palpables par un toucher pharyngé en arrière de la tonsille palatine.
La région parapharyngée est fermée, en haut, par la portion pétro-tympanique du temporal. Il n'existe aucune communication entre cette région et l'endocrâne. En bas, la région parapharyngée est ouverte sur la région submandibulaire.

• Contenu de la région parapharyngée
La région parapharyngée contient un faible tissu cellulo-graisseux traversé par le muscle stylo-glosse, les artères pharyngienne et palatine ascendantes.
Le muscle stylo-glosse est un long muscle s'insérant en haut sur le processus styloïde. Il se dirige en bas, en avant et en dehors, quitte le diaphragme stylien pour traverser la région parapharyngée et se terminer dans le massif musculaire lingual.
L'artère pharyngienne ascendante est la plus petite branche de l'artère carotide externe (*voir* 14-8). Elle naît de la face postérieure de l'artère carotide externe au même niveau que l'artère linguale, en regard de la grande corne de l'os hyoïde. Elle monte verticalement contre la paroi latérale du pharynx et donne des rameaux à la paroi pharyngée et aux muscles prévertébraux.

L'artère palatine ascendante naît de l'artère faciale en regard du pôle inférieur de la tonsille palatine. Elle monte verticalement le long de la paroi pharyngée, en avant de l'artère pharyngienne ascendante et donne des rameaux à la paroi pharyngée, à la tonsille palatine et au voile du palais.

### Conséquences cliniques

La pathologie essentielle de la région parapharyngée est secondaire à l'extension d'une pathologie de voisinage. Elle résulte de l'extension de tumeurs provenant soit :
– de l'axe pharyngé, c'est-à-dire du rhinopharynx (fibrome nasopharyngé, tumeurs malignes du cavum) et de l'oropharynx (carcinome épidermoïde de la tonsille palatine) ;
– de la région parotidienne, essentiellement les tumeurs de la glande parotide, notamment celles développées aux dépens du lobe profond de la glande parotide ;
– du massif facial (adénocarcinome ethmoïdal des menuisiers).
Cette extension à la région parapharyngée est souvent une voie de passage vers la fosse infra-temporale.

## Espace antérieur : la fosse infra-temporale

L'espace antérieur est dénommé fosse infra-temporale. Elle comprend : a) en arrière, la région des muscles ptérygoïdiens, b) en avant, la région rétro-maxillo-zygomatique, et c) en dedans, la région ptérygo-palatine. Elle est séparée des espaces intermédiaires (région parapharyngée et région parotidienne) par l'aponévrose ptérygoïdienne médiale.

La fosse infratemporale, située sous la région temporale (d'où son nom), a globalement une forme de cube délimité par des éléments osseux ou musculaires (6-13) :
– la paroi latérale est constituée par la branche de la mandibule et de l'arcade zygomatique couvertes en dehors par les muscles masséter et temporal ;
– la paroi médiale est formée par la lame latérale du processus ptérygoïde. Entre cette lame latérale et la paroi antérieure constituée par la tubérosité du maxillaire, il existe un interstice : la fissure ptérygo-palatine (6-13). Cet interstice donne accès à un profond diverticule, la région ptérygo-palatine, qui présente trois faces (6-14) : a) une face postérieure correspondant à la face antérieure du processus ptérygoïde sur laquelle s'ouvre le canal ptérygoïdien, b) une face antérieure correspondant à la tubérosité du maxillaire, c) une face médiale correspondant au processus pyramidal du palatin. À la partie supérieure de cette paroi médiale se trouve le foramen sphéno-palatin qui fait communiquer la région ptérygo-palatine avec les cavités nasales (6-14A) ;

**6-13** Fosse infratemporale et muscles ptérygoïdiens
(la branche de la mandibule et l'arcade zygomatique ont été réséquées).

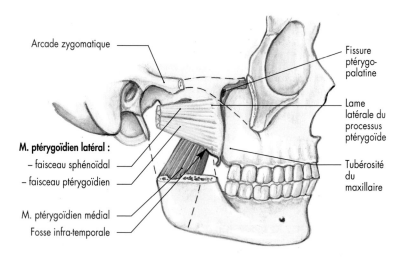

Arcade zygomatique

Fissure
ptérygo-
palatine

Lame
latérale du
processus
ptérygoïde

**M. ptérygoïdien latéral :**
– faisceau sphénoïdal
– faisceau ptérygoïdien

Tubérosité
du
maxillaire

M. ptérygoïdien médial

Fosse infra-temporale

**6-14** Région ptérygo-palatine.

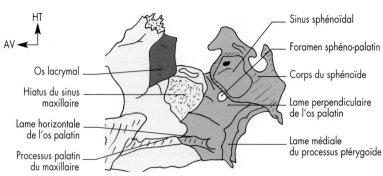

HT

AV

Sinus sphénoïdal

Foramen sphéno-palatin

Os lacrymal

Corps du sphénoïde

Hiatus du sinus
maxillaire

Lame perpendiculaire
de l'os palatin

Lame horizontale
de l'os palatin

Lame médiale
du processus ptérygoïde

Processus palatin
du maxillaire

A. Vue médiale : le foramen sphéno-palatin. Paroi latérale de la cavité nasale.

6-14 *(suite)*

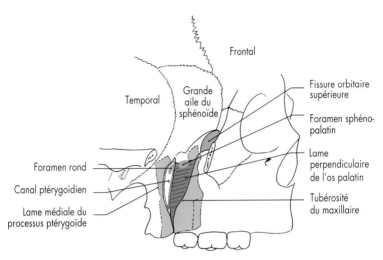

B. Vue latérale de la région ptérygo-palatine : l'arête ventrale du processus ptérygoïde a été réséquée pour élargir la fissure ptérygo-palatine.

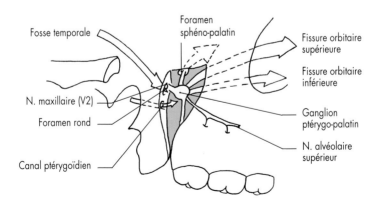

C. Les voies de communication avec la région ptérygo-palatine (en vert, le palatin). Vue latérale.

– la paroi antérieure est formée par la face postérieure du maxillaire, de forme convexe et dénommée tubérosité du maxillaire (*voir* 5-2D) ;
– la paroi postérieure est formée par les muscles ptérygoïdiens médial et latéral ;
– la paroi supérieure est osseuse en dedans, mais elle est largement ouverte en dehors vers la région temporale par le canal zygomatique. La partie médiale, osseuse, est formée par la partie inférieure de la face latérale de la grande aile du sphénoïde et par la surface plane sous-temporale de l'écaille du temporal ;
– la paroi inférieure est étroite et correspond à l'insertion basse du muscle ptérygoïdien médial.

## Région des muscles ptérygoïdiens

Les muscles ptérygoïdiens appartiennent aux muscles masticateurs qui sont au nombre de quatre : le muscle temporal, le muscle masséter, les muscles ptérygoïdiens médial et latéral. Ils ont tous une insertion sur la mandibule. Le muscle masséter s'insère sur la face latérale de la branche de la mandibule, se dirige en haut et en

**6-15** Muscles temporal et masséter, vue latérale.

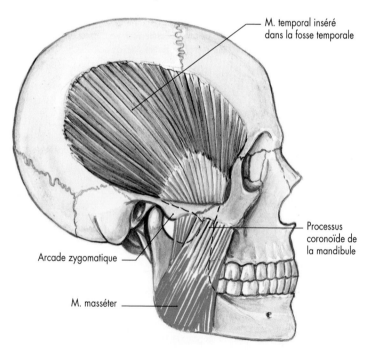

M. temporal inséré dans la fosse temporale

Processus coronoïde de la mandibule

Arcade zygomatique

M. masséter

avant, pour se terminer sur l'arcade zygomatique. Le muscle temporal s'insère sur le processus coronoïde de la mandibule par un tendon épais, se dirige vers le haut pour s'insérer sur toute l'étendue de la fosse temporale (6-15). Les muscles masséter et temporal sont recouverts d'une aponévrose. Les muscles ptérygoïdiens médial et latéral s'insèrent sur la face médiale de la mandibule, le premier au niveau de l'angle de la mâchoire, le second sur la partie antérieure du col du condyle. Ils se terminent sur l'apophyse ptérygoïde.

• Muscles ptérygoïdiens
Le *muscle ptérygoïdien latéral* (6-7 et 6-13) est un muscle court et épais, situé dans la fosse infra-temporale. Il a un trajet antéro-postérieur, un peu oblique en arrière et latéralement, entre le col du condyle de la mandibule en arrière et la base du crâne en avant. Les insertions antérieures se font par deux faisceaux. Le faisceau supérieur, sphénoïdal, s'insère sur le tiers supérieur de la lame latérale du processus ptérygoïde et la partie adjacente de la grande aile de l'os sphénoïde. Le faisceau inférieur, ptérygoïdien, s'insère sur les deux tiers inférieurs de la lame latérale du processus ptérygoïde et la partie adjacente de l'os palatin et de la tubérosité maxillaire. Sa contraction provoque une propulsion simultanée du disque et du condyle mandibulaire. Il est innervé par le nerf ptérygoïdien latéral, branche du nerf mandibulaire (V3).
Le *muscle ptérygoïdien médial* (6-7A) est un muscle épais, quadrilatère, situé médialement par rapport au muscle ptérygoïdien latéral, dans la fosse infra-temporale. Ses fibres sont obliques en haut, en avant et médialement. Ses insertions postérieures se font au niveau de l'angle et de la face médiale en regard de l'angle de la mandibule. Ses insertions antérieures se font dans la fosse ptérygoïdienne sur la face latérale de la lame médiale et sur la face médiale de la face latérale du processus ptérygoïde. Sa contraction provoque une élévation et une propulsion de la mandibule. Il est innervé par le nerf ptérygoïdien médial, branche du nerf mandibulaire (V3). Les muscles ptérygoïdiens peuvent être envahis par des processus tumoraux provenant des sinus de la face, de la tonsille palatine ou du rhinopharynx et engendrer un trismus (6-19 et 6-20).
L'*aponévrose inter-ptérygoïdienne* (6-7B) est une membrane fibreuse séparant les deux muscles ptérygoïdiens. Elle est fixée entre la base du crâne et la face médiale de la mandibule. Sur la base du crâne, son insertion se fait en dedans du foramen ovale, sur la mandibule, au-dessus des insertions du muscle ptérygoïdien médial. Son bord postérieur, souvent seul présent, est très épais et prend le nom de ligament sphéno-mandibulaire (6-5).

• La région des muscles ptérygoïdiens
La région des muscles ptérygoïdiens est une importante voie de passage à la fois pour des éléments nerveux et des éléments vasculaires. Ces voies de passage sont au nombre de cinq :
– en haut, le foramen ovale fait communiquer la région des muscles ptérygoïdiens avec l'endocrâne. Il laisse passer le nerf maxillaire (6-9) ;
– en bas, la région des muscles ptérygoïdiens est ouverte sur la région submandibulaire par un étroit défilé situé entre la branche de la mandibule en dehors et le

muscle ptérygoïdien médial en dedans. Cette ouverture laisse passer le nerf lingual (*voir* 6-16) ;
– en arrière, le tunnel stylo-mandibulaire, situé entre le col du condyle en dehors et le ligament sphéno-mandibulaire en dedans, fait communiquer la région des muscles ptérygoïdiens avec la région parotidienne. Il laisse passer le paquet vasculo-nerveux maxillaire comprenant l'artère et la veine maxillaires et le nerf auriculo-temporal (6-12) ;
– en avant et en dedans, la région des muscles ptérygoïdiens est largement ouverte sur la région ptérygo-palatine. Cette communication laisse passer l'artère et la veine maxillaires ;
– en dehors, la région des muscles ptérygoïdiens est fermée par la branche de la mandibule recouverte par le muscle masséter. Néanmoins, un canal osseux parcourt la mandibule : le canal mandibulaire dont l'orifice supérieur, le foramen mandibulaire (6-9), est situé à la partie moyenne de la face médiale de la branche de la mandibule et l'orifice inférieur, le foramen mentonnier, situé sur la face antérieure du corps de la mandibule, en regard des dents prémolaires. Il laisse passer le nerf alvéolaire inférieur.

• Contenu de la région des muscles ptérygoïdiens
La région des muscles ptérygoïdiens laisse passer des éléments nerveux verticaux : le nerf mandibulaire et ses branches de division, et des éléments vasculaires horizontaux, les vaisseaux maxillaires.
Le *nerf mandibulaire* est la branche la plus volumineuse du nerf trijumeau (V3). C'est une branche sensitivo-motrice formée par la réunion d'une volumineuse racine sensitive issue du ganglion trigéminal et d'une petite racine motrice placée sous la précédente, innervant les quatre muscles masticateurs. C'est l'élément nerveux essentiel de la région des muscles ptérygoïdiens. Il vient de l'endocrâne par le foramen ovale (6-9). Dans le foramen ovale, le nerf mandibulaire est en rapport avec l'artère petite méningée et le ganglion otique. Le nerf mandibulaire arrive dans la région des muscles ptérygoïdiens, situé en dehors de l'aponévrose interptérygoïdienne médiale et en dedans du muscle ptérygoïdien latéral, et se divise en deux branches terminales.
La branche antérieure se divise rapidement en trois nerfs : le tronc temporo-massétérique, le nerf temporal profond moyen et le tronc temporo-buccal. Ces trois nerfs passent au-dessus ou à travers le muscle ptérygoïdien latéral pour gagner les muscles masséter ou temporal qu'ils innervent. Le nerf temporo-buccal donne également une branche sensitive pour la peau et la muqueuse des joues.
La branche postérieure, essentiellement sensitive, se divise en quatre nerfs : le nerf alvéolaire inférieur, le nerf lingual (*voir* 6-16), le nerf auriculo-temporal et le tronc commun des nerfs ptérygoïdien médial, tenseur du voile du palais et tenseur du tympan. Ce dernier tronc commun est très court, uni au ganglion otique, se dirige en dedans et se divise en trois branches : le nerf du muscle ptérygoïdien médial, le nerf du muscle tenseur du voile du palais et le nerf du muscle tenseur du tympan.
Le nerf alvéolaire inférieur est la plus volumineuse branche du nerf mandibulaire (6-9). Il se dirige en bas et en dehors, entre l'aponévrose inter-ptérygoïdienne en

dedans et le muscle ptérygoïdien latéral en dehors, pour gagner le foramen mandibulaire situé à la partie moyenne de la face médiale de la branche de la mandibule. Dans le canal, il se divise en deux branches : un rameau dentaire destinée aux racines des dents prémolaires et molaires de la mâchoire inférieure, et un rameau mentonnier qui sort de la mandibule par le foramen mentonnier situé sur la face antérieure du corps de la mandibule, en regard des dents prémolaires et donne l'innervation sensitive de la lèvre inférieure et du menton. C'est à son entrée dans le canal mandibulaire que le chirurgien-dentiste effectue sa ponction pour anesthésier l'arcade dentaire inférieure. Le nerf lingual (*voir* 6-16) parcourt la région des muscles ptérygoïdiens en avant du nerf alvéolaire inférieur. Il reçoit la corde du tympan, branche du nerf facial, se dirige en bas et en avant et quitte la région des muscles ptérygoïdiens pour gagner la région submandibulaire par l'étroit défilé situé entre la mandibule et le muscle ptérygoïdien médial. Le nerf auriculo-temporal se dirige en arrière, longe le muscle ptérygoïdien latéral et quitte la région des muscles ptérygoïdiens par le tunnel stylo-mandibulaire pour gagner la région parotidienne (6-12).

Les *vaisseaux maxillaires* traversent horizontalement la région des muscles ptérygoïdiens pour gagner la région ptérygo-palatine. L'artère maxillaire, branche terminale de l'artère carotide externe, naît dans la partie haute de la région parotidienne (6-12). Elle entre dans la région des muscles ptérygoïdiens par le tunnel stylo-mandibulaire,

**6-16** Artère maxillaire, vue latérale dans la fosse infra-temporale (résection du condyle et du processus coronoïde de la mandibule).

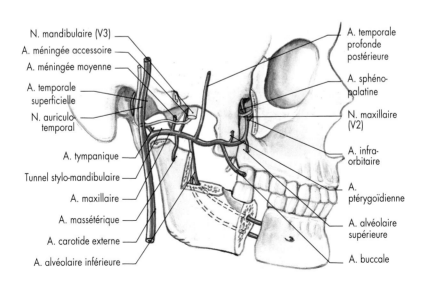

N. mandibulaire (V3)
A. méningée accessoire
A. méningée moyenne
A. temporale superficielle
N. auriculo-temporal
A. tympanique
Tunnel stylo-mandibulaire
A. maxillaire
A. massétérique
A. carotide externe
A. alvéolaire inférieure

A. temporale profonde postérieure
A. sphéno-palatine
N. maxillaire (V2)
A. infra-orbitaire
A. ptérygoïdienne
A. alvéolaire supérieure
A. buccale

situé au-dessous de la veine maxillaire, elle-même au-dessous du nerf auriculo-temporal. Elle est appliquée contre la paroi médiale du muscle ptérygoïdien latéral, et gagne la région ptérygo-palatine soit en traversant, soit en contournant le muscle ptérygoïdien latéral. En avant de ce muscle, elle décrit une large courbe à convexité antérieure, s'appuyant sur la tubérosité maxillaire. Elle donne quatorze collatérales dans la région des muscles ptérygoïdiens. Ce sont, d'arrière en avant, les artères tympanique, méningée moyenne, petite méningée, dentaire inférieure, massétérine, temporale profonde postérieure, ptérygoïdiennes, buccale, temporale profonde antérieure, alvéolaire, infra-orbitaire, palatine descendante, du canal ptérygoïdien et ptérygo-palatine (6-16). La branche terminale est l'artère sphéno-palatine qui s'engage dans le foramen sphéno-palatin au fond de la région ptérygo-palatine.

## Région ptérygo-palatine

La région ptérygo-palatine est le profond diverticule développé aux dépens de la partie antérieure de la paroi médiale de la fosse infra-temporale, dans l'interstice laissé ouvert entre la lame latérale du processus ptérygoïde en arrière et la tubérosité du maxillaire en avant. Ce diverticule osseux est fermé en dedans par le processus pyramidal du palatin (6-13).

• Région ptérygo-palatine
C'est une très importante voie de passage entre l'endocrâne et la face par l'intermédiaire de six orifices (6-14 et 6-17).
La *fissure ptérygo-palatine*, constituant la paroi latérale de la région, permet le passage en dehors vers la région des muscles ptérygoïdiens. Elle laisse le passage à l'artère et à la veine maxillaire qui vont prendre le nom de vaisseaux sphéno-palatins pour gagner la fosse nasale par le foramen sphéno-palatin.
Le *foramen sphéno-palatin* est situé à la partie supérieure de la face médiale de la région ptérygo-palatine, au-dessus du processus pyramidal du palatin. Il fait communiquer la région ptérygo-palatine avec les cavités nasales. Il est traversé par l'artère sphéno-palatine, branche terminale de l'artère maxillaire, sa veine et les nerfs nasaux postéro-supérieurs et le nerf naso-palatin, branches efférentes du ganglion ptérygo-palatin.
Le *canal ptérygoïdien* est situé à l'union des deux lames du processus ptérygoïde. Il a un trajet antéro-postérieur et se termine dans la région ptérygo-palatine, en dehors et au-dessous de l'orifice du foramen rond. Il contient le nerf du canal ptérygoïdien. Il fait communiquer la région ptérygo-palatine avec le foramen lacérum.
La *fissure orbitaire inférieure* est une large communication entre la région ptérygo-maxillaire et la cavité orbitaire. Elle laisse passer le nerf infra-orbitaire qui va s'engager dans le canal infra-orbitaire (*voir* 5-7F) et les nombreux rameaux orbitaires nés du nerf du canal ptérygoïdien et du nerf sphéno-palatin.
Le *foramen rond* traverse horizontalement la grande aile du sphénoïde d'avant en arrière pour se terminer à l'extrémité supérieure de la paroi postérieure de la région ptérygo-palatine. Le foramen rond est traversé par le nerf maxillaire (V2), branche sensitive du nerf trijumeau.

**6-17** Nerf maxillaire dans la région ptérygo-palatine.

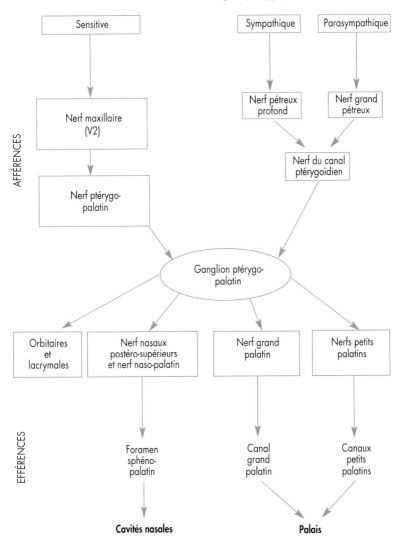

A. Schéma simplifié de l'innervation du ganglion ptérygo-palatin.

6-17 (suite)

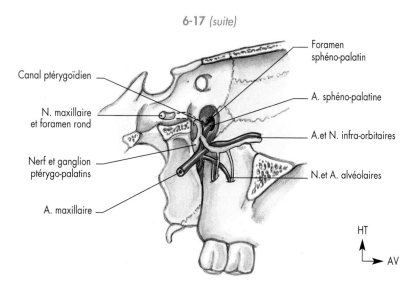

Foramen sphéno-palatin

Canal ptérygoïdien

N. maxillaire et foramen rond

Nerf et ganglion ptérygo-palatins

A. maxillaire

A. sphéno-palatine

A. et N. infra-orbitaires

N. et A. alvéolaires

HT

AV

B. Vue latérale.

Le *canal grand palatin* (*voir* 5-2C), situé à la partie inférieure de la paroi médiale de la région ptérygo-palatine, relie cette région à la voûte palatine. Il existe également des canaux palatins accessoires s'étendant du canal grand palatin à la voûte palatine. Ces divers canaux palatins contiennent le nerf grand palatin et les nerfs petits palatins, branches du nerf ptérygo-palatin (branche du V2) et donnent l'innervation sensitive du palais (*voir* 6-10).

• Contenu de la région ptérygo-palatine
La région ptérygo-palatine est une région de passage d'éléments nerveux, à trajet antéro-postérieur, et d'éléments vasculaires, à trajet transversal. Les éléments nerveux sont le nerf du canal ptérygoïdien, le nerf maxillaire et le ganglion ptérygo-palatin (6-17). Le *nerf du canal ptérygoïdien* est formé par la réunion au niveau du foramen lacérum du nerf grand pétreux véhiculant des fibres parasympathiques provenant du nerf facial (noyau parasympathique du nerf facial, anciennement noyau lacrymo-palato-nasal) et du nerf pétreux profond véhiculant des fibres sympathiques provenant du ganglion sympathique cervical supérieur via le nerf carotidien interne. Il se termine dans le ganglion ptérygo-palatin (Tableau 6-II).
Le *nerf maxillaire* entre dans la région ptérygo-palatine par le foramen rond. Il se dirige en bas, en avant et en dehors, passant au-dessus de l'artère maxillaire. Il traverse la fissure ptérygo-palatine pour gagner la fissure orbitaire inférieure et s'engager dans le canal infra-orbitaire où il prend le nom de nerf infra-orbitaire. Dans la région ptérygo-palatine, il donne plusieurs branches : a) le nerf zygomatique qui traverse la fisure orbitaire

inférieure, et b) le nerf ptérygo-palatin qui traverse toute la région ptérygo-palatine et termine sur le ganglion ptérygo-palatin en formant un plexus d'où sont issus des rameaux orbitaires, les nerfs nasaux supérieurs et naso-palatins qui passent dans le foramen sphéno-palatin pour innerver la muqueuse des cornets nasaux moyen et supérieur, de la voûte palatine et de la cloison nasale, les nerfs grand et petits palatins qui passent dans le canal grand palatin et les canaux petits palatins pour donner l'innervation sensitive du palais, des nerfs dentaires, des rameaux alvéolaires destinés aux racines dentaires.

**Tableau 6-II.** Origine sympathique et parasympathique du ganglion ptérygo-palatin.

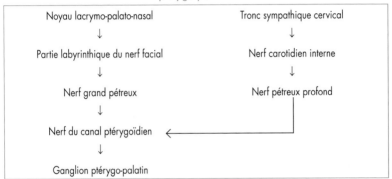

Le *ganglion ptérygo-palatin* est situé à la partie postéro-supérieure de la région ptérygo-palatine. C'est un véritable carrefour des voies de la sensibilité, du système sympathique et parasympathique dont la destination essentielle est l'innervation des cavités nasales. Les afférences sensitives proviennent du nerf ptérygo-palatin, branche du nerf maxillaire. L'innervation sympathique provient du nerf du canal ptérygoïdien par l'intermédiaire du nerf pétreux profond ; son action au niveau des cavités nasales est vasoconstrictrice. L'innervation parasympathique provient également du nerf du canal ptérygoïdien par l'intermédiaire du nerf grand pétreux, issu du noyau sympathique du nerf facial (noyau lacrymo-palato-nasal) par l'intermédiaire du nerf facial ; son action au niveau des cavités nasales est sécrétoire et vasodilatatrice. Il donne des efférences orbitaires, les nerfs nasaux postéro-supérieurs et le nerf naso-palatin destinés aux cavités nasales qu'ils rejoignent par le foramen sphéno-palatin, les nerfs grand et petits palatins destinés au palais qu'ils gagnent par les canaux grand palatin et petits palatins (*voir* 6-10).

Les éléments vasculaires sont représentés par l'artère et la veine maxillaire (6-17). Dans la région ptérygo-palatine, l'artère maxillaire donne deux branches essentielles : l'artère du canal ptérygoïdien et l'artère palatine descendante avant de franchir le foramen sphéno-palatin pour prendre le nom d'artère sphéno-palatine.

## Région rétro-maxillo-zygomatique

La région rétro-maxillo-zygomatique est la partie antéro-inférieure de la fosse infra-temporale. Elle contient le corps adipeux de la joue.

Conséquences cliniques

• Sémiologie de la fosse infra-temporale

La pathologie de la fosse infra-temporale est essentiellement une pathologie tumorale, soit une pathologie primitive de cette région, soit une pathologie d'extension tumorale provenant des régions voisines. La sémiologie témoignant de l'atteinte de la fosse infra-temporale associe des éléments cliniques variés et trompeurs. Les douleurs de la face sont non spécifiques, de siège et de nature très variables, fréquemment révélatrices. Les tuméfactions tumorales peuvent siéger dans la région jugale (témoignant d'une extension à la région rétro-maxillo-zygomatique), parotidienne (extension postérieure), temporo-zygomatique (extension supérieure), endobuccale ou vélaire (extension médiane). Les limitations de l'ouverture buccale suggèrent une atteinte des muscles masticateurs. Les atteintes sensitives sont variées et doivent être confrontées aux données neuroanatomiques (6-18). L'atteinte du nerf mandibulaire, nerf sensitivo-moteur, entraîne une déviation de la mâchoire, à l'ouverture de la bouche, du côté de la paralysie.

• Principales pathologies de la fosse infra-temporale

Les pathologies essentielles de la fosse infra-temporale sont secondaires à l'extension d'une pathologie de voisinage. Ces tumeurs peuvent provenir soit :
– de l'axe pharyngé, c'est-à-dire du rhinopharynx (fibrome nasopharyngé, tumeurs malignes du rhinopharynx) et de l'oropharynx (carcinome épidermoïde de la tonsille palatine) ;
– du massif facial (adénocarcinome ethmoïdal des menuisiers, carcinome épidermoïde du sinus maxillaire).

Les tumeurs de l'axe pharyngé atteignent la fosse infra-temporale après avoir traversé la région parapharyngée. L'exemple le plus typique est l'extension du carcinome épidermoïde de la tonsille palatine (6-19). La première barrière à l'extension latérale de ces tumeurs est le fascia pharyngo-basilaire. Une fois franchi, la tumeur s'étend dans les muscles constricteurs supérieur et moyen du pharynx pour envahir la région parapharyngée. Le muscle stylo-glosse est atteint, véhiculant des coulées néoplasiques en haut, vers la base du crâne, et en bas, vers la langue. Une fois la région parapharyngée traversée, la tumeur envahit la fosse infra-temporale, et en premier lieu les muscles ptérygoïdiens. Le signe clinique essentiel est alors l'apparition d'un trismus signant l'atteinte du muscle ptérygoïdien médial. Cet envahissement de la fosse infra-temporale est présent dans 10 % des tumeurs de la tonsille palatine. Ainsi, chaque fois que le traitement d'un carcinome épidermoïde de la tonsille palatine impose un traitement chirurgical large (une bucco-pharyngectomie trans-maxillaire), un évidement de la fosse infra-temporale doit être systématiquement réalisé.

Les tumeurs du massif facial atteignent la fosse infra-temporale par une voie différente de l'exemple précédent. L'exemple le plus typique est l'extension du carcinome épidermoïde du sinus maxillaire (6-20). La première barrière anatomique est représentée par la paroi postérieure du sinus maxillaire, mince barrière osseuse correspondant à la tubérosité du maxillaire, paroi antérieure de la fosse infra-temporale. Une fois lysée, l'extension tumorale se fait d'abord dans le tissu cellulo-graisseux puis se propage vers l'arrière dans les muscles ptérygoïdiens. En dedans, la région ptérygo-palatine est rapidement envahie et le ganglion ptérygo-palatin souvent atteint.

Point capital, l'extension à la région ptérygo-palatine permet à la tumeur de gagner rapidement l'orbite par la fissure orbitaire inférieure et surtout l'endocrâne par le foramen rond. Les signes fonctionnels alertant sur une extension de la tumeur vers la fosse infra-temporale sont essentiellement un trismus et des algies faciales notamment dans le territoire du nerf maxillaire (Tableau 6.III).

**6-18** Territoires sensitifs du nerf trijumeau (V).

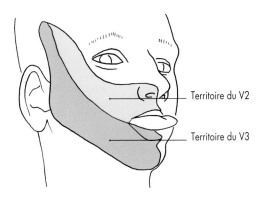

Territoire du V2

Territoire du V3

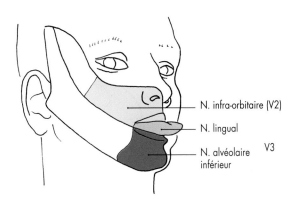

N. infra-orbitaire (V2)

N. lingual

N. alvéolaire    V3
inférieur

• Sémiologie radiologique de la fosse infra-temporale
La sémiologie clinique témoignant d'une atteinte de la fosse infra-temporale étant trompeuse, l'étude radiographique de cette région est capitale. Elle doit être dominée par l'examen par résonance magnétique nucléaire. L'analyse des coupes axiales permet de retrouver les diverses structures étudiées (6-21).

**6-19** Exemple d'extension latérale d'une tumeur de l'axe pharyngé. Coupe horizontale.

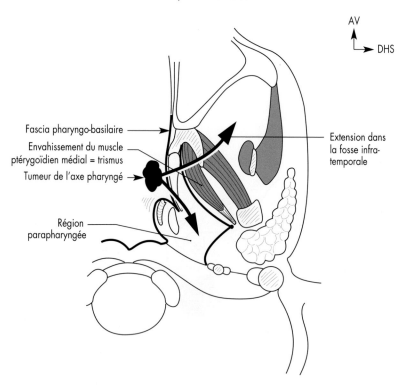

**6-20** Exemple d'extension postérieure d'une tumeur du sinus maxillaire. Coupe horizontale.

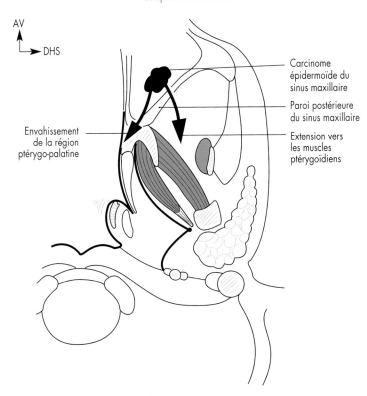

AV

DHS

Carcinome
épidermoïde du
sinus maxillaire

Paroi postérieure
du sinus maxillaire

Extension vers
les muscles
ptérygoïdiens

Envahissement
de la région
ptérygo-palatine

**Tableau 6-III.** Voies de communication entre l'endocrâne et la région cervico-faciale par les orifices de la base du crâne.

| Orifice | Contenu | Communication entre l'endocrâne et : |
|---|---|---|
| Canal optique | Nerf optique<br>Artère ophtalmique | l'orbite |
| Fissure orbitaire supérieure | Nerf oculomoteur (III)<br>Nerf abducens (VI)<br>Nerf trochléaire (IV)<br>Nerf ophtalmique (V)<br>Veine ophtalmique | l'orbite<br>la région ptérygo-palatine |
| Foramen rond | Nerf maxillaire | la région ptérygo-palatine |
| Foramen ovale | Nerf mandibulaire<br>Artère petite méningée | la fosse infra-temporale |
| Foramen épineux | Artère méningée moyenne | la fosse infra-temporale |
| Foramen lacérum | Nerf grand pétreux | le canal ptérygoïdien |
| Canal carotidien | Carotide interne | la région rétrostylienne |
| Foramen jugulaire | Nerfs IX, X, XI<br>Veine jugulaire interne | la région rétrostylienne |
| Canal du nerf hypoglosse | Nerf hypoglosse (XII) | la région rétrostylienne |

6-21 Coupe tomodensitométrique verticale passant par la région des muscles ptérygoïdiens

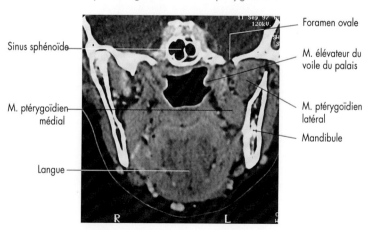

Sinus sphénoïde

M. ptérygoïdien médial

Langue

Foramen ovale

M. élévateur du voile du palais

M. ptérygoïdien latéral

Mandibule

# Rhinopharynx
# et trompe auditive

Le pharynx est un conduit musculo-membraneux étendu verticalement en avant de la colonne cervicale. Il comprend trois parties (*voir* 7-1 et 8-1). La partie supérieure, située en arrière de la cavité nasale, est dénommée partie nasale du pharynx et cliniquement rhinopharynx. Sa fonction est respiratoire ; elle n'a aucune fonction digestive. La partie moyenne, située en arrière de la cavité orale, est dénommée partie orale du pharynx et cliniquement oropharynx. C'est un carrefour entre les voies respiratoires et les voies digestives. La partie inférieure, située en arrière du larynx, est dénommée partie laryngée du pharynx et cliniquement hypopharynx. Elle a une fonction essentiellement digestive en reliant l'oropharynx à l'œsophage cervical.

Le rhinopharynx (synonyme : nasopharynx, cavum) est la partie supérieure du pharynx, exclusivement aérienne et non digestive, qui communique en avant, par les choanes, avec les cavités nasales. La limite anatomique entre le rhinopharynx et l'oropharynx passe par un plan horizontal reliant le bord postérieur du palais osseux au bord supérieur de l'arc ventral de l'atlas (7-6).

## Conséquences cliniques

La pathologie du rhinopharynx et de la trompe auditive est inflammatoire et tumorale. La pathologie inflammatoire (hypertrophie de la tonsille pharyngée) affecte le jeune enfant tandis que la pathologie tumorale, dominée par les lymphomes et les carcinomes indifférenciés (UCNT), touche l'adulte.

## ■ Anatomie descriptive du rhinopharynx

Le pharynx est un conduit musculo-membraneux qui s'étend verticalement, en avant de la colonne vertébrale, depuis la base du crâne jusqu'au bord inférieur de la sixième vertèbre cervicale où il se poursuit par l'œsophage (7-1). Le pharynx est anatomiquement divisé en trois parties : le rhinopharynx situé en arrière de la cavité nasale, l'oropharynx situé en arrière de la cavité orale et l'hypopharynx situé en regard du larynx.

**7-1** Le rhinopharynx.

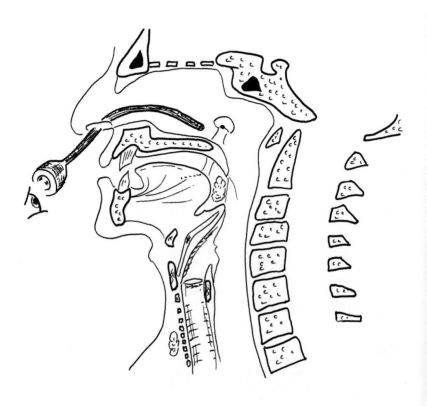

A. Coupe sagittale médiane et principe de la fibroscopie du rhinopharynx.

7-1 *(suite)*

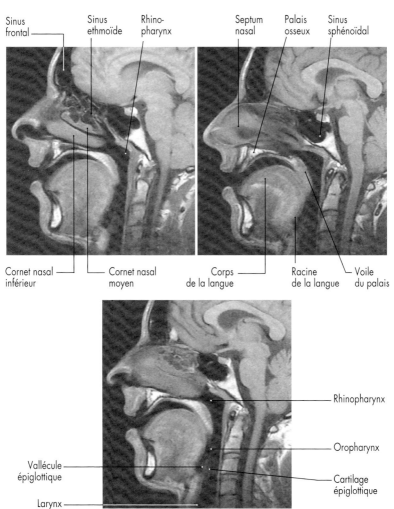

Sinus frontal

Sinus ethmoïde

Rhino-pharynx

Septum nasal

Palais osseux

Sinus sphénoïdal

Cornet nasal inférieur

Cornet nasal moyen

Corps de la langue

Racine de la langue

Voile du palais

Rhinopharynx

Oropharynx

Vallécule épiglottique

Cartilage épiglottique

Larynx

B. Coupes IRM sagittales et parasagittales.

## Structure de la paroi du rhinopharynx

Le rhinopharynx est une cavité de forme cubique (7-2) présentant six faces. Sa paroi est constituée de dedans en dehors par :
– une muqueuse comprenant un épithélium et un chorion. L'épithélium est de type respiratoire c'est-à-dire cylindrique stratifié avec des cils vibratiles. Le chorion est riche en glandes et en tissu lymphoïde. À partir du deuxième mois de développement embryonnaire se développe la tonsille pharyngée. Il s'agit d'un tissu lymphoïde, mince à la naissance mais qui s'hypertrophie durant les deux premières années de la

7-2 Coupe axiale passant par le rhinopharynx.

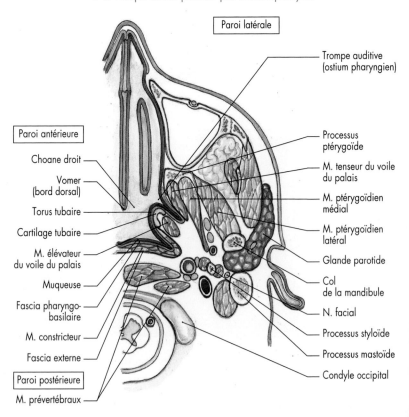

Paroi latérale

Trompe auditive
(ostium pharyngien)

Paroi antérieure

Choane droit

Vomer
(bord dorsal)

Torus tubaire

Cartilage tubaire

M. élévateur
du voile du palais

Muqueuse

Fascia pharyngo-
basilaire

M. constricteur

Fascia externe

Paroi postérieure

M. prévertébraux

Processus
ptérygoïde

M. tenseur du voile
du palais

M. ptérygoïdien
médial

M. ptérygoïdien
latéral

Glande parotide

Col
de la mandibule

N. facial

Processus styloïde

Processus mastoïde

Condyle occipital

vie pour atteindre sa taille maximale vers l'âge de quatre ans. La tonsille pharyngée se développe sur les parois supérieure et postérieure du rhinopharynx. Cette tonsille régresse durant l'adolescence pour s'atrophier à l'âge adulte. En cas d'hypertrophie importante, elle peut atteindre les orifices de la trompe auditive latéralement et la paroi postérieure de l'oropharynx en bas ;

### Conséquences cliniques

Lorsque l'hypertrophie de la tonsille pharyngée est source de pathologie, on parle de végétations adénoïdes (les classiques végétations) (7-3A). Si le retentissement clinique est important (obstruction nasale importante avec infections des voies respiratoires hautes et basses récidivantes, otites moyennes répétées, troubles de la ventilation), il est parfois licite de proposer une adénoïdectomie (« ablation des végétations »). Cette fréquente intervention chirurgicale est effectuée avec un adénotome introduit par voie buccale et sous anesthésie générale (7-3B).

– un fascia interne, séparant la muqueuse du plan musculaire, dénommé fascia pharyngo-basilaire. C'est une couche conjonctive épaisse et résistante ;
– des muscles constricteurs supérieur et moyen du pharynx qui forment une gouttière recouverte par deux fascias. L'espace situé entre ces deux fascias est un espace de glissement permettant la mobilité du pharynx lors de la déglutition. Les différents muscles constricteurs s'imbriquent comme les tuiles d'un toit ;
– un fascia externe séparant l'axe musculaire des espaces profonds de la face. C'est une mince lame de tissu conjonctif.
Le *muscle constricteur supérieur du pharynx* (7-4) s'insère en avant selon une ligne complexe qui comprend de haut en bas :
– la moitié inférieure du bord postérieur de la lame médiale du processus ptérygoïde ;
– le raphé ptérygo-mandibulaire qui relie le processus ptérygoïde à la ligne mylohyoïdienne du corps de la mandibule ;
– la ligne mylo-hyoïdienne située à la face postérieure du corps de la mandibule.
Les fibres se dirigent en arrière et s'entrecroisent sur la ligne médiane avec celles du côté opposé afin de former un raphé médian. Seules les fibres les plus hautes du muscle constricteur supérieur appartiennent au rhinopharynx, les fibres les plus basses appartiennent à l'oropharynx. Il existe un interstice entre les fibres les plus hautes de ce muscle et la base du crâne qui laisse passer la trompe auditive (7-4A).
Le *muscle constricteur moyen du pharynx* (7-4) s'insère en avant sur la grande corne et la petite corne de l'os hyoïde puis se dirige en arrière afin de s'insérer sur le raphé médian. Les fibres les plus basses du muscle constricteur moyen du pharynx appartiennent à l'hypopharynx, les fibres intermédiaires à l'oropharynx et les fibres les plus hautes au rhinopharynx. Elles passent en arrière des fibres du muscle constricteur supérieur du pharynx.

**7-3** Tonsille pharyngée et adénoïdectomie.

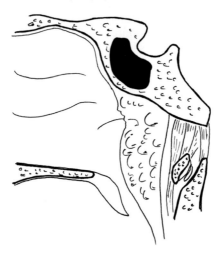

A. Présence d'une tonsille pharyngée hypertrophiée (végétations adénoïdes).

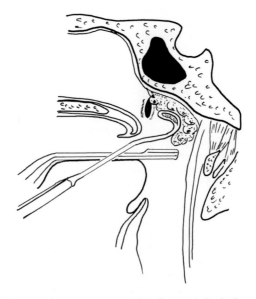

B. Principe d'exérèse des végétations par adénoïdectomie à l'aide d'un adénotome.

**7-4** Muscle constricteur supérieur du pharynx.

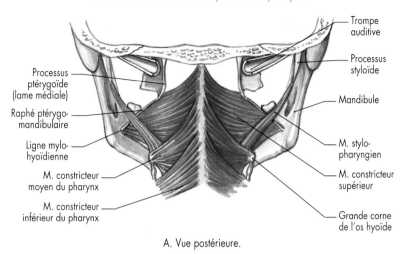

Trompe auditive

Processus styloïde

Mandibule

M. stylo-pharyngien

M. constricteur supérieur

Grande corne de l'os hyoïde

Processus ptérygoïde (lame médiale)

Raphé ptérygo-mandibulaire

Ligne mylo-hyoïdienne

M. constricteur moyen du pharynx

M. constricteur inférieur du pharynx

A. Vue postérieure.

HT

AV

1. Processus ptérygoïde (lamemédiale)

Hamulus ptérygoïdien

2. Raphé ptérygo-mandibulaire

3. Ligne mylo-hyoïdienne

Mandibule

B. Insertions du muscle constricteur supérieur du pharynx.

Le *fascia pharyngo-basilaire* a l'aspect d'un fer à cheval qui donne sa forme au pharynx et permet de maintenir ouvert l'axe aéro-digestif. C'est une structure fibreuse épaisse et résistante s'insérant en haut sur la base du crâne selon une ligne d'insertion complexe (7-5) :
– une ligne oblique d'avant en arrière et de dedans en dehors, partant du bord postérieur de la lame médiale du processus ptérygoïde à la face postéro-inférieure du rocher en regard de la portion antéro-interne du foramen carotidien ;
– puis une ligne transversale, de dehors en dedans, jusqu'au tubercule pharyngien de l'occipital pour rejoindre le côté opposé.
Le fascia pharyngo-basilaire laisse passer la trompe auditive (dans le sinus de Morgagni) entre le foramen ovale en dehors et le foramen lacérum en dedans. Ce fascia est une zone de grande résistance à l'extension des tumeurs du rhinopharynx. Cependant, de telles tumeurs peuvent se propager à la base du crâne par l'ouverture permettant le passage de la trompe auditive.

**7-5** Fascia pharyngo-basilaire.

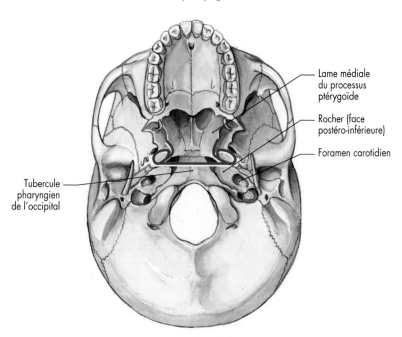

Lame médiale
du processus
ptérygoïde

Rocher (face
postéro-inférieure)

Foramen carotidien

Tubercule
pharyngien
de l'occipital

# Les six faces du rhinopharynx

## Paroi supérieure

La paroi supérieure du rhinopharynx (7-6) a la forme d'une voûte inclinée en bas et en arrière et se poursuivant en pente douce par la paroi postérieure. Cette voûte est osseuse et correspond aux deux tiers postérieurs de la face inférieure du corps de l'os sphénoïde et de la partie basilaire de l'os occipital. Ce plan osseux est recouvert d'un épais périoste. Son rapport essentiel est le sinus sphénoïdal.

Deux reliefs développés dans la muqueuse de cette paroi méritent d'être notés :

– la bourse pharyngienne a pour origine une adhérence localisée de l'endoderme pharyngé avec la chorde dorsale. C'est un diverticule qui peut se kystiser et obstruer le rhinopharynx. Son exérèse par voie endoscopique est alors nécessaire ;

– l'hypophyse pharyngienne est un reliquat de la poche de Rathke. Ce reliquat résulte du développement de l'adénohypophyse dont l'ébauche naît de l'extrémité supérieure du stomodeum. Elle est située au-dessous de la bourse pharyngienne.

**7-6** Coupe sagittale médiane du rhinopharynx.

Sinus sphénoïdal

9-8

Récessus sus-tubaire

**Paroi latérale :**
Torus tubaire
Ostium pharyngien de la trompe
Pli salpingo-palatin
Torus de l'élévateur
Pli salpingo-pharyngien

**Paroi inférieure :**
Aponévrose palatine
M. élévateur du voile du palais

**Paroi supérieure :**
Corps de l'os sphénoïde
Tonsille pharyngienne (→ végétations)
Occipital (partie basilaire)

**Paroi postérieure :**
Récessus pharyngien
Membrane atlanto-occipitale
Limite inférieure du rhinopharynx
Arc ventral de l'atlas
Dent de l'axis
Ostium intra-pharyngien

## Paroi postérieure

La paroi postérieure (7-6) prolonge en arrière la paroi supérieure. Elle est constituée en haut de la partie basilaire de l'os occipital et en bas de la membrane atlanto-occipitale qui relie la partie basilaire de l'os occipital à l'atlas. Cette membrane est recouverte latéralement par les muscles long du cou et long de la tête. La tonsille pharyngienne peut déborder sur la paroi postérieure du rhinopharynx. Le rapport essentiel de cette paroi est la région rétropharyngée puis la fosse cérébrale postérieure.

## Paroi antérieure

La paroi antérieure du rhinopharynx (7-6) correspond aux deux orifices postérieurs de la cavité nasale dénommés choanes, séparés sur la ligne médiane par le bord dorsal du vomer constituant la partie postérieure du septum nasal.

Les choanes sont des orifices ovalaires à grand axe vertical, légèrement obliques en haut et en arrière, formés d'une voûte osseuse comprenant la lame médiale du processus ptérygoïde en dehors, la face inférieure du corps de l'os sphénoïde et l'aile du vomer en haut, le bord postérieur de la lame horizontale de l'os palatin en bas.

### Conséquences cliniques

L'absence d'ouverture d'un choane est nommé atrésie choanale. Elle peut être unilatérale ou bilatérale et fait l'objet d'un dépistage systématique à la naissance en passant dans les cavités nasales du nouveau-né une petite sonde souple. L'atrésie choanale unilatérale peut être bien tolérée tandis que l'atrésie bilatérale entraîne une détresse respiratoire néonatale car la respiration du nouveau-né est exclusivement nasale. Le geste de sauvetage consiste à mettre en place dans la bouche de l'enfant une canule de Mayo afin de lui permettre de respirer par la bouche.

## Paroi inférieure

La paroi inférieure (7-6) est largement ouverte sur l'oropharynx : c'est l'ostium intra-pharyngien. Il est formé par le voile du palais qui s'applique contre la paroi postérieure du pharynx lors de la déglutition. L'absence de fermeture de l'ostium intra-pharyngien provoque une insuffisance vélaire. Les étiologies sont essentiellement les fentes vélopalatines mais peuvent également résulter d'un acte chirurgical (amygdalectomie, adénoïdectomie, pharyngoplastie). Elles sont révélées par des troubles de l'articulation et de la parole à type de nasonnement. La fuite d'air nasal lors de la phonation provoque une rhinolalie ouverte. Enfin, il peut exister un reflux nasal lors de la prise d'aliments liquides voire solides.

## Parois latérales

La paroi latérale du rhinopharynx (7-2 et 7-6) est la plus complexe : elle est centrée sur l'ostium pharyngien de la trompe auditive qui regarde médialement, en avant et en bas. Un repli saillant est présent au-dessus et en arrière de l'ostium : le torus tubaire. Ce repli est prolongé en bas par le pli salpingo-pharyngien et en avant par le pli salpingo-palatin. En bas et en avant de l'ostium se trouve le torus de l'élévateur, repli muqueux soulevé par le muscle élévateur du voile du palais. Entre le torus tubaire et la paroi postérieure du rhinopharynx se situe un profond récessus : le récessus pharyngien. Entre le torus tubaire et la paroi supérieure se situe un second récessus : le récessus sus-tubaire.

En dehors de ces reliefs muqueux, la paroi latérale du rhinopharynx a une structure musculo-aponévrotique complexe. Elle présente deux parties (7-4) :

– la *partie inférieure est musculo-aponévrotique*. Elle est formée par les fibres horizontales du muscle constricteur supérieur du pharynx qui s'insèrent en avant sur la moitié inférieure du bord postérieur de la lame médiale du processus ptérygoïde. Ces fibres se dirigent en arrière et en dedans pour s'unir aux fibres venant du côté opposé au niveau de la ligne médiane. Ce muscle est renforcé en arrière par les fibres les plus hautes du muscle constricteur moyen (7-3A). L'aponévrose pharyngo-basilaire double la face médiale de ces muscles tandis que le fascia externe du pharynx sépare ces muscles des espaces profonds de la face (7-2) ;

– la *partie supérieure est aponévrotique* (7-3). C'est la partie située au-dessus des fibres du muscle constricteur supérieur du pharynx. Elle est fermée par l'accolement du fascia pharyngo-basilaire avec le fascia externe du pharynx mais aussi par la trompe auditive et son appareil musculaire (muscle tenseur et muscle élévateur du voile du palais).

Les rapports de cette paroi sont la région parapharyngée et la région rétrostylienne. La carotide interne peut être très proche, à 3 ou 4 mm du fond du récessus pharyngien.

## Vascularisation et innervation du rhinopharynx

La vascularisation du rhinopharynx est assurée par des branches de l'artère carotide externe : l'artère pharyngienne ascendante, palatine ascendante, ou des branches de l'artère maxillaire. Le drainage lymphatique se fait par l'intermédiaire des nœuds rétropharyngés et des nœuds jugulo-digastriques.

 Conséquences cliniques

L'examen clinique du rhinopharynx est réalisé avec un fibroscope introduit dans les cavités nasales et passant par les choanes (7-1). Si, comme nous l'avons vu, la pathologie inflammatoire du rhinopharynx atteint essentiellement la muqueuse, la pathologie tumorale peut toucher toutes les structures du rhinopharynx. Les tumeurs malignes du rhinopharynx se manifestent cliniquement par quatre syndromes plus ou moins associés :

– Le syndrome rhinologique traduit la continuité entre le rhinopharynx et la cavité nasale : épistaxis récidivantes, obstruction nasale, rhinorrhée postérieure, douleurs profondes de la face ;

– le syndrome otologique signe une pathologie de la trompe auditive : otite séromuqueuse avec hypoacousie, autophonie, impression de plénitude de la caisse du tympan ;

– le syndrome neurologique est le reflet d'une extension de la tumeur vers les espaces profonds de la face : névralgie du nerf mandibulaire, diplopie par atteinte du nerf abducens (VI), céphalées, autres paralysies des nerfs crâniens ;

– enfin, comme toute tumeur, une tumeur du cavum peur donner des adénopathies métastatiques, souvent de siège rétropharyngé, infra-mastoïdien ou au niveau du lymphocentre cervical profond, notamment les groupes II et III.

La connaissance des modalités d'extension des tumeurs malignes du rhinopharynx, en particulier les carcinomes indifférenciés (type UCNT), repose sur une excellente appréciation de l'anatomie de cette région. En effet, la tumeur maligne peut progresser :

– en avant, vers les cavités nasales et éventuellement par le foramen sphéno-palatin vers la région ptérygo-palatine (7-11A) ;

– en bas, vers l'oropharynx où la tumeur peut être visible (7-11A) ;

– en arrière, vers l'espace rétropharyngé et les vertèbres cervicales (7-11A et C) ;

– en haut, vers le corps de l'os sphénoïde et le sinus sphénoïdal (7-11A) ;

– latéralement, vers les espaces profonds de la face. Cette atteinte débute par une effraction du fascia pharyngo-basilaire ou par une dissémination le long du cartilage tubaire et du muscle élévateur du voile du palais. Cette dernière voie de propagation conduit à une extension à l'apex pétreux (7-8).

La première région atteinte est la région parapharyngée (7-11B, C). L'extension vers le bas peut se faire jusqu'à la région submandibulaire, voie d'extension inférieure préférentielle des tumeurs du rhinopharynx (7-11C). En arrière, la région rétrostylienne peut être envahie, engendrant des atteintes des dernières paires crâniennes et du tronc sympathique (7-11B). Par ces voies de dissémination, la tumeur peut s'étendre vers le foramen jugulaire (nerfs IX, X et XI), le canal condylien antérieur (nerf XII) et le canal carotidien (apex pétreux). En avant, la propagation tumorale à travers la région parapharyngée peut conduire à un envahissement de la fosse infra-temporale, notamment la région des muscles ptérygoïdiens (7-11B, C).

Ainsi, l'extension endocrânienne des tumeurs du cavum peut se faire par plusieurs voies de propagation :

– par une atteinte de la fosse infra-temporale par une extension à travers le foramen ovale (nerf mandibulaire) (7-11C) ou par une extension à travers la région ptérygo-palatine et le foramen rond (nerf maxillaire) (7-11A) ;

– par une atteinte directe du corps de l'os sphénoïde et du sinus sphénoïdal (7-11A) ;

– par une atteinte de l'apex pétreux et du foramen lacérum (7-8).

L'exploration de ces extensions profondes est réalisée grâce à l'association examen tomodensitométrique et examen par résonance magnétique de la face (IRM) (7-12).

# Anatomie descriptive de la trompe auditive

La trompe auditive est un conduit de quatre centimètres de long s'étendant de la paroi latérale du rhinopharynx à la paroi antérieure de la caisse du tympan. Elle permet d'équilibrer les pressions dans l'oreille moyenne en s'ouvrant lors des mouvements de déglutition ou de bâillement. Elle est constituée de deux parties : une partie médiane fibro-cartilagineuse et une partie latérale osseuse.

**7-7** Trompe auditive.

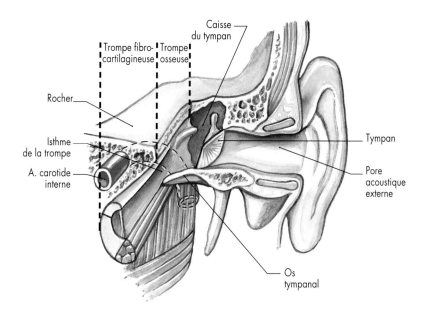

Caisse
du tympan

Trompe fibro-
cartilagineuse

Trompe
osseuse

Rocher

Isthme
de la trompe

A. carotide
interne

Tympan

Pore
acoustique
externe

Os
tympanal

Son rôle majeur dans la physiologie de l'oreille moyenne explique que sa pathologie donne des signes otologiques et non pharyngés.

## Trompe auditive latérale osseuse

La trompe auditive latérale est osseuse (le canal tympano-pétreux ou protympanum) et forme le tiers postérieur de la trompe. Elle est oblique en avant, en bas et médialement. Elle se prolonge en avant par la trompe cartilagineuse dont elle est séparée par un rétrécissement : l'isthme de la trompe auditive. Elle s'ouvre en arrière dans la partie supérieure de la paroi antérieure de la caisse du tympan dans sa portion atriale. Sa partie supérieure et médiale est formée par le rocher, sa partie inférieure et latérale par l'os tympanal (7-6). La trompe auditive osseuse répond médialement à l'artère carotide interne dans sa portion intrapétreuse, latéralement au canal de la corde du tympan et à l'articulation temporo-mandibulaire, en haut au canal du muscle tenseur du tympan.

**7-8** Trompe auditive : insertions sur la base du crâne.

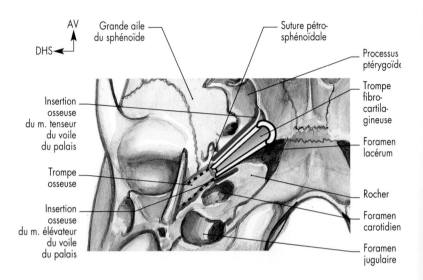

## Trompe auditive médiale fibro-cartilagineuse

La trompe auditive médiale est fibro-cartilagineuse et forme les deux tiers antérieurs de la trompe. Elle est oblique en avant, en bas et médialement. Elle fait suite à l'isthme de la trompe auditive et se termine, en avant, dans la paroi latérale du rhinopharynx. Sa structure est complexe : elle est cartilagineuse dans ses parties médiale et supérieure, fibreuse dans ses parties latérale et inférieure. Le cartilage tubaire comporte une lame médiale épaisse dont la hauteur augmente d'arrière en avant (6 mm à l'isthme de la trompe auditive, 20 mm au niveau du torus tubaire) et une lame latérale mince. La fibreuse tubaire ou lame membranacée est constituée de tissu fibreux et élastique.

Les rapports de la trompe fibro-cartilagineuse sont osseux en haut et musculo-aponévrotique en bas. En haut, la trompe repose sur la face inférieure de la base du crâne et répond à la suture pétro-sphénoïdale (7-8). Le tiers antérieur de cette suture est déhiscent et forme la partie latérale du foramen lacérum. Ses deux tiers postérieurs ont une forme de gouttière nommée gouttière tubaire à laquelle la trompe adhère fortement. L'isthme de la trompe auditive correspond à l'orifice exocrânien du canal tympano-pétreux. L'extrémité antérieure et médiale de la trompe se termine contre le processus ptérygoïde (7-8).

**7-9** Trompe auditive.

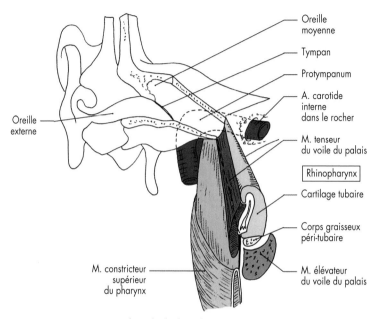

Oreille moyenne

Tympan

Protympanum

A. carotide interne dans le rocher

M. tenseur du voile du palais

Rhinopharynx

Cartilage tubaire

Corps graisseux péri-tubaire

M. élévateur du voile du palais

Oreille externe

M. constricteur supérieur du pharynx

A. Paroi latérale du rhinopharynx, vue antérieure.

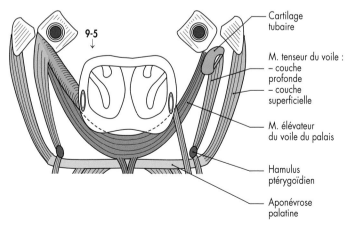

Cartilage tubaire

M. tenseur du voile :
– couche profonde
– couche superficielle

M. élévateur du voile du palais

Hamulus ptérygoïdien

Aponévrose palatine

9-5
↓

B. Coupe frontale médiane. Paroi inférieure du rhinopharynx : le voile du palais.

**7-10** Rhinopharynx. Paroi latérale : la trompe auditive en coupe frontale ?

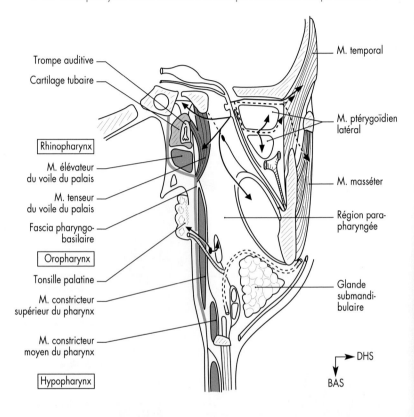

Les rapports inférieurs de la trompe cartilagineuse correspondent à la paroi latérale du rhinopharynx. Deux muscles essentiels forment une échancrure dans laquelle repose la trompe : le muscle tenseur du voile du palais et le muscle élévateur du voile du palais.

Le *muscle élévateur du voile du palais* s'insère soit : a) en arrière de la trompe cartilagineuse, sur la berge postérieure de la gouttière tubaire (7-8), soit b) sur la face inférieure de la trompe auditive aussi bien sur sa portion cartilagineuse que fibreuse. Ce muscle contourne la trompe par en bas pour se placer au-dessous d'elle et se termine sur la face dorsale de l'aponévrose palatine ou sur un raphé médian (7-9 et 7-10). Son relief forme, dans la paroi latérale du rhinopharynx, le torus de l'élévateur. Il est innervé par le nerf vague via plusieurs anastomoses.

Le *muscle tenseur du voile du palais* est composé de deux couches : une couche superficielle et une couche profonde. La couche superficielle s'insère en avant de la trompe cartilagineuse, sur la berge antérieure de la gouttière tubaire (7-8), descend verticalement pour se terminer par un tendon qui se réfléchit sur l'hamulus ptérygoïdien dont il est séparé par une bourse fibreuse, pour se terminer sur l'aponévrose palatine. Elle n'a aucune action sur la trompe auditive. La couche profonde s'insère sur la face latérale de la trompe auditive, descend verticalement et se termine sur l'hamulus ptérygoïdien (7-9 et 7-10). Il est innervé par le nerf du muscle tenseur du voile issu de la branche postérieure du nerf mandibulaire.

Le *fascia pharyngo-basilaire* s'unit, au bord supérieur du muscle constricteur supérieur du pharynx, au fascia externe du pharynx. De cette union naît un fascia salpingo-pharyngien, prolongement du fascia pharyngo-basilaire, qui se termine sur la face latérale fibreuse de la trompe auditive et la partie adjacente de la lame latérale du cartilage tubaire. De ce fascia salpingo-pharyngien naissent deux aponévroses qui vont recouvrir médialement et latéralement les muscles élévateur et tenseur du voile du palais (7-10).

## ▪ Anatomie clinique de la trompe auditive

La trompe auditive relie le rhinopharynx et la caisse du tympan. La caisse du tympan est une cavité close, uniquement reliée au monde extérieur par la trompe auditive. La physiologie de la caisse du tympan repose sur une équipression entre l'air ambiant

**7-11** Voies d'extension des tumeurs du rhinopharynx.

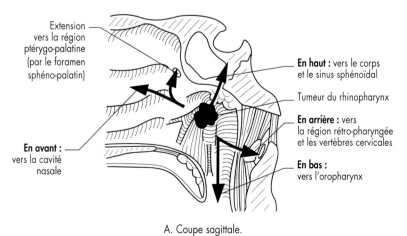

A. Coupe sagittale.

7-11 *(suite)*

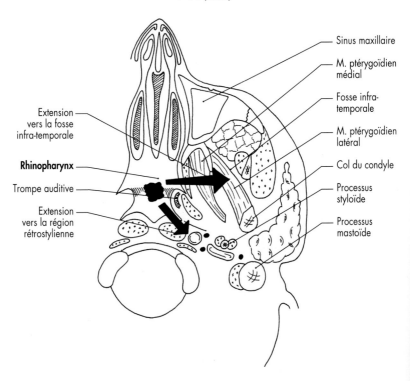

B. Coupe horizontale.

7-11 *(suite)*

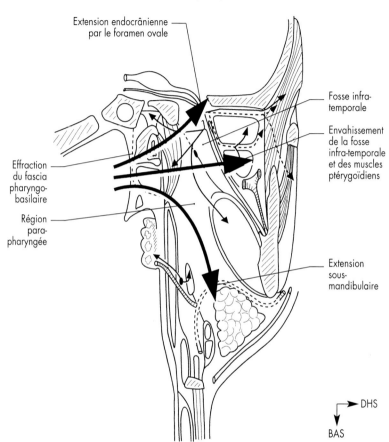

Extension endocrânienne par le foramen ovale

Fosse infra-temporale

Envahissement de la fosse infra-temporale et des muscles ptérygoïdiens

Effraction du fascia pharyngo-basilaire

Région para-pharyngée

Extension sous-mandibulaire

DHS

BAS

C. Coupe frontale : extensions latérale et endocrânienne.

et l'intérieur de la caisse du tympan. Cette équipression n'est possible que grâce à l'action de la trompe auditive qui peut s'ouvrir de manière intermittente.

La trompe auditive est collabée au repos (7-13) mais s'ouvre sous l'action de deux muscles : le muscle tenseur du voile du palais et le muscle élévateur du voile du palais. Les mouvements de la trompe auditive sont facilités par des corps graisseux péri-tubaires. La contraction de la couche profonde du muscle tenseur du voile du palais porte en bas et latéralement la paroi latérale fibreuse de la trompe auditive, ce qui entraîne une ouverture de la lumière tubaire. La contraction du muscle élévateur du voile du palais porte en arrière et en dedans l'orifice tubaire, ce qui entraîne l'ouverture de l'orifice pharyngien.

**7-12** Coupe IRM axiale d'un carcinome indifférencié du cavum mettant en évidence les extensions tumorales.

Extension vers la fosse infra-temporale
Compression du muscle ptérygoïdien médial

Torus tubaire

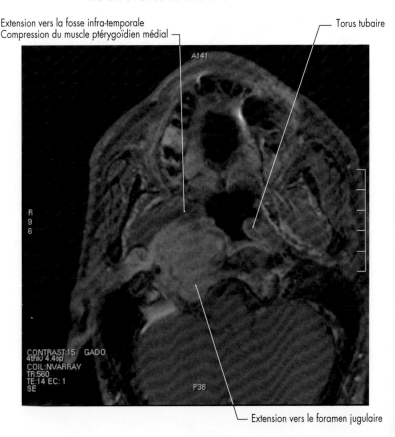

Extension vers le foramen jugulaire

L'observation la plus aisée de la physiologie de la trompe auditive consiste à remarquer la nécessité d'ouverture de la trompe lors des voyages en avion. Lors de la descente de l'avion, la pression extérieure augmente rapidement. La pression dans la caisse du tympan correspond à la pression qui régnait dans l'avion lors du vol stationnaire. Afin d'équilibrer rapidement la pression extérieure qui augmente et la pression dans la caisse du tympan qui reste stable, le voyageur doit déglutir ou bâiller sans relâche pour ouvrir sa trompe auditive.

Conséquences cliniques

La principale pathologie de la trompe auditive est son dysfonctionnement lié à une infection ou une inflammation du rhinopharynx et de la cavité nasale. Il en résulte un défaut d'équilibration des pressions entre l'air ambiant et l'intérieur de la caisse du tympan. La dépression ainsi induite dans les cavités de l'oreille moyenne peut engendrer une otite séro-muqueuse (source de surdité du jeune enfant) et des otites moyennes aiguës (otalgie aiguë en contexte fébrile du jeune enfant). Ainsi, les manifestations pathologiques affectant la trompe auditive ont avant tout un retentissement otologique. Une pathologie de l'oreille moyenne doit conduire à rechercher une pathologie du rhinopharynx.

**7-13** Mécanisme d'action de la trompe auditive.

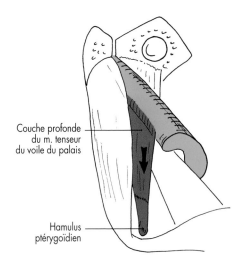

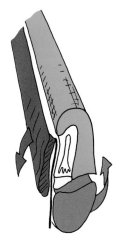

Couche profonde du m. tenseur du voile du palais

Hamulus ptérygoïdien

A. Ouverture de la lumière tubaire :
par contraction de la couche profonde
du m. tenseur du voile du palais.

B. Ouverture de l'ostium pharyngien :
par contraction du m. élévateur
du voile du palais.

# Oropharynx

Le pharynx est un conduit musculo-membraneux étendu verticalement en avant de la colonne cervicale. Il comprend trois parties (8-1). La partie supérieure, située en arrière de la cavité nasale, est dénommée partie nasale du pharynx et cliniquement rhinopharynx. Sa fonction est respiratoire ; elle n'a aucune fonction digestive. La partie moyenne, située en arrière de la cavité orale, est dénommée partie orale du pharynx et cliniquement oropharynx. C'est un carrefour entre les voies respiratoires et les voies digestives. La partie inférieure, située en arrière du larynx, est dénommée partie laryngée du pharynx et cliniquement hypopharynx. Elle a une fonction essentiellement digestive en reliant l'oropharynx à l'œsophage cervical.

L'oropharynx est limité par :
– en haut, le voile du palais et l'ostium intra-pharyngien ;
– en bas, le bord supérieur de l'épiglotte ;
– en avant, l'isthme du gosier et le « V » lingual.

---

  Conséquences cliniques

Les pathologies de l'oropharynx sont fréquentes, dominées par les infections (les angines) et les tumeurs liées à une consommation excessive d'alcool et de tabac. Les carcinomes épidermoïdes de la fosse tonsillaire représentent 15 % des tumeurs malignes ORL. Leurs modalités d'extension sont dictées par les diverses structures anatomiques de l'oropharynx. L'examen clinique de l'oropharynx est simple associant une inspection par voie endobuccale, en réclinant la langue avec un abaisse-langue, et une palpation, cliniquement capitale au niveau des tonsilles palatines et de la racine de la langue.

---

## ◼ Constitution de l'oropharynx

L'oropharynx est un conduit musculo-membraneux dont la paroi est formée, de dedans en dehors, par :
– une muqueuse de type oral c'est-à-dire un épithélium pavimenteux stratifié non kératinisé ;
– un fascia interne, séparant la muqueuse du plan musculaire, dénommé fascia pharyngo-basilaire. C'est une couche conjonctive épaisse et résistante ;

– des muscles constricteurs supérieur et moyen du pharynx qui forment une gouttière recouverte par deux fascias. L'espace situé entre ces deux fascias est un espace de glissement permettant la mobilité du pharynx lors de la déglutition. Les différents muscles constricteurs s'imbriquent comme les tuiles d'un toit ;

– un fascia externe séparant l'axe musculaire des espaces voisins. C'est une mince lame de tissu conjonctif.

Le *muscle constricteur supérieur* du pharynx (*voir* 7-4) s'insère en avant selon une ligne complexe qui comprend de haut en bas :

– la moitié inférieure du bord postérieur de la lame médiane du processus ptérygoïde ;

– le raphé ptérygo-mandibulaire qui relie le processus ptérygoïde à la ligne mylo-hyoïdienne du corps de la mandibule ;

– la ligne mylo-hyoïdienne située à la face postérieure du corps de la mandibule.

Les fibres se dirigent en arrière et s'entrecroisent sur la ligne médiane avec celles du côté opposé afin de former un raphé médian. Seules les fibres les plus basses du

**8-1** L'oropharynx : ses limites sur une coupe sagittale médiane.

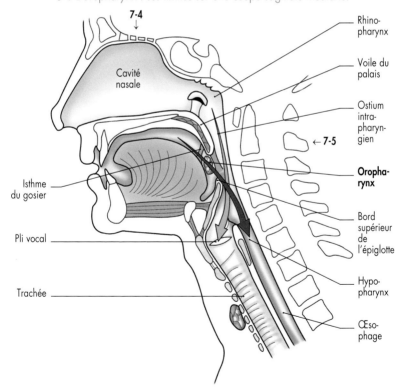

muscle constricteur supérieur appartiennent à l'oropharynx, les fibres les plus hautes appartiennent au rhinopharynx.

Le *muscle constricteur moyen du pharynx* (*voir* 7-4) s'insère en avant sur la grande corne et la petite corne de l'os hyoïde puis se dirige en arrière pour se terminer sur le raphé médian. Les fibres les plus basses du muscle constricteur moyen du pharynx appartiennent à l'hypopharynx, les fibres intermédiaires à l'oropharynx et les fibres les plus hautes au rhinopharynx. Elles passent en arrière des fibres du muscle constricteur supérieur du pharynx.

Le *fascia pharyngo-basilaire* a l'aspect d'un fer à cheval qui donne sa forme au pharynx et permet de maintenir ouvert l'axe aéro-digestif. C'est une structure fibreuse épaisse et résistante s'insérant en haut sur la base du crâne selon une ligne d'insertion complexe (*voir* 7-5) :

– une ligne oblique d'avant en arrière et de dedans en dehors, partant du bord postérieur de la lame médiale du processus ptérygoïde à la face postéro-inférieure du rocher en regard de la portion antéro-interne du foramen carotidien ;

– puis une ligne transversale, de dehors en dedans, jusqu'au tubercule pharyngien de l'occipital pour rejoindre le côté opposé.

Ce fascia se prolonge en bas avec la sous-muqueuse de l'œsophage. C'est une zone de résistance à l'extension des tumeurs de l'oropharynx.

## ■ Parois de l'oropharynx

L'oropharynx a la forme d'un cube comprenant six faces : une face supérieure, une face inférieure, une face postérieure, une face antérieure et deux faces latérales (8-2).

## Face supérieure de l'oropharynx

La face supérieure de l'oropharynx est formée par le voile du palais et en arrière par l'ostium intra-pharyngien, voie de communication avec le rhinopharynx.

### Description du voile du palais

Le voile du palais (8-2) ou palais mou est une cloison musculo-membraneuse, mobile et contractile, qui prolonge en arrière le palais osseux. Le bord postérieur du palais osseux correspond au plan horizontal passant par le bord supérieur de l'arc ventral de l'atlas (8-1). C'est la limite arbitraire entre l'oropharynx et le rhinopharynx. C'est un véritable sphincter mis en jeu dans la déglutition et dans la phonation. Il mesure trois à quatre centimètres de long, six à sept centimètres de large et un centimètre d'épaisseur. Il a la forme d'un quadrilatère avec deux faces et quatre bords.

**8-2** Oropharynx, bouche ouverte.

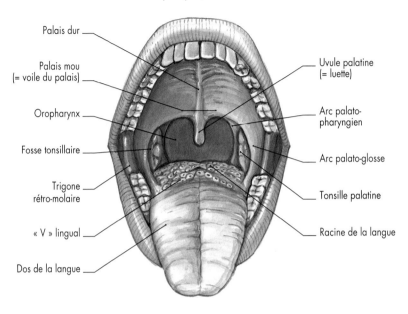

Palais dur

Palais mou (= voile du palais)

Oropharynx

Fosse tonsillaire

Trigone rétro-molaire

« V » lingual

Dos de la langue

Uvule palatine (= luette)

Arc palato-pharyngien

Arc palato-glosse

Tonsille palatine

Racine de la langue

La face antéro-inférieure est concave et regarde en bas et en avant. Elle prolonge la face supérieure de la cavité orale. La face postéro-supérieure est convexe. Elle est située dans le rhinopharynx et prolonge en arrière le plancher de la cavité nasale. La présence de formations lymphoïdes rend sa surface irrégulière. Le bord antérieur est attaché au palais osseux. Les bords latéraux se poursuivent avec les parois latérales de l'oropharynx. Le bord postérieur est libre, flottant et présente à sa partie médiane, l'uvule palatine (anciennement luette), prolongement cylindro-conique de 10 à 15 mm. De part et d'autre de l'uvule palatine part un repli muqueux curviligne : l'arc palato-pharyngien, oblique en bas, en dehors et en arrière, qui se termine dans la paroi latérale de l'oropharynx passant en arrière de la tonsille palatine. Il contient le muscle palato-pharyngien. Un deuxième repli, l'arc palato-glosse, naît de la face antéro-inférieure du voile du palais, près de la base de l'uvule palatine. Il se dirige en bas, en dehors et en avant pour se terminer sur le bord latéral de la langue à l'union du corps de la langue et de la racine de la langue, au niveau du « V » lingual. Il contient le muscle palato-glosse. Les arcs palato-pharyngien et palato-glosse délimitent la fosse tonsillaire appartenant à la face latérale de l'oropharynx (8-2).

## Constitution du voile du palais

Le voile est constitué d'un squelette musculo-aponévrotique recouvert de muqueuse. Cette muqueuse est de type oral (épithélium pavimenteux stratifié non kératinisé) sur la face antéro-inférieure et respiratoire (épithélium cylindrique stratifié avec cils vibratiles) sur la face postéro-supérieure du voile. L'armature du voile du palais est constituée par l'aponévrose palatine (8-3), lame résistante de 15 mm de long, s'étendant en arrière du palais osseux auquel elle adhère. Latéralement, elle est fixée à l'hamulus ptérygoïdien, petit crochet osseux situé à la partie basse du bord postérieur de la lame médiale du processus ptérygoïde. L'aponévrose palatine occupe les 2/5 antérieurs du voile du palais. Sur cette aponévrose palatine s'insèrent les muscles vélaires qui jouent un rôle essentiel dans la physiologie du voile du palais (8-4). Deux muscles relient l'aponévrose palatine à la base du crâne : le muscle tenseur du voile et le muscle élévateur du voile. Les autres muscles sont le muscle palato-pharyngien, le muscle palato-glosse et le muscle uvulaire.

**8-3** Muscles du voile, vue postéro-latérale droite (en encart : la réflexion du tendon du muscle tenseur du voile du palais autour de l'hamulus ptérygoïdien).

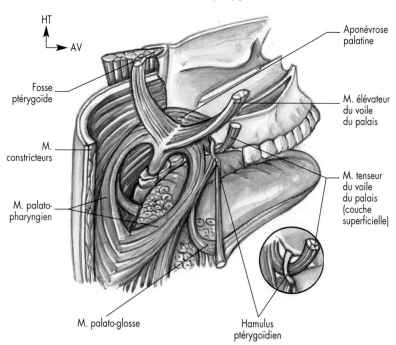

HT

AV

Fosse ptérygoïde

M. constricteurs

M. palato-pharyngien

M. palato-glosse

Aponévrose palatine

M. élévateur du voile du palais

M. tenseur du voile du palais (couche superficielle)

Hamulus ptérygoïdien

**8-4** Voile du palais.

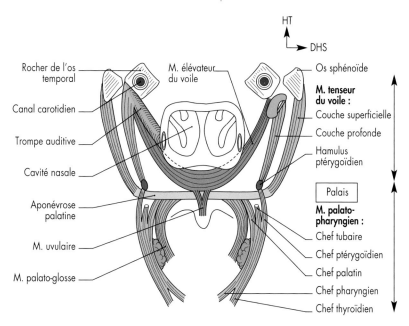

A. Constitution sur coupe frontale.

Le *muscle élévateur du voile du palais* s'insère soit a) en arrière de la trompe cartila-gineuse, sur la berge postérieure de la gouttière tubaire (*voir* 7-7), soit b) sur la face inférieure de la trompe auditive aussi bien sur sa portion cartilagineuse que fibreuse. Ce muscle contourne la trompe auditive par en bas pour se placer au-dessous d'elle et se termine sur la face dorsale de l'aponévrose palatine ou sur un raphé médian (8-4 ; *voir* 7-8 et 7-9). Son passage forme un relief dans la paroi latérale du rhinopharynx : le torus de l'élévateur. Son rôle est double. Sur le voile du palais, sa contraction entraîne une élévation du voile du palais et assure en grande partie la fermeture de l'ostium intra-pharyngien. Sur la trompe auditive, il dilate l'ostium tubaire (*voir* Chapitre 7). Le *muscle tenseur du voile du palais* est composé de deux couches : une couche superficielle et une couche profonde. La couche superficielle s'insère en avant de la trompe cartilagineuse, sur la berge antérieure de la gouttière tubaire (*voir* 7-7), descend verticalement pour se terminer par un tendon qui se réfléchit sur l'hamulus ptérygoïdien dont il est séparé par une bourse fibreuse, pour se terminer sur l'apo-névrose palatine. Elle a une action exclusivement vélaire et n'a aucune action sur la trompe auditive. La couche profonde s'insère sur la face latérale de la trompe auditive, descend verticalement et se termine sur l'hamulus ptérygoïdien (*voir* 7-8 et

8-4 *(suite)*

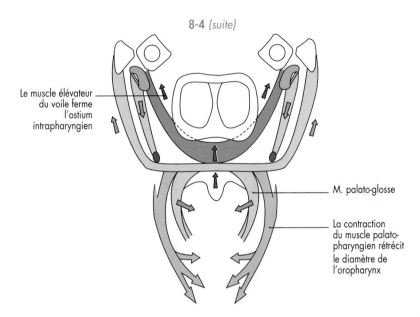

Le muscle élévateur du voile ferme l'ostium intrapharyngien

M. palato-glosse

La contraction du muscle palato-pharyngien rétrécit le diamètre de l'oropharynx

B. Physiologie du voile du palais, coupe frontale schématique : le sphincter vélo-palatin.

7-9). Elle a une action exclusivement sur la trompe auditive. Il est innervé par le nerf du muscle tenseur du voile issu de la branche postérieure du nerf mandibulaire (V3). Son rôle dans la physiologie vélaire est modeste ; ce muscle a un rôle essentiel dans la physiologie tubaire en ouvrant la trompe auditive.

Le *muscle palato-pharyngien* (8-3 et 8-4) appartient à la musculature du pharynx. En haut, le muscle palato-pharyngien s'insère par trois chefs : a) un chef principal, palatin, dans le voile du palais, b) un chef ptérygoïdien sur l'hamulus ptérygoïdien, et c) un chef tubaire. Ces trois chefs se réunissent et se dirigent en bas, en dehors et en arrière, passant dans l'arc palato-pharyngien, en dedans du muscle constricteur supérieur du pharynx. Il se termine en éventail par deux chefs : a) un chef thyroïdien s'insérant sur le cartilage thyroïde, et b) un chef pharyngien dont les fibres s'entre-croisent avec celles du côté opposé. Ces muscles jouent un rôle essentiel dans la physiologie vélaire. En rapprochant les deux arcs palato-pharyngiens, ils contribuent à la fermeture de l'ostium intra-pharyngien durant la déglutition, empêchant le passage d'aliments vers le rhinopharynx et la cavité nasale.

Le *muscle palato-glosse* (8-3 et 8-4) naît de l'aponévrose palatine, se dirige en bas, en dehors et un peu en avant, dans l'épaisseur de l'arc palato-glosse et se termine dans la langue. Son rôle est de rétrécir l'isthme du gosier.

Le *muscle uvulaire* (8-4) est pair et médian. Il s'insère sur l'aponévrose palatine, se dirige en bas et en arrière pour se terminer dans l'uvule palatine. Il élève et rac-courcit l'uvule palatine.

## Vascularisation et innervation du voile du palais

L'irrigation du voile du palais est assurée par de nombreuses artères provenant de l'artère faciale (artère palatine ascendante), de l'artère maxillaire (artère palatine descendante, artère du canal ptérygoïdien), de l'artère linguale, de l'artère pharyngienne ascendante. Les lymphatiques vélaires se drainent dans les nœuds rétropharyngiens et cervicaux profonds supérieurs pour la face postéro-supérieure, dans les nœuds jugulo-digastriques pour la face antéro-inférieure. Le drainage lymphatique est bilatéral. Ainsi, un carcinome épidermoïde développé sur le voile du palais peut générer des adénopathies métastatiques bilatérales. Le traitement des aires ganglionnaires dans ce contexte est systématiquement bilatéral (évidement ganglionnaire bilatéral, radiothérapie cervicale bilatérale).

L'innervation sensitive du voile du palais est assurée par les nerfs grand palatin, petit palatin et palatin accessoire. Ce sont des branches terminales du nerf ptérygo-palatin, rameau collatéral du nerf maxillaire, deuxième branche du nerf trijumeau (V2). Le nerf ptérygo-palatin est situé dans la fosse ptérygo-palatine. Le nerf grand palatin gagne la région vélaire par le canal grand palatin qui relie la fosse ptérygo-palatine à la cavité orale. Les nerfs petit palatin et palatin accessoire empruntent les canaux palatins accessoires développés en arrière du canal grand palatin. Seul, l'arc palato-glosse a une innervation sensitive provenant du nerf vague qui est à l'origine du réflexe nauséeux.

L'innervation des muscles vélaires est double. Le muscle tenseur du voile du palais est innervé par le nerf du muscle tenseur du voile, rameau du nerf mandibulaire, troisième branche du nerf trijumeau (V3). Tous les autres muscles vélaires ont une innervation issue du noyau moteur du nerf vague : le noyau ambigu. Les fibres empruntent le nerf vague puis son rameau auriculaire, le nerf facial, le nerf grand pétreux, le nerf du canal ptérygoïdien, le ganglion ptérygo-palatin, le nerf ptérygo-palatin et le nerf grand palatin.

---

 Conséquences cliniques

La sémiologie d'une atteinte du nerf vague comprend une paralysie vélo-palatine. Dans les paralysies unilatérales, les signes fonctionnels sont réduits : voix nasonnée, discrets troubles de la déglutition avec tendance au reflux liquide et alimentaire dans la cavité nasale. À l'examen, les signes sont nets : le voile du palais est asymétrique avec un élargissement et une surélévation des arcs palato-pharyngien et palato-glosse du côté paralysé tandis que l'uvule palatine est attirée du côté sain. Si l'on demande au patient d'émettre un son « a » ou « é », le voile du palais ne se contracte que du côté sain et l'uvule palatine est attirée du même côté. Dans les paralysies bilatérales, les signes fonctionnels sont importants : voix sourde et nasonnée et régurgitation nasale importante. L'ensemble du voile du palais est inerte et ne se contracte pas lorsque le sujet veut émettre un son.

---

## Physiologie du voile du palais (8-4B)

Les muscles les plus importants pour la physiologie vélaire sont le muscle élévateur du voile et le muscle palato-pharyngien. Ces deux muscles travaillent en synergie avec le muscle constricteur supérieur du pharynx afin de former un véritable sphincter

vélo-pharyngé. La fermeture de l'ostium intra-pharyngien nécessite l'action simultanée de plusieurs muscles :
– la contraction du muscle élévateur du voile génère un recul et une élévation du voile du palais, provoquant la fermeture de l'ostium par un véritable clapet musculo-muqueux ;
– la contraction du muscle palato-pharyngien et du muscle constricteur supérieur du pharynx rétrécit le diamètre de l'oropharynx.
Cette mobilité vélaire est capitale dans la phonation, la déglutition et la respiration. Par contre, le muscle tenseur du voile et l'uvule palatine ne jouent pas de rôle dans cette physiologie vélaire. Les excessives vibrations du voile du palais durant le sommeil sont un facteur essentiel dans la genèse du ronflement. La résection chirurgicale de l'uvule palatine et d'une partie modérée du voile du palais dans le traitement du ronflement (uvulectomie) n'induit aucun trouble fonctionnel oropharyngé.

## Face inférieure de l'oropharynx

La face inférieure de l'oropharynx communique largement avec l'hypopharynx. Elle correspond à un plan horizontal passant par le bord supérieur du corps de l'os hyoïde et, en arrière, par le bord inférieur de la troisième vertèbre cervicale (8-1).

## Face postérieure de l'oropharynx

La face postérieure de l'oropharynx repose sur le plan prévertébral. Elle correspond aux vertèbres cervicales situées entre le plan passant par le bord supérieur de l'arc ventral de l'atlas et le plan horizontal passant par le bord inférieur de la troisième vertèbre cervicale. Le plan osseux vertébral est recouvert par le ligament longitudinal ventral et les muscles prévertébraux : le muscle long du cou et le muscle long de la tête. La lame prévertébrale du fascia cervical recouvre ces muscles (8-5).
La région rétropharyngée, impaire et médiane, est le rapport essentiel de cette face postérieure de l'oropharynx. Elle est limitée en avant par le fascia pharyngo-basilaire et en arrière par la lame prévertébrale du fascia cervical. Elle est en continuité de la base du crâne au médiastin postérieur et contient du tissu cellulo-graisseux et les nœuds rétropharyngiens.

---

 Conséquences cliniques

L'infection de ces chaînes ganglionnaires peut engendrer un abcès rétropharyngé, pathologie survenant essentiellement chez l'enfant, visible à l'inspection de la face postérieure de l'oropharynx et se manifestant par des troubles de la respiration et de la déglutition. La perforation de la face postérieure de l'oropharynx entraîne l'irruption d'air dans la région rétropharyngée jusque dans le médiastin postérieur.

---

## 8-5 L'oropharynx.

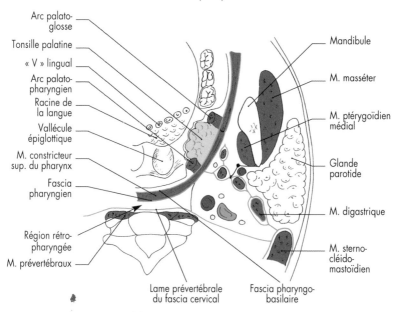

Arc palato-glosse
Tonsille palatine
« V » lingual
Arc palato-pharyngien
Racine de la langue
Vallécule épiglottique
M. constricteur sup. du pharynx
Fascia pharyngien
Région rétro-pharyngée
M. prévertébraux

Mandibule
M. masséter
M. ptérygoïdien médial
Glande parotide
M. digastrique
M. sterno-cléido-mastoïdien

Lame prévertébrale du fascia cervical
Fascia pharyngo-basilaire

A. Rapports postérieurs de l'oropharynx. Coupe schématique axiale passant par C3.

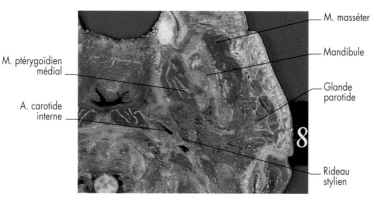

M. ptérygoïdien médial
A. carotide interne

M. masséter
Mandibule
Glande parotide
Rideau stylien

B. Coupe anatomique axiale passant par l'oropharynx.

# Face antérieure de l'oropharynx

La face antérieure de l'oropharynx comprend deux parties (8-6).

La *partie supérieure* est l'isthme du gosier qui constitue l'orifice postérieur de la cavité orale (8-1). Il fait communiquer la cavité orale avec l'oropharynx. Il est limité en bas par le « V » lingual, latéralement par les deux arcs palato-glosses et en haut par une ligne unissant les extrémités supérieures des deux arcs palato-glosses.

La *partie inférieure* est représentée par la racine de la langue, en arrière du « V » lingual, dont la muqueuse est soulevée par de nombreux follicules de la tonsille linguale. La structure de la langue est décrite dans le chapitre 9. La muqueuse de la racine de la langue se réfléchit au bord supérieur du corps de l'os hyoïde sur la face antérieure du cartilage épiglottique. La cuvette ainsi formée est divisée en deux parties par un repli muqueux médian : le pli glosso-épiglottique médian. Chaque hémi-cuvette prend le nom de vallécule épiglottique (8-6). Latéralement, la vallécule épiglottique est limitée par un repli muqueux : le pli glosso-épiglottique latéral. Les plis glosso-épiglottiques médian et latéraux sont soulevés par les divers faisceaux du muscle longitudinal supérieur de la langue. Le bord supérieur de l'épiglotte marque la limite de l'oropharynx.

**8-6** Racine de la langue, vue postéro-latérale droite (l'épiglotte est réclinée en arrière).

# Faces latérales de l'oropharynx

La face latérale de l'oropharynx est la fosse tonsillaire, dépression comprise entre l'arc palato-pharyngien et l'arc palato-glosse. Elle comprend deux parties : a) la partie haute de la fosse tonsillaire contient la tonsille palatine, b) la partie basse (partie infra-tonsillaire) se poursuit médialement jusqu'à la racine de la langue.

## Constitution de la partie haute de la fosse tonsillaire

La partie haute de la fosse tonsillaire, contenant la tonsille palatine, comprend trois parois et un sommet (8-7).

La paroi antérieure est constituée par l'arc palato-glosse. C'est un repli muqueux qui naît de la face antéro-inférieure du voile du palais, près de la base de l'uvule palatine. Il se dirige en bas, en dehors et en avant pour se terminer sur le bord latéral de la langue à l'union du corps de la langue et de la racine de la langue, au niveau du « V » lingual (dénommée en clinique « zone de jonction »). Il contient le muscle palato-glosse. En avant de l'arc palato-glosse se situe, dans la cavité orale, derrière la troisième molaire, une petite surface triangulaire qui recouvre la branche de la mandibule : c'est le trigone rétromolaire (8-7). Sous la muqueuse du trigone rétromolaire se trouve le raphé ptérygo-mandibulaire, bandelette tendineuse tendue entre l'hamulus ptérygoïdien en haut et la partie postérieure de la ligne mylo-hyoïdienne

**8-7** Fosse tonsillaire, vue antérieure.

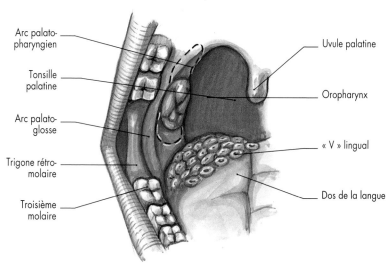

Arc palato-pharyngien

Tonsille palatine

Arc palato-glosse

Trigone rétro-molaire

Troisième molaire

Uvule palatine

Oropharynx

« V » lingual

Dos de la langue

de la mandibule en bas. Ce raphé sert de point d'insertion au muscle constricteur supérieur du pharynx en arrière et au muscle buccinateur en avant. Cette structure, bien que située dans la cavité orale, joue un rôle important dans l'extension des carcinomes épidermoïdes de la fosse tonsillaire.

8-8 Fosse tonsillaire.

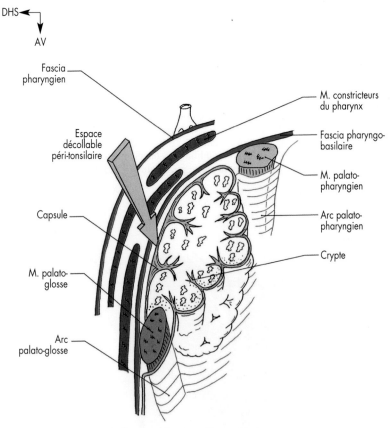

A. Coupe schématique. Rapports latéraux.

8-8 (suite)

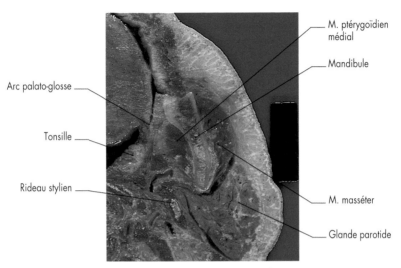

Arc palato-glosse

Tonsille

Rideau stylien

M. ptérygoïdien médial

Mandibule

M. masséter

Glande parotide

B. Coupe anatomique (voir aussi 8-5).

La paroi postérieure est constituée par l'arc palato-pharyngien. C'est un repli muqueux qui naît du bord libre du voile, près de la base de l'uvule palatine. Il se dirige en bas, en dehors et en arrière pour se terminer sur la paroi pharyngée latérale au même niveau que le pli pharyngo-épiglottique. Il contient le muscle palato-pharyngien.

La paroi latérale est constituée par la paroi du pharynx comprenant de dedans en dehors : le fascia pharyngo-basilaire, les muscles constricteurs supérieur et moyen du pharynx et le fascia externe (8-8). La tonsille palatine se projette en regard d'un hiatus existant entre les fibres les plus basses du muscle constricteur supérieur du pharynx et les fibres les plus hautes du muscle constricteur moyen du pharynx (8-9). En dehors de cette paroi pharyngée se trouvent les muscles stylo-pharyngien et stylo-glosse (8-9). Le sommet de la fosse tonsillaire est formé par la réunion des arcs palato-pharyngien et palato-glosse. Il existe au-dessus de la tonsille palatine, une fosse supra-tonsillaire, vestige de la deuxième fente branchiale, plus ou moins profonde, se développant dans l'épaisseur du voile du palais (8-7).

## Tonsille palatine

La tonsille palatine (8-8), dénommée cliniquement « amygdale », est une formation lymphoïde, appartenant à l'anneau lymphatique de Waldeyer, plaquée contre la paroi latérale de la fosse tonsillaire. La tonsille palatine, présente dès la naissance, augmente progressivement de volume jusqu'à l'âge de cinq ans. Un excès de développement peut engrendrer des troubles obstructifs respiratoires. Elle involue entre l'âge de douze et l'âge de vingt ans. Elle a la forme d'une amande (amygdale en grec signifie amande), à grand axe vertical, de deux centimètres de haut, un centimètre d'épaisseur et quinze millimètres de large. Sa face médiale est visible et palpable dans l'oropharynx. Elle a un aspect irrégulier, mamelonné, parsemé de petits orifices donnant accès à des cryptes. La face latérale est formée d'une capsule rattachée à la paroi latérale de la fosse tonsillaire par des faisceaux fibreux. Entre la capsule de la tonsille et le fascia pharyngo-basilaire existe un espace décollable péri-tonsillaire (8-8). Cet espace décollable est traversé dans son tiers inférieur par d'importants éléments vasculaires. La présence de cet espace décollable a deux conséquences cliniques importantes. La première application clinique est le phlegmon péri-amygdalien, complication classique des angines. Une collection suppurée se constitue dans l'espace décollable péri-tonsillaire induisant la classique triade symptomatique : trismus, œdème de la luette et voussure de l'arc palato-glosse. Son traitement repose sur son drainage chirurgical associé à une antibiothérapie par voie systémique.

**8-9** Paroi latérale de l'oropharynx et projection de la tonsille palatine.

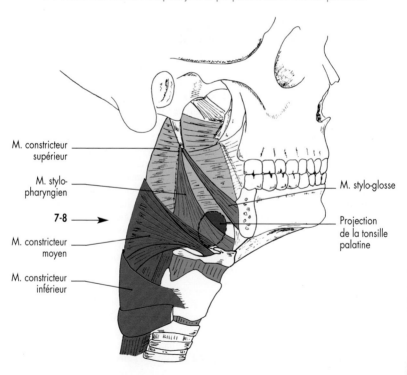

M. constricteur supérieur

M. stylo-pharyngien

**7-8** →

M. constricteur moyen

M. constricteur inférieur

M. stylo-glosse

Projection de la tonsille palatine

La deuxième application clinique est l'amygdalectomie, ablation chirurgicale de la tonsille palatine. Elle doit être effectuée en passant dans l'espace décollable péri-tonsillaire afin de ne pas léser le plan des muscles constricteurs.

La vascularisation de la tonsille palatine se fait par deux pédicules : un pédicule supérieur comprenant l'artère tonsillaire supérieure et l'artère polaire supérieure, un pédicule inférieur, plus volumineux, comprenant l'artère tonsillaire inférieure et l'artère polaire inférieure. Les lymphatiques tonsillaires gagnent le groupe des nœuds jugulo-digastriques homolatéraux.

## Constitution de la partie basse de la fosse tonsillaire (partie infra-tonsillaire)

La partie basse de la fosse tonsillaire est limitée (8-10) :
– en avant, par la racine de la langue dont elle est séparée par un profond sillon : le sillon amygdalo-glosse. C'est le siège fréquent de carcinomes épidermoïdes de l'oropharynx ;
– en arrière, par l'arc palato-pharyngien qui se termine sur la paroi pharyngée latérale au même niveau que le pli pharyngo-épiglottique ;
– en bas, par le pli glosso-épiglottique latéral et le pli pharyngo-épiglottique. Cette région réunissant les plis glosso-épiglottique latéral, pharyngo-épiglottique et l'arc palato-pharyngien est dénommée en clinique « carrefour des trois replis ». C'est une zone essentielle dans le bilan d'extension des carcinomes épidermoïdes du pharynx.

 Conséquences cliniques

Les carcinomes épidermoïdes de la fosse tonsillaire sont parmi les plus fréquents carcinomes épidermoïdes oropharyngés. Leur extension suit certaines voies anatomiques et elle est particulièrement bien analysée par un examen radiologique en imagerie par résonance magnétique (8-11). Trois voies principales de dissémination néoplasique sont décrites (8-12) :
– une extension latérale : longtemps considérée comme classique, l'extension directe à travers la paroi latérale de la fosse tonsillaire, c'est-à-dire l'envahissement de la région parapharyngée à travers le plan des constricteurs, est rare. Ce point est probablement secondaire à la résistance du fascia pharyngo-basilaire ;
– une extension antéro-latérale : c'est l'extension la plus fréquente. L'atteinte du raphé ptérygo-mandibulaire est capitale car c'est une voie de propagation tumorale rapide. Cette atteinte du raphé guide la tumeur vers la branche de la mandibule et le muscle ptérygoïdien médial. Les espaces profonds de la face sont alors envahis par l'intermédiaire de la région des muscles ptérygoïdiens. Le traitement chirurgical des cancers de la tonsille palatine est la bucco-pharyngectomie trans-mandibulaire. Durant ce geste, la fosse infra-temporale est évidée afin d'enlever ces prolongements supérieurs de la tumeur ;
– une extension antérieure : ce type d'extension se poursuit lorsque la tumeur se développe vers la partie basse du raphé ptérygo-mandibulaire. A son insertion basse, le long de la ligne mylo-hyoïdienne de la mandibule, le raphé ptérygo-mandibulaire entre en contact étroit avec le muscle mylo-hyoïdien. Ce fait explique les « fusées » tumorales vers le plancher de la cavité orale, le long du muscle mylo-hyoïdien.

**8-10** Partie basse de la fosse tonsillaire : muscles des arcs et carrefour des trois replis en vue postéro-latérale droite (le cartilage épiglottique est récliné en arrière pour visualiser les plis glosso-épiglottiques).

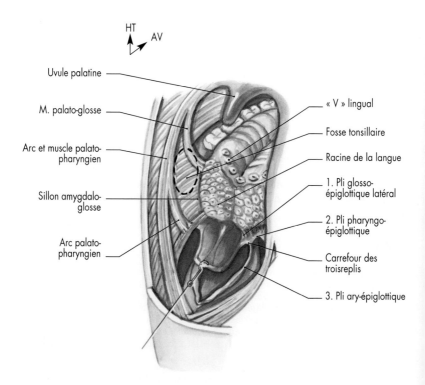

HT
AV

Uvule palatine

M. palato-glosse

Arc et muscle palato-pharyngien

Sillon amygdalo-glosse

Arc palato-pharyngien

« V » lingual

Fosse tonsillaire

Racine de la langue

1. Pli glosso-épiglottique latéral

2. Pli pharyngo-épiglottique

Carrefour des troisreplis

3. Pli ary-épiglottique

**8-11** Examen par résonance magnétique (IRM) de l'oropharynx.

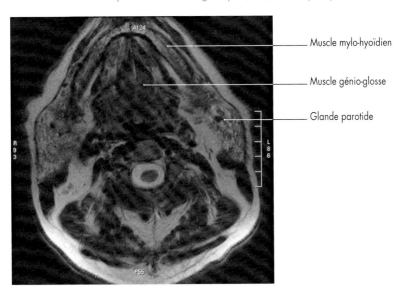

Muscle mylo-hyoïdien

Muscle génio-glosse

Glande parotide

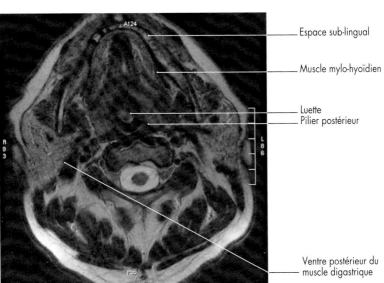

Espace sub-lingual

Muscle mylo-hyoïdien

Luette
Pilier postérieur

Ventre postérieur du
muscle digastrique

8-11 *(suite)*

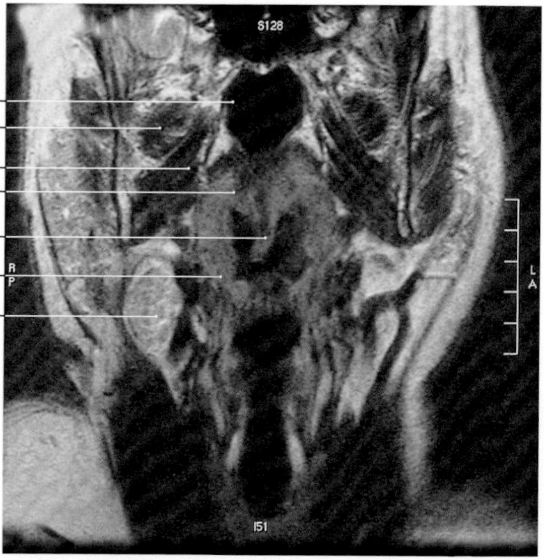
Pilier postérieur
Muscle ptérygoïdien latéral
Muscle ptérygoïdien médial
Voile du palais
Uvule palatine
Tonsille palatine
Glande parotide
S128
R
P
L
A
I51

**8-12** Modalités d'extension d'un carcinome épidermoïde tonsillaire.

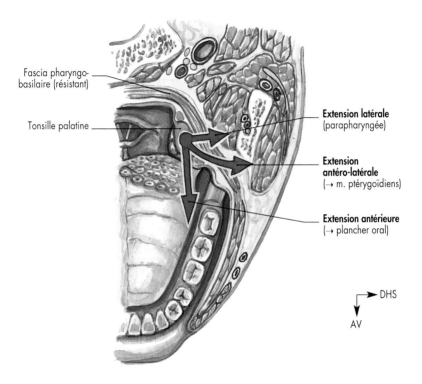

Fascia pharyngo-basilaire (résistant)

Tonsille palatine

**Extension latérale**
(parapharyngée)

**Extension antéro-latérale**
(→ m. ptérygoïdiens)

**Extension antérieure**
(→ plancher oral)

DHS

AV

A. Schéma anatomique.

**8-12** *(suite)*

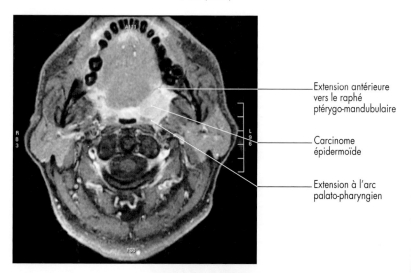

Extension antérieure vers le raphé ptérygo-mandubulaire

Carcinome épidermoïde

Extension à l'arc palato-pharyngien

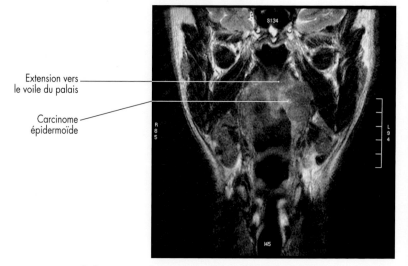

Extension vers le voile du palais

Carcinome épidermoïde

B. Examen par résonance magnétique (IRM) de l'oropharynx chez un patient ayant un carcinome épidermoïde.

# ■ Rapports de l'oropharynx : la région parapharyngée

Les rapports essentiels de l'oropharynx se font avec la région parapharyngée (8-13). La région parapharyngée occupe la partie médiale de l'espace intermédiaire des espaces profonds de la face. Elle est située entre la région rétrostylienne en arrière, la région parotidienne et la fosse infra-temporale en dehors (*voir* 6-1 et 6-5). Elle se prolonge en bas vers la région submandibulaire. Elle contient le muscle stylo-glosse (8-9), l'artère pharyngienne ascendante et l'artère palatine ascendante.

Les autres rapports réputés dangereux de l'oropharynx sont l'artère carotide interne mais elle reste à distance de l'oropharynx, située dans la région rétrostylienne. Elle est à sept millimètres de l'arc palato-pharyngien et à quinze millimètres de la tonsille palatine.

**8-13** A. IRM, coupe axiale en séquence T1 passant par l'oropharynx.

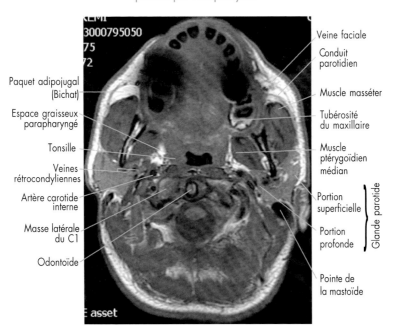

237

B. IRM, coupe axiale en séquence T2
passant par l'oropharynx.

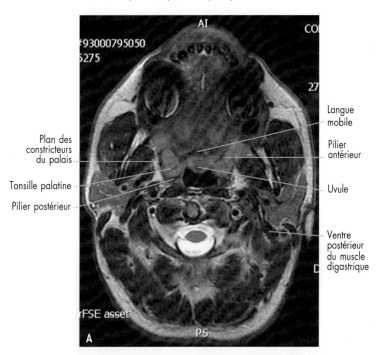

Plan des constricteurs du palais

Tonsille palatine

Pilier postérieur

Langue mobile

Pilier antérieur

Uvule

Ventre postérieur du muscle digastrique

## Limites de la région parapharyngée

La région parapharyngée a une forme de trapèze comprenant quatre parois : les parois médiale, latérale, postérieure et antérieure (6-5).

La paroi médiale est la paroi d'exploration clinique. Elle correspond à la paroi latérale du pharynx, en regard et en arrière de la fosse tonsillaire. Les tumeurs de la région parapharyngée bombent dans la cavité pharyngée en repoussant la tonsille palatine et sont palpables par un toucher pharyngé.

La paroi antérieure est constituée par le muscle ptérygoïdien médial recouvert par l'aponévrose ptérygoïdienne médiale. Cette aponévrose sépare la région parapharyngée de la région des muscles ptérygoïdiens, partie postérieure de la fosse infra-temporale.

C. Examen tomodensitométrique, coupe avec injection
de produit de contraste passant par l'oropharynx et le voile du palais.

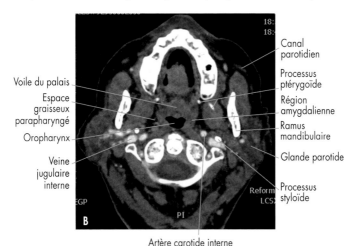

Voile du palais

Espace
graisseux
parapharyngé

Oropharynx

Veine
jugulaire
interne

Canal
parotidien

Processus
ptérygoïde

Région
amygdalienne

Ramus
mandibulaire

Glande parotide

Processus
styloïde

Artère carotide interne

La paroi postérieure est constituée par la partie médiale du diaphragme stylien, soit de dedans en dehors : le muscle stylo-pharyngien et le ligament stylo-hyoïdien. Cette paroi postérieure sépare la région parapharyngée de la région rétrostylienne.

La paroi latérale est constituée par l'aponévrose du lobe profond de la parotide, inconstante, tendue entre le ligament sphéno-mandibulaire en avant (épaississement postérieur de l'aponévrose inter-ptérygoïdienne) et le ligament stylo-mandibulaire en arrière. Elle sépare la région parapharyngée de la région parotidienne. Les tumeurs de la glande parotide peuvent s'engager entre les ligaments sphénomandibulaire et stylo-mandibulaire et envahir la région parapharyngée. Elles sont alors palpables par un toucher pharyngé en arrière de la tonsille palatine.

La région parapharyngée est fermée, en haut, par la portion pétro-tympanique du temporal. Il n'existe aucune communication entre cette région et l'endocrâne. En bas, la région parapharyngée est en communication avec la région submandibulaire.

## Contenu de la région parapharyngée

La région parapharyngée contient un faible tissu cellulo-graisseux traversé par le muscle stylo-glosse, les artères pharyngienne et palatine ascendantes.

L'artère pharyngienne ascendante est la plus petite branche de l'artère carotide externe. Elle naît de la face postérieure de l'artère carotide externe au même niveau que l'artère linguale, en regard de la grande corne de l'os hyoïde. Elle monte verticalement contre la paroi latérale du pharynx et donne des rameaux à la paroi pharyngée et aux muscles prévertébraux.

L'artère palatine ascendante naît de l'artère faciale en regard du pôle inférieur de la tonsille palatine. Elle monte verticalement le long de la paroi pharyngée, en avant de l'artère pharyngienne ascendante et donne des rameaux à la paroi pharyngée, à la tonsille palatine et au voile du palais.

D. IRM, coupe axiale en séquence T2 passant
par la base de langue.

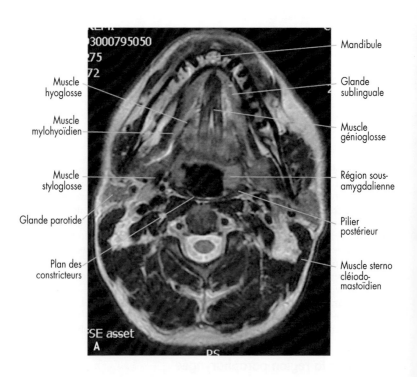

E. Examen tomodensitométrique, coupe avec injection de produit de contraste passant par la base de langue.

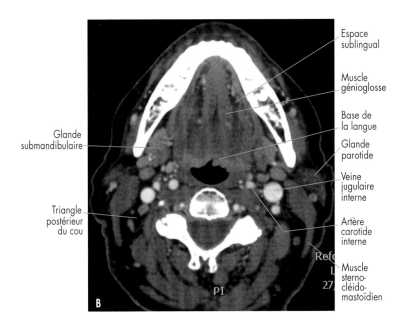

Espace sublingual

Muscle génioglosse

Base de la langue

Glande parotide

Veine jugulaire interne

Artère carotide interne

Muscle sterno-cléido-mastoïdien

Glande submandibulaire

Triangle postérieur du cou

F. IRM, coupe frontale passant par la luette.
1) Séquence T1 avec injection de gadolinium.

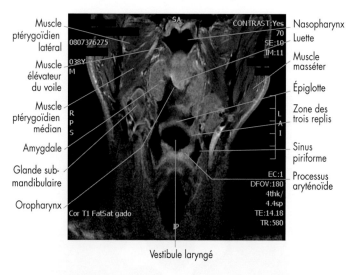

Muscle ptérygoïdien latéral
Muscle élévateur du voile
Muscle ptérygoïdien médian
Amygdale
Glande sub-mandibulaire
Oropharynx

Nasopharynx
Luette
Muscle masséter
Épiglotte
Zone des trois replis
Sinus piriforme
Processus aryténoïde

Vestibule laryngé

2) Séquence T2.

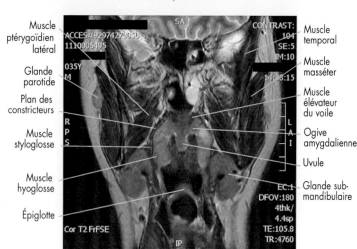

Muscle ptérygoïdien latéral
Glande parotide
Plan des constricteurs
Muscle styloglosse
Muscle hyoglosse
Épiglotte

Muscle temporal
Muscle masséter
Muscle élévateur du voile
Ogive amygdalienne
Uvule
Glande sub-mandibulaire

# Appareil manducateur

La manducation est l'action de manger. L'appareil manducateur comprend un ensemble de structures liées par cette fonction commune : la cavité orale, les dents, les glandes orales, l'articulation temporo-mandibulaire et les muscles masticateurs. Cet appareil occupe la partie initiale de l'appareil digestif où se réalisent la mastication, l'insalivation, la gustation et la déglutition des aliments.

La cavité orale est la cavité de la face comprise entre les maxillaires et la mandibule, fermée en avant par les lèvres, limitée latéralement par les joues et communiquant en arrière avec l'oropharynx par l'isthme du gosier. Elle occupe le tiers inférieur de la face. Les glandes orales sont des glandes exocrines, s'ouvrant dans la cavité orale et sécrétant la salive. Elles sont classées en glandes orales principales (glande parotide, submandibulaire et sublinguale) et glandes orales accessoires disséminées dans l'épaisseur de la muqueuse buccale.

Cet appareil manducateur est le siège de très nombreuses pathologies. La cavité orale est le siège d'infections et de tumeurs, essentiellement liées à l'excès de consommation d'alcool et de tabac. La pathologie dentaire affecte tous les hommes à tout âge. La pathologie des glandes orales est essentiellement lithiasique et tumorale.

## ▓ Cavité orale

La cavité orale est une cavité irrégulière de volume variable en fonction de l'importance de l'ouverture buccale. Elle est divisée en deux parties par les arcades dentaires (9-1) : a) en dehors d'elles, le vestibule de la bouche, b) en dedans d'elles, la cavité orale proprement dite. Ces deux parties sont en communication lorsque la bouche est ouverte mais sont séparées par les dents, les maxillaires et la mandibule lorsque la bouche est fermée.

La cavité orale comprend six parois (9-2). La paroi antérieure est constituée par les lèvres. La paroi postérieure est largement ouverte dans l'oropharynx par l'isthme du gosier. Les parois latérales sont formées par les joues. La paroi inférieure est le plancher oral tandis que la paroi supérieure forme le palais, osseux dans sa partie antérieure, musculaire dans sa partie postérieure.

**9-1** Cavité orale, coupe frontale.

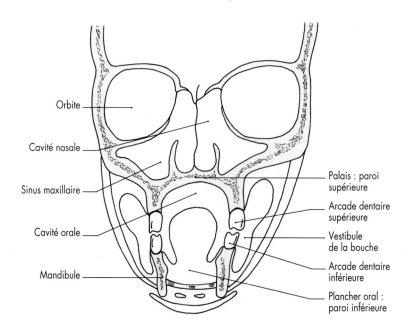

Orbite

Cavité nasale

Sinus maxillaire

Cavité orale

Mandibule

Palais : paroi supérieure

Arcade dentaire supérieure

Vestibule de la bouche

Arcade dentaire inférieure

Plancher oral : paroi inférieure

## Paroi antérieure

La paroi antérieure de la cavité orale est formée par les lèvres (9-3) : une lèvre supérieure séparée d'une lèvre inférieure par la fente orale. Ces deux lèvres se réunissent latéralement au niveau des commissures labiales. Les lèvres comprennent une partie cutanée et une partie muqueuse séparées par le limbe. Il est essentiel dans toute chirurgie des lèvres de reconstituer avec minutie le limbe afin de ne pas générer de disgrâce esthétique.

La lèvre supérieure présente une dépression verticale médiane, plus ou moins marquée : le philtrum, délimité latéralement par deux crêtes philtrales. Ces deux crêtes représentent la zone d'union des bourgeons maxillaires, bourgeons embryonnaires de la face. Les fentes labio-palatines sont des malformations embryonnaires résultant du défaut d'union de ces deux bourgeons et touchant à un degré plus ou moins important la lèvre supérieure mais aussi le tiers moyen de la face. La limite entre la lèvre supérieure et la joue est le sillon naso-labial.

**9-2** A. IRM, coupe coronale en séquence T2 passant par la partie postérieure de la cavité orale.

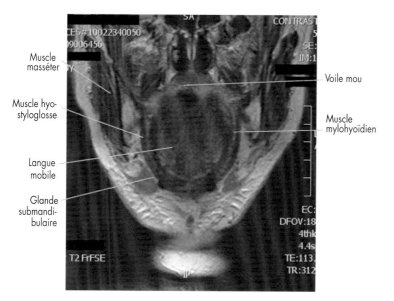

Muscle masséter

Muscle hyo-styloglosse

Langue mobile

Glande submandibulaire

Voile mou

Muscle mylohyoïdien

Les lèvres sont formées par une couche musculaire recouverte en dehors par de la peau et en dedans par la muqueuse de la cavité orale. La peau est le siège d'une pilosité plus ou moins marquée chez l'homme. Sous la couche muqueuse, on trouve de nombreuses glandes salivaires accessoires qui peuvent être à l'origine de kystes. Les muscles des lèvres (9-4 et 9-5) sont centrés autour d'un muscle circulaire : le muscle orbiculaire de la bouche qui assure la fermeture de la fente orale. Les autres muscles labiaux naissent à distance des lèvres mais se terminent sur le muscle orbiculaire de la bouche auquel ils s'opposent afin d'ouvrir la fente orale. Ces muscles dilatateurs sont : le platysma (muscle cutané du cou), l'élévateur de la lèvre supérieure, l'élévateur de l'angle de la bouche, le grand et le petit zygomatique, le releveur naso-labial, l'abaisseur de la lèvre inférieure, l'abaisseur de l'angle de la bouche et le mentonnier (Tableau 9-I). Ils sont innervés par le nerf facial. Toute chirurgie des lèvres impose de reconstituer avec minutie le muscle orbiculaire de la bouche afin de ne pas induire de trouble fonctionnel lié à une incontinence labiale. Les lèvres sont vascularisées par une arcade circulaire formée de l'anastomose des artères labiales supérieure et inférieure, branches de l'artère faciale. Cette arcade saigne abondamment lors d'une section de la lèvre : une simple compression des bords de la plaie fait céder l'hémorragie. Les veines suivent le trajet des artères et gagnent la veine faciale. Les lymphatiques se drainent dans les nœuds lymphatiques submandibulaires.

**9-2** B. IRM, coupe coronale en séquence T2
passant par la partie antérieure de la cavité orale.

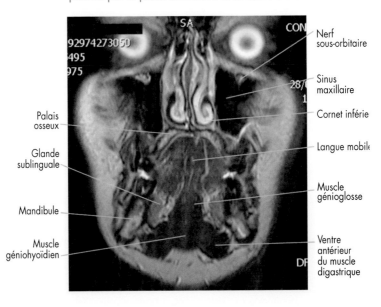

Nerf
sous-orbitaire

Sinus
maxillaire

Palais
osseux

Cornet inférie

Glande
sublinguale

Langue mobil

Muscle
génioglosse

Mandibule

Muscle
géniohyoïdien

Ventre
antérieur
du muscle
digastrique

**9-3** Les lèvres.

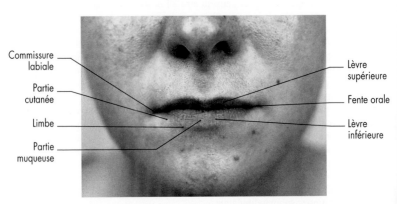

Commissure
labiale

Lèvre
supérieure

Partie
cutanée

Fente orale

Limbe

Lèvre
inférieure

Partie
muqueuse

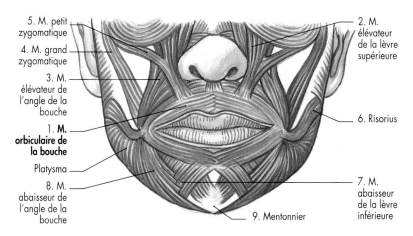

**9-4** Muscles des lèvres.

5. M. petit zygomatique
4. M. grand zygomatique
3. M. élévateur de l'angle de la bouche
1. **M. orbiculaire de la bouche**
Platysma
8. M. abaisseur de l'angle de la bouche
2. M. élévateur de la lèvre supérieure
6. Risorius
7. M. abaisseur de la lèvre inférieure
9. Mentonnier

## Paroi latérale

Les parois latérales (9-5) de la cavité orale sont formées par les joues qui comprennent une couche musculaire et une couche adipeuse couverte par la peau en dehors et la muqueuse de la cavité orale en dedans. La peau est le siège d'une pilosité plus ou moins marquée chez l'homme. Le *muscle buccinateur* est l'élément essentiel de la joue. Il s'insère en haut sur le maxillaire, en bas sur la mandibule, en arrière sur le raphé ptérygo-mandibulaire qui le sépare du muscle constricteur du pharynx. Il est innervé par le nerf facial. En cas de paralysie faciale, la joue reste flasque et on dit que le malade « fume la pipe ». Le tissu adipeux de la joue varie avec l'embonpoint du sujet. Une importante masse graisseuse, située entre le muscle buccinateur et les muscles masticateurs, sert de plan de glissement aux muscles masticateurs : c'est le corps adipeux de la joue qui met en communication la joue avec la fosse infra-temporale. Cette masse graisseuse est employée en chirurgie de la face pour combler les communications oro-sinusiennes. Le conduit parotidien (canal de Sténon), canal excréteur de la glande parotide, quitte la région parotidienne pour entrer dans la région génienne en passant en avant du corps adipeux de la joue puis perfore le muscle buccinateur et s'ouvre dans la cavité orale en regard du collet de la deuxième molaire supérieure. Son trajet suit une ligne reliant le lobule de l'auricule à l'aile du nez. Toute plaie de la joue passant par cette ligne doit faire rechercher une plaie du conduit parotidien et conduire à une exploration chirurgicale de la joue. Enfin, la joue est traversée horizontalement, en dehors du plan du muscle buccinateur, par les branches motrices du nerf facial destinées aux muscles cutanés de la face. Elles peuvent être sectionnées lors des plaies de la joue.

247

9-5 Muscles de la face, vue latérale.

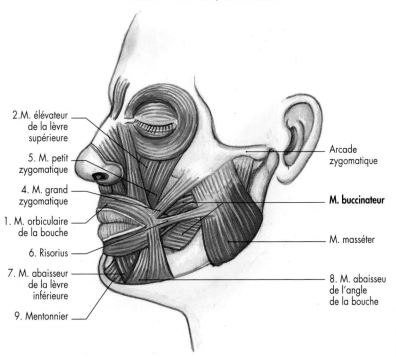

2. M. élévateur de la lèvre supérieure

5. M. petit zygomatique

4. M. grand zygomatique

1. M. orbiculaire de la bouche

6. Risorius

7. M. abaisseur de la lèvre inférieure

9. Mentonnier

Arcade zygomatique

**M. buccinateur**

M. masséter

8. M. abaisseu de l'angle de la bouche

NB : Les numéros correspondent à l'ordre d'appel des muscles dans le texte.

**Tableau 9-I.** Les muscles dilatateurs de la fente orale (9-4 et 9-5).

| Nom | Origine | Terminaison |
|---|---|---|
| M. élévateur de la lèvre supérieure | Bord infra-orbitaire du maxillaire | Lèvre supérieure |
| M. élévateur de l'angle de la bouche | Fosse canine | Commissure labiale |
| M. grand zygomatique | Os zygomatique | Partie latérale de la lèvre supérieure |
| M. petit zygomatique | Os zygomatique | |
| M. abaisseur de la lèvre inférieure | Corps de la mandibule | Partie latérale de la lèvre supérieure |
| M. abaisseur de l'angle de la bouche | Corps de la mandibule | Lèvre inférieure Commissure labiale |
| M. mentonnier | Corps de la mandibule | Lèvre inférieure |

Conséquences cliniques

Les pathologies essentielles des lèvres sont les plaies, les malformations, les infections (les chéi-lites) et les tumeurs. Le cancer des lèvres est un épithélioma spino-cellulaire, touchant essentiel-lement la lèvre inférieure, dont les facteurs de risque semblent être l'exposition au soleil, les traumatismes locaux, le tabac et l'alcool.

## Paroi inférieure

La paroi inférieure est le plancher oral dont la partie centrale est occupée par le corps de la langue. Le plancher oral est formé de trois muscles : le muscle mylhyoïdien, le muscle génio-glosse et le ventre antérieur du muscle digastrique (9-6).

Le *muscle mylo-hyoïdien* est un muscle large, plat, étendu transversalement de la ligne mylo-hyoïdienne située à la face médiale de la mandibule au corps de l'os hyoïde en arrière et au raphé mandibulo-hyoïdien médialement. Les deux muscles mylo-hyoïdiens droit et gauche forment ainsi une véritable sangle musculaire sur laquelle repose la cavité orale.

Le *muscle génio-hyoïdien* est un muscle pair qui naît de la face antérieure du corps de l'os hyoïde, se dirige en avant et en haut pour se terminer sur l'épine mentonnière inférieure de la mandibule.

Le *ventre antérieur du muscle digastrique* est situé sous le muscle mylo-hyoïdien. Le muscle digastrique est un muscle allongé, formé de deux ventres charnus, nom-més ventre postérieur et ventre antérieur, réunis par un tendon intermédiaire. Son ventre postérieur naît du processus mastoïde, descend obliquement en bas, en avant et en dedans et entre dans la constitution du rideau stylien, puis se poursuit par un tendon intermédiaire un peu au-dessus de l'os hyoïde (*voir* 6-6). Après ce tendon intermédiaire, il prend le nom de ventre antérieur, se dirige en avant pour s'insérer sur le bord inférieur de la mandibule.

Au-dessus de cette sangle musculaire du plancher oral se situe le corps de la langue. La langue est un organe musculaire complexe intervenant dans la mastication, la déglutition et la phonation. Elle comprend deux parties en continuité : a) le corps de la langue, mobile, situé dans la cavité orale, et b) la racine de la langue, fixe, située en arrière du corps de la langue, dans l'oropharynx. La langue est une structure musculaire amarrée en arrière sur un os impair et médian : l'os hyoïde.

L'os hyoïde (9-7) est situé à la partie médiane et haute du cou, au-dessus du larynx, sous la mandibule. On peut le palper aisément à la face antérieure du cou entre ces deux structures. Il a une forme de « U » ouvert en arrière et n'a aucune connexion avec le squelette voisin auquel il n'est réuni que par des muscles et des ligaments. Ce point essentiel en fait un os très mobile lors de la déglutition. L'os hyoïde com-prend un corps antérieur sur lequel se rattachent deux grandes cornes en arrière et deux petites cornes au-dessus. La membrane hyo-glossienne et le septum lingual sont deux lames fibreuses naissant sur le bord supérieur du corps de l'os hyoïde et se terminant dans le massif lingual.

**9-6** Plancher oral, vue inféro-latérale.

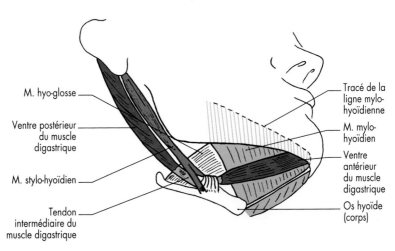

M. hyo-glosse

Ventre postérieur du muscle digastrique

M. stylo-hyoïdien

Tendon intermédiaire du muscle digastrique

Tracé de la ligne mylo-hyoïdienne

M. mylo-hyoïdien

Ventre antérieur du muscle digastrique

Os hyoïde (corps)

**9-7** Os hyoïde et appareil hyoïdien.

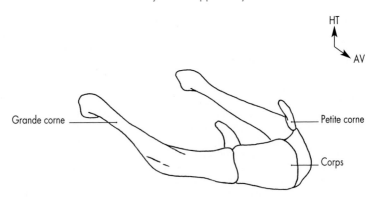

HT

AV

Grande corne

Petite corne

Corps

A. Os hyoïde, vue de trois quarts antéro-droite.

9-7 (suite)

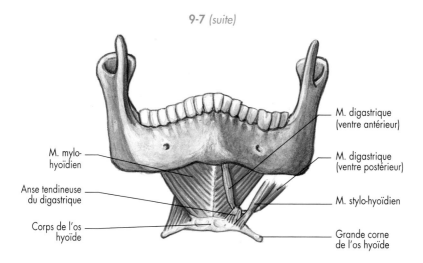

M. digastrique
(ventre antérieur)

M. mylo-
hyoïdien

M. digastrique
(ventre postérieur)

Anse tendineuse
du digastrique

M. stylo-hyoïdien

Corps de l'os
hyoïde

Grande corne
de l'os hyoïde

B. Paroi inférieure de la cavité orale : plancher oral en vue antérieure.

Les muscles de la langue (Tableau 9-II) sont au nombre de dix-sept (9-8). Ils s'attachent sur l'os hyoïde, la mandibule ou sur la base du crâne. Tous sont pairs et symétriques sauf le muscle longitudinal supérieur qui est impair et médian.

Parmi ces muscles du massif lingual, le muscle génio-glosse a une insertion osseuse antérieure, sur la mandibule. Par conséquent, sa contraction entraîne une traction de la langue en avant. Deux muscles, le muscle longitudinal inférieur et le muscle hyo-glosse, ont une insertion osseuse postérieure, sur l'os hyoïde. Leur contraction entraîne donc un abaissement et une rétraction de la langue. Un muscle a une insertion haute, au niveau de la base du crâne, sur le processus styloïde : le muscle stylo-glosse. Sa contraction engendre donc une traction de la langue vers le haut et en arrière.

La langue est vascularisée par l'artère linguale, deuxième branche collatérale de l'artère carotide externe (9-17). Elle se détache de l'artère carotide externe en regard de la grande corne de l'os hyoïde, se porte en avant, en haut et médialement, traverse la région submandibulaire et suit la langue pour se terminer en une artère profonde de la langue et une artère sublinguale. Les muscles linguaux sont innervés par le nerf hypoglosse sauf le muscle stylo-glosse, innervé par le nerf glosso-pharyngien. Le drainage lymphatique de la langue est double : a) les lymphatiques du corps de la langue se drainent dans les nœuds lymphatiques submentaux et submandibulaires qui vont ensuite rejoindre les nœuds jugulo-digastriques, b) les lymphatiques de la racine de la langue se drainent directement dans les nœuds jugulo-digastriques. Ainsi, la partie de la langue située dans la cavité orale a un drainage lymphatique submental et submandibulaire tandis que la partie de la langue située dans l'oropharynx a un drainage lymphatique jugulo-digastrique.

**Tableau 9-II.** Muscles de la langue

| Nom | Origine | Terminaison | Fonction |
|---|---|---|---|
| *Muscle impair et médian* | | | |
| M. longitudinal supérieur | Os hyoïde, épiglotte | Massif lingual | |
| *Muscles pairs et symétriques* | | | |
| M. génio-glosse | Mandibule | Massif lingual | Tire la langue en avant |
| M. longitudinal inférieur | Os hyoïde | Massif lingual | Abaisse, rétracte la langue |
| M. hyo-glosse | Os hyoïde | Septum lingual | Abaisse, rétracte la langue |
| M. stylo-glosse | Processus styloïde | Septum lingual | Tire en haut et en arrière |
| M. transverse de la langue | Septum lingual | Massif lingual | Rétrécit la langue |
| M. palato-glosse | Aponévrose palatine | Massif lingual | Rétrécit l'isthme du gosier |
| M. constricteur supérieur du pharynx : – partie glosso-pharyngienne – partie glosso-tonsillaire | | Massif lingual Massif lingual | |

9-8 Muscles de la langue.

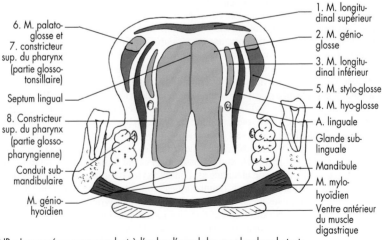

6. M. palato-glosse et
7. constricteur sup. du pharynx (partie glosso-tonsillaire)

Septum lingual

8. Constricteur sup. du pharynx (partie glosso-pharyngienne)

Conduit sub-mandibulaire

M. génio-hyoïdien

1. M. longitudinal supérieur
2. M. génio-glosse
3. M. longitudinal inférieur
5. M. stylo-glosse
4. M. hyo-glosse
A. linguale
Glande sub-linguale
Mandibule
M. mylo-hyoïdien
Ventre antérieur du muscle digastrique

NB : Les numéros correspondent à l'ordre d'appel des muscles dans le texte.
A. Coupe schématique frontale selon 9-19.

9-8 *(suite)*

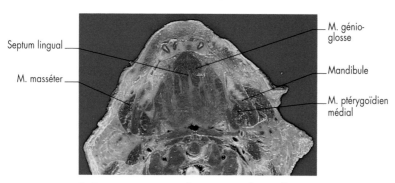

Septum lingual

M. masséter

M. génio-glosse

Mandibule

M. ptérygoïdien médial

B. Coupe anatomique axiale passant par le massif lingual.

La muqueuse linguale comprend deux faces : une face dorsale et une face infé-rieure. La face dorsale (9-9) est marquée par le relief des papilles gustatives circumvallées formant un « V » qui sépare le corps de la racine de la langue. En arrière de ce « V » lingual se situe médialement une invagination : le foramen cæcum, correspondant à l'origine de la glande thyroïde. En effet, cette glande se développe à partir d'une invagination de la muqueuse linguale qui va former le canal thyréo-glosse, traverse la racine de la langue puis le cou en avant du larynx et rejoindre la région thyroïdienne. La persistance de ce canal peut engendrer un kyste du tractus thyréo-glosse se présentant cliniquement comme une masse médiane, au contact du corps de l'os hyoïde, apparaissant durant les premières années de la vie. Ce kyste peut se surinfecter au cours d'une angine lorsque le canal thyréo-glosse est encore perméable.

La face inférieure de la langue (9-10) est plus difficile à examiner. Elle doit être observée en utilisant un abaisse-langue qui rabat le bord libre de la langue. En avant et médialement, un repli muqueux, le frein de la langue, rattache la face inférieure de la langue à la gencive. De part et d'autre du frein de la langue s'abouchent les canaux excréteurs des glandes submandibulaires (le conduit submandibulaire) et sublinguales (le conduit sublingual). La muqueuse de la face inférieure de la langue se prolonge latéralement sur le plancher oral en formant un sillon : le sillon pelvi-lingual, siège fréquent des carcinomes épidermoïdes du plancher de la cavité orale.

**9-9** Face dorsale de la langue.

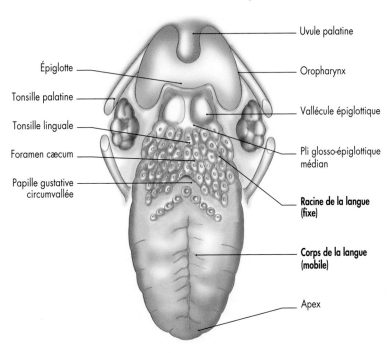

- Uvule palatine
- Oropharynx
- Vallécule épiglottique
- Pli glosso-épiglottique médian
- **Racine de la langue (fixe)**
- **Corps de la langue (mobile)**
- Apex

- Épiglotte
- Tonsille palatine
- Tonsille linguale
- Foramen cæcum
- Papille gustative circumvallée

 Conséquences cliniques

Les cancers de la langue sont des carcinomes épidermoïdes, particulièrement fréquents chez les hommes ayant abusé d'alcool et de tabac. L'extension de ces cancers est marquée par l'absence de limite anatomique entre le corps de la langue et la racine de la langue. Par conséquent, il peut exister des fusées néoplasiques longitudinales allant d'une partie à l'autre de la langue. Si la tumeur est exclusivement limitée au corps de la langue, le drainage lymphatique se fera vers les nœuds lymphatiques submentaux et/ou submandibulaires. Par contre, si la tumeur est exclusivement localisée à la racine de la langue, il n'y a aucune diffusion métastatique dans les nœuds submentaux et submandibulaires.

**9-10** Face inférieure de la langue et plancher oral.

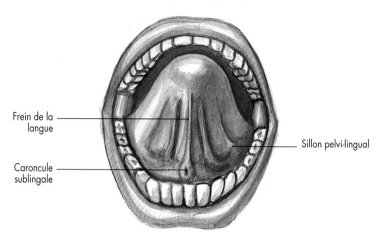

Frein de la
langue

Sillon pelvi-lingual

Caroncule
sublingale

# Paroi supérieure

La paroi supérieure de la cavité orale sépare la cavité orale de la cavité nasale.
Elle comprend deux parties : a) une partie antérieure, osseuse, qui supporte les
arcades dentaires : le palais osseux, et b) une partie postérieure, musculaire et mobile,
le voile du palais. Le voile du palais sera décrit dans le chapitre 8.
Le palais osseux (9-11) est formé par les processus palatins des maxillaires (deux
tiers antérieurs) et les lames horizontales des os palatins (tiers postérieur). Il a la
forme d'une ogive perforée en avant par le foramen incisif, en arrière par le foramen grand palatin et le foramen petit palatin. Le foramen incisif est l'extrémité
antérieure du canal incisif qui donne passage au nerf et aux vaisseaux naso-palatins.
Le nerf naso-palatin est une branche du nerf maxillaire. Les vaisseaux naso-palatins
viennent de l'artère sphéno-palatine. Le foramen grand palatin est l'extrémité inférieure du canal grand palatin qui donne passage au nerf et aux vaisseaux grands
palatins. Les vaisseaux grands palatins viennent de l'artère palatine descendante.
Le foramen petit palatin est l'extrémité inférieure du canal petit palatin et donne
passage au nerf et aux vaisseaux petit palatin et palatin accessoire. Le seul pédicule vasculaire important du palais est le pédicule grand palatin. Ce pédicule doit
toujours être respecté dans la chirurgie du voile du palais. La muqueuse du palais
osseux recouvre une couche de glandes orales accessoires importante qui peuvent
être le siège de tumeurs salivaires.

9-11 Paroi supérieure de la cavité orale : le palais.

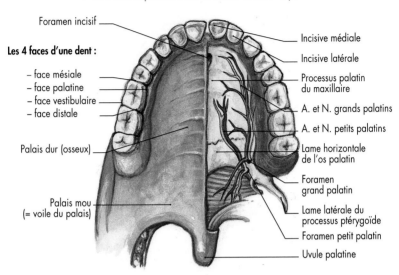

Foramen incisif

**Les 4 faces d'une dent :**

– face mésiale
– face palatine
– face vestibulaire
– face distale

Palais dur (osseux)

Palais mou
(= voile du palais)

Incisive médiale

Incisive latérale

Processus palatin
du maxillaire

A. et N. grands palatins

A. et N. petits palatins

Lame horizontale
de l'os palatin

Foramen
grand palatin

Lame latérale du
processus ptérygoïde

Foramen petit palatin

Uvule palatine

## Paroi postérieure

La paroi postérieure de la cavité orale communique largement avec l'oropharynx par l'isthme du gosier. Il est limité par le « V » lingual en bas, les deux arcs palato-glosses latéralement et par une ligne unissant les extrémités supérieures de deux arcs palato-glosses en haut.

En avant de l'arc palato-glosse se situe, dans la cavité orale, derrière la troisième molaire, une petite surface triangulaire qui recouvre la branche de la mandibule : c'est le *trigone rétromolaire* (*voir* 8-2). Sous la muqueuse du trigone rétromolaire se trouve le raphé ptérygo-mandibulaire, bandelette tendineuse tendue entre l'hamulus ptérygoïdien en haut et la partie postérieure de la ligne mylo-hyoïdienne de la mandibule en bas. Ce raphé sert de point d'insertion au muscle constricteur supérieur du pharynx en arrière et au muscle buccinateur en avant. Cette structure joue un rôle important dans l'extension des carcinomes épidermoïdes de la fosse tonsillaire.

# ■ Les dents

## Généralités

Les dents sont des organes très durs, de coloration blanchâtre et vivants, situés sous forme de deux arcades ouvertes en arrière, l'une supérieure située sur le maxillaire, l'autre inférieure située sur la mandibule. Les dents sont implantées dans les alvéoles dentaires (9-12), cavités creusées dans le bord alvéolaire de la mandibule ou du maxillaire. Cet os alvéolaire n'existe que lorsqu'il existe une dent ; la disparition de la dent conduit à la résorption de l'os alvéolaire. Les arcades alvéolo-dentaires sont recouvertes par une muqueuse épaisse et adhérente : la gencive.

Chaque dent présente deux parties (9-12) : une partie apparente dans la cavité orale, la couronne, et une partie implantée dans l'os, la racine. La couronne est recouverte d'un tissu très dur, l'émail, tandis que la racine est recouverte de cément. Le collet de la dent est la limite entre la couronne et la racine. La gencive enserre le collet de la dent. La face occlusale est le bord libre de la dent. Les différentes faces occlusales déterminent un plan horizontal : c'est le plan d'occlusion ou plan de mastication. La face vestibulaire est la face de la dent tournée vers les lèvres ou les joues. La face palatine est la face opposée à la face vestibulaire. La face mésiale est la face de la dent orientée vers le plan sagittal médian tandis que la face distale est le côté opposé à la face mésiale (9-11).

**9-12** Dent en coupe frontale.

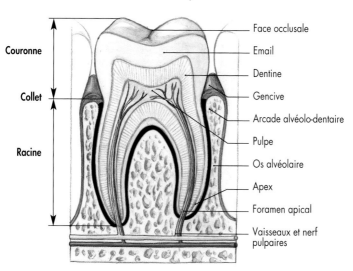

Couronne

Collet

Racine

Face occlusale

Email

Dentine

Gencive

Arcade alvéolo-dentaire

Pulpe

Os alvéolaire

Apex

Foramen apical

Vaisseaux et nerf pulpaires

Chaque dent présente une cavité centrale : la cavité pulpaire dont la partie située dans la couronne est nommée cavum de la dent et la partie située dans la racine, canal de la racine dentaire. Cette cavité centrale contient la pulpe dentaire formée de tissu conjonctif, d'éléments vasculaires et nerveux. La cavité pulpaire est entourée d'un tissu dur et minéralisé : la dentine ou ivoire. L'extrémité de la racine ou apex dentaire est creusée d'un orifice : le foramen apical qui met en communication la cavité pulpaire et l'os alvéolaire. C'est à ce niveau que cheminent les vaisseaux et nerfs pulpaires.

La dent n'est pas soudée à l'os alvéolaire. Elle s'implante dans une loge, l'alvéole dentaire, où elle est fixée par des fibres ligamentaires tendues des parois de l'alvéole au cément de la racine. L'arcade alvéolo-dentaire supérieure est en rapport étroit avec le plancher des sinus maxillaires. Les dents en rapport avec la cavité du sinus maxillaire sont dénommées dents « antrales ». Ce sont essentiellement la deuxième prémolaire, la première et la deuxième molaire. La première prémolaire et la troisième molaire ne sont en rapport avec la cavité du sinus maxillaire que lorsque le volume de cette cavité est grand (9-13).

**9-13** Rapports de l'arcade dentaire supérieure avec le sinus maxillaire : les 3 dents « antrales ».

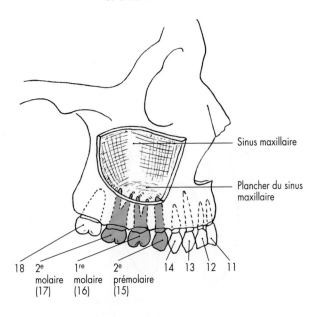

## Les différents types de dents (9-14)

Les dents se différencient en plusieurs groupes selon leur morphologie et leur physiologie (Tableau 9-III). Ces différents groupes se retrouvent de manière symétrique dans l'arcade supérieure et dans l'arcade inférieure par rapport à un plan sagittal médian (9-15).

Les *incisives* sont les dents les plus antérieures. Elles sont au nombre de huit : quatre incisives supérieures et quatre incisives inférieures. Sur chaque hémi-arcade, deux incisives sont médianes, deux sont latérales. Elles présentent une face occlusale coupante et jouent un rôle essentiel dans la préhension et la section des aliments.

**Tableau 9-III.** Différents types de dents.

| Type de dent | Nombre de dents | Nombre de racines par dent | Rôle |
|---|---|---|---|
| Incisive | 8 | 1 | Préhension et section |
| Canine | 4 | 1 | Déchirement |
| Prémolaire | 8 | 1, parfois 2 | Trituration |
| Molaire | 12 | 2 (molaire inférieure) 3 (molaire supérieure) | Trituration |

**9-14** Arcade dentaire inférieure, vue supérieure.

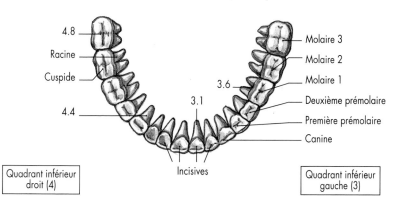

4.8

Racine

Cuspide

4.4

3.6

3.1

Molaire 3

Molaire 2

Molaire 1

Deuxième prémolaire

Première prémolaire

Canine

Incisives

Quadrant inférieur droit (4)

Quadrant inférieur gauche (3)

Les *canines* sont situées en arrière des incisives. Elles sont au nombre de quatre, une par hémi-arcade soit deux canines supérieures et deux canines inférieures. Elles ont une face occlusale trapue avec un bord coupant et jouent un rôle dans le déchirement des aliments.

Les *prémolaires* sont situées en arrière des canines. Elles sont au nombre de huit : deux premières prémolaires supérieures et inférieures, deux deuxièmes prémolaires supérieures et inférieures. Elles ont une couronne cubique et leur bord libre présente deux pointes : les cuspides, séparées par un sillon antéro-postérieur. Elles ont une ou deux racines. Elles jouent un rôle dans la trituration des aliments.

Les *molaires* sont situées en arrière des prémolaires. Elles sont au nombre de douze : six molaires supérieures et six molaires inférieures. Sur chaque hémi-arcade, il existe, d'avant en arrière, une première, une deuxième et une troisième molaire (ou dent de sagesse). Leur couronne est volumineuse, hérissée de trois à cinq cuspides. Elles ont deux racines pour les molaires inférieures, trois racines pour les molaires supérieures. Comme les prémolaires, elles jouent un rôle dans la trituration des aliments.

## L'homme est diphyodonte

L'homme est diphyodonte, c'est-à-dire qu'il présente, au cours de sa vie, deux séries de dents. On appelle denture, le nombre et la répartition des différentes catégories de dents. On appelle dentition la formation et la sortie naturelle des dents.

La première série de dents forme une denture temporaire, les dents sont dites dents de lait ou dents lactéales ou dents déciduales ou dents temporaires. Cette première dentition débute vers l'âge de six mois et se termine vers l'âge de trois ans. Il faut environ six mois pour qu'une nouvelle dent apparaissant en bouche, arrive à sa taille définitive et entre en contact avec la dent antagoniste. Cette denture temporaire comporte vingt dents (Tableau 9-IV).

La deuxième série de dents forme la denture définitive (Tableau 9-V). Cette deuxième dentition débute vers l'âge de six ans et se termine vers l'âge de 14 ans, sauf pour la troisième molaire ou dent de sagesse dont l'éruption peut avoir lieu jusqu'à l'âge de 25 ans. Durant cette longue période de dentition, il y a juxtaposition de dents lactéales et de dents définitives. Cette denture définitive comporte trente-deux dents.

**Tableau 9-IV.** Denture déciduale ou lactéale.

| Type de dent | Date d'apparition | Nombre par arcade |
|---|---|---|
| Incisive | 9-12 mois | 4 |
| Canine | 18-24 mois | 2 |
| Molaires | Première molaire : 12-18 mois | 2 |
| | Deuxième molaire : 24-30 mois | 2 |

# Nomenclature des dents (9-14)

La nomenclature symbolique internationale des dents repose sur la représentation des arcades dentaires en quatre quadrants. Chaque dent porte un numéro à deux chiffres. Le premier chiffre représente le chiffre d'un quadrant, le deuxième chiffre celui de la dent dans ce quadrant.

Tableau 9-V. Denture définitive.

| Type de dent | Date d'apparition | Nombre par arcade |
|---|---|---|
| Incisive | Incisive centrale : 7-8 ans | 2 |
| | Incisive latérale : 8-9 ans | 2 |
| Canine | 9-11 ans | 2 |
| Prémolaires | Première prémolaire : 9-11 ans | 2 |
| | Deuxième prémolaire : 11-12 ans | 2 |
| Molaires | Première molaire : 6-7 ans | 2 |
| | Deuxième molaire : 12-13 ans | 2 |
| | Troisième molaire : 14-25 ans | 2 |

9-15 Nomenclature des dents, vue antérieure.

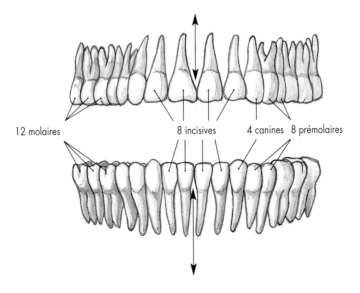

12 molaires        8 incisives    4 canines   8 prémolaires

Pour la denture définitive, le quadrant supérieur droit est affecté du chiffre 1, le quadrant supérieur gauche 2, le quadrant inférieur gauche 3 et le quadrant inférieur droit 4. Pour la denture lactéale, les mêmes quadrants sont respectivement affectés des chiffres 5, 6, 7 et 8.

Le deuxième chiffre représente le numéro de la dent. Les dents sont numérotées par rapport au plan médian sagittal. La première incisive porte le numéro 1, la deuxième incisive le numéro 2, etc.

## Vascularisation et innervation des dents

L'arcade supérieure est vascularisée par les artères alvéolaires supéro-antérieure et supéro-postérieure, branches de l'artère maxillaire et de l'artère infra-orbitaire. L'innervation sensitive est assurée par des rameaux alvéolaires, branches du nerf maxillaire.

L'arcade inférieure est vascularisée par l'artère alvéolaire inférieure et l'innervation provient des branches du nerf mandibulaire.

# ■ Glandes orales

## Glande parotide

La glande parotide (*voir* 6-5 et 6-12) épouse les contours de la région parotidienne (*voir* Chapitre 6). Elle est comprise dans une capsule fibreuse. Son poids est d'environ 30 grammes. Elle présente de nombreux prolongements qui empruntent les ouvertures ou les points faibles des parois de la loge. En dehors, il existe deux prolongements souvent volumineux : a) un prolongement antéro-externe situé en dehors de la face latérale du muscle masséter, et b) un prolongement postéro-externe débordant sur la face latérale du muscle sterno-cléido-mastoïdien. En arrière, le diaphragme stylien comporte un point faible entre le muscle stylo-hyoïdien et le muscle digastrique qui donne passage à un éventuel prolongement postérieur. En avant, un prolongement peut s'engager dans le tunnel stylo-mandibulaire, situé en dedans du col du condyle, avec le paquet vasculo-nerveux maxillaire. Enfin, il peut exister un prolongement médial ou pharyngien développé entre le ligament sphéno-mandibulaire et le ligament stylo-maxillaire (*voir* 6-5). Ce prolongement médial se développe vers la région parapharyngée. Une tumeur parotidienne apparue à ce niveau est visible dans l'oropharynx, en arrière de la fosse tonsillaire. Le palper pharyngien est alors essentiel afin d'apprécier cliniquement la nature de cette masse tumorale.

Le canal excréteur de la glande parotide est le conduit parotidien (canal de Sténon). Il naît dans l'épaisseur de la glande de plusieurs racines qui se réunissent en un seul tronc. Il se porte en avant, passant dans un dédoublement de l'aponévrose recouvrant la face latérale du muscle masséter, un centimètre au-dessous du processus zygomatique. Il quitte la région parotidienne pour entrer dans la région génienne, se coude en dedans, passe en avant du corps adipeux de la joue (*voir* 6-5), perfore le muscle buccinateur et s'ouvre dans la cavité buccale en regard du collet de la deuxième molaire supérieure. Il peut être exploré par une sialographie de la glande parotidienne. Un fin cathéter est introduit dans le conduit parotidien par voie endobuccale, un produit de contraste est injecté, ce qui permet de visualiser l'ensemble de l'arborescence des canaux excréteurs parotidiens.

Le nerf auriculo-temporal donne à la parotide son innervation sécrétoire issue du ganglion otique. Les fibres parasympathiques proviennent du noyau salivaire inférieur et parcourent le nerf glosso-pharyngien puis le nerf tympanique, le nerf petit pétreux pour se terminer dans le ganglion otique situé à la face médiale du nerf mandibulaire. Les fibres sympathiques rejoignant le ganglion otique proviennent du plexus de l'artère méningée moyenne (branche de l'artère maxillaire) (Tableau 9-VI).

La glande parotide est traversée par d'importants éléments vasculo-nerveux qui sont de dehors en dedans : le nerf facial, le plexus veineux intra-parotidien, l'artère carotide externe et le nerf auriculo-temporal.

### Conséquences cliniques

Les pathologies de la glande parotide sont dominées par les tumeurs. La plus fréquente tumeur de la parotide est l'adénome pléiomorphe. Les tumeurs du lobe superficiel sont visibles et palpables dans l'aire de projection cutanée de la région parotidienne. Les tumeurs du lobe profond peuvent être visibles et palpables en arrière de la tonsille palatine. Les lithiases de la glande parotide sont beaucoup plus rares.

**Tableau 9-VI.** Trajet de l'innervation sécrétoire de la glande parotide.

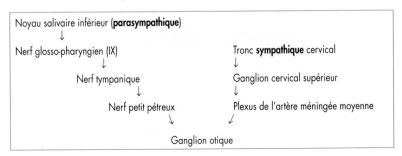

Noyau salivaire inférieur (**parasympathique**)
↓
Nerf glosso-pharyngien (IX)          Tronc **sympathique** cervical
↓                                     ↓
Nerf tympanique                      Ganglion cervical supérieur
↓                                     ↓
Nerf petit pétreux                   Plexus de l'artère méningée moyenne
↓              ↙
Ganglion otique

# Région submandibulaire et sublinguale

## Constitution de la région submandibulaire

La région submandibulaire ou supra-hyoïdienne latérale est située sous le plancher de la cavité orale, médialement par rapport au corps de la mandibule. Elle contient la glande salivaire submandibulaire.

La région submandibulaire a une forme de triangle constitué d'une paroi médiale, d'une paroi latéro-supérieure et d'une paroi latéro-inférieure (9-16 à 9-19). La paroi latéro-inférieure est la voie d'exploration clinique et d'abord chirurgical de la glande submandibulaire. Elle est située sous le bord inférieur de la mandibule. Elle est constituée de dehors en dedans par la peau, le platysma, le tissu cellulaire sous-cutané et la lame superficielle du fascia cervical qui se termine sur le bord inférieur de la mandibule. La paroi latéro-supérieure est constituée en avant par la fossette subman-dibulaire de la face médiale du corps de la mandibule, sous la ligne mylo-hyoïdienne qui donne insertion au muscle mylo-hyoïdien, et en arrière par les insertions sur l'angle de la mandibule du muscle ptérygoïdien médial. La glande submandibulaire peut être explorée cliniquement par cette voie par un toucher endobuccal.

**9-16** Région submandibulaire : parois latérales.

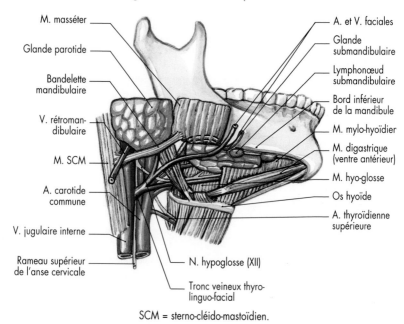

M. masséter — A. et V. faciales
Glande parotide — Glande submandibulaire
Bandelette mandibulaire — Lymphonœud submandibulaire
— Bord inférieur de la mandibule
V. rétroman-dibulaire — M. mylo-hyoïdier
— M. digastrique (ventre antérieur)
M. SCM — M. hyo-glosse
A. carotide commune — Os hyoïde
— A. thyroïdienne supérieure
V. jugulaire interne —
Rameau supérieur de l'anse cervicale — N. hypoglosse (XII)
— Tronc veineux thyro-linguo-facial

SCM = sterno-cléido-mastoïdien.

La paroi médiale est divisée en deux étages par l'os hyoïde (9-18). L'étage supérieur est formé par deux plans musculaires. Le plan musculaire profond de la paroi médiale comprend deux muscles prenant naissance sur l'os hyoïde : a) le muscle constricteur moyen du pharynx qui naît de la grande et de la petite corne de l'os hyoïde, et b) le muscle hyo-glosse qui s'insère sur l'os hyoïde par deux faisceaux, l'un sur le corps, l'autre sur la grande corne. L'artère linguale chemine dans un espace cellulo-graisseux compris entre ces deux muscles, décrivant une courbe à concavité supérieure sus-jacente à l'os hyoïde. Le plan musculaire superficiel de la paroi médiale comprend d'arrière en avant : le muscle et le ligament stylo-hyoïdiens, le tendon intermédiaire du muscle digastrique et, plus en avant, le muscle mylo-hyoïdien (9-17). Le muscle mylo-hyoïdien s'écarte du muscle hyo-glosse de bas en haut ménageant un défilé par lequel la région submandibulaire communique avec la région sublinguale. Entre le plan profond et le plan superficiel de la paroi médiale de la région submandibulaire cheminent plusieurs éléments vasculo-nerveux (9-17) : a) le nerf hypoglosse qui forme la corde de l'arc décrit par l'artère linguale et donne les nerfs du stylo-glosse, de l'hyo-glosse et une anastomose avec le nerf lingual, b) la veine linguale principale qui se jette dans le tronc veineux thyro-linguo-facial, et c) des nœuds lymphatiques. Tous ces éléments empruntent le défilé menant en avant à la région sublinguale.

**9-17** Région submandibulaire, vue médiale (mandibule et os hyoïde sont sectionnés dans le plan sagittal).

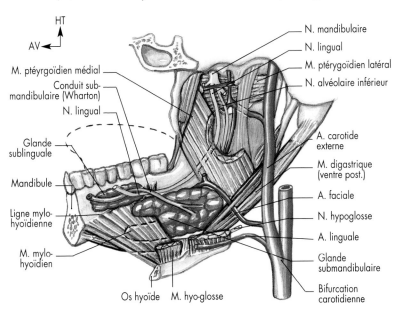

HT
AV

M. ptéyrgoïdien médial
Conduit sub-mandibulaire (Wharton)
N. lingual
Glande sublinguale
Mandibule
Ligne mylo-hyoïdienne
M. mylo-hyoïdien
Os hyoïde    M. hyo-glosse

N. mandibulaire
N. lingual
M. ptérygoïdien latéral
N. alvéolaire inférieur
A. carotide externe
M. digastrique (ventre post.)
A. faciale
N. hypoglosse
A. linguale
Glande submandibulaire
Bifurcation carotidienne

**9-18** Coupe frontale passant par la région submandibulaire (*voir* 9-19).

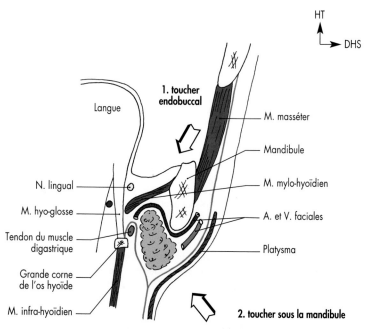

HT

DHS

**1. toucher endobuccal**

Langue

M. masséter

Mandibule

N. lingual

M. mylo-hyoïdien

M. hyo-glosse

A. et V. faciales

Tendon du muscle digastrique

Platysma

Grande corne de l'os hyoïde

M. infra-hyoïdien

**2. toucher sous la mandibule**

Examen clinique de la glande submandibulaire.

L'étage inférieur de la paroi médiale, situé au-dessous du plan de l'os hyoïde, est constitué par les muscles infra-hyoïdiens : thyro-hyoïdien, sterno-hyoïdien et omo-hyoïdien et la lame superficielle du fascia cervical (9-18).

L'extrémité postérieure de la région submandibulaire présente deux parties. La partie supérieure est fermée par la cloison inter-mandibulo-parotidienne (9-20). Cette cloison est formée : a) latéralement, par la bandelette mandibulaire unissant l'angle de la mandibule au muscle sterno-cléido-mastoïdien et b) médialement, par le ligament stylo-mandibulaire (9-17 et 9-20). La cloison inter-mandibulo-parotidienne sépare la glande submandibulaire de la glande parotide et elle est perforée par les veines jugulaire externe et rétro-mandibulaire. En dedans de la cloison inter-mandibulo-parotidienne, la région submandibulaire est ouverte sur la région parapharyngée (*voir* 6-1 et 6-9). La partie inférieure (9-20) est constituée par la partie inférieure du rideau stylien (ventre postérieur du muscle digastrique, muscle et ligament stylo-hyoïdiens). En dehors du muscle digastrique, une déhiscence fait communiquer la région sub-mandibulaire et la région sterno-cléido-mastoïdienne qu'emprunte la veine faciale. L'artère faciale passe entre le muscle et le ligament stylo-hyoïdien.

**9-19** Régions submandibulaire et sublinguale, coupe axiale.

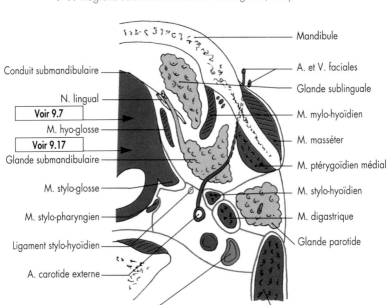

Conduit submandibulaire — Mandibule

N. lingual — A. et V. faciales

Voir 9.7 — Glande sublinguale

M. hyo-glosse — M. mylo-hyoïdien

Voir 9.17 — M. masséter

Glande submandibulaire — M. ptérygoïdien médial

M. stylo-glosse — M. stylo-hyoïdien

M. stylo-pharyngien — M. digastrique

Ligament stylo-hyoïdien — Glande parotide

A. carotide externe

V. jugulaire interne — M. sterno-cléido mastoïdien

## Contenu de la région submandibulaire

La région submandibulaire contient la glande submandibulaire, les vaisseaux faciaux, le nerf lingual et des nœuds lymphatiques.

La glande submandibulaire épouse la forme des parois de la loge. Elle pèse sept grammes. Elle présente de fréquents prolongements : antérieur, postéro-supérieur et postéro-inférieur. Elle est recouverte d'une capsule fibreuse adhérente séparée en tout point des parois de la loge par un tissu cellulaire aisément clivable. Son canal excréteur (9-17) est le conduit submandibulaire (canal de Wharton), long de cinq centimètres, naissant à la face profonde de la glande, suivant son prolongement antérieur entre le muscle mylo-hyoïdien et le muscle hyo-glosse pour gagner la région sublinguale et se terminer dans le plancher de la cavité orale en dehors du frein de la langue. Il peut être exploré par une sialographie de la glande submandibulaire. Un fin cathéter est introduit dans le conduit submandibulaire par voie endobuccale, un produit de contraste est injecté, ce qui permet de visualiser l'ensemble de l'arborescence des canaux excréteurs submandibulaires. Dans son trajet terminal, le conduit

**9-20** Cloison inter-mandibulo-parotidienne.

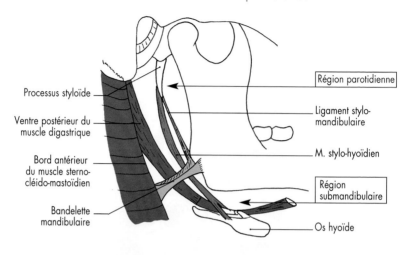

Processus styloïde

Ventre postérieur du muscle digastrique

Bord antérieur du muscle sterno-cléido-mastoïdien

Bandelette mandibulaire

Région parotidienne

Ligament stylo-mandibulaire

M. stylo-hyoïdien

Région submandibulaire

Os hyoïde

submandibulaire est situé sous la muqueuse du plancher buccal. Une lithiase du conduit submandibulaire peut ainsi être extraite par voie endobuccale en incisant la muqueuse orale du plancher buccal.

L'artère faciale pénètre dans la région submandibulaire (9-17) en passant entre le muscle et le ligament stylo-hyoïdiens, au-dessous de la cloison inter-mandibulo-parotidienne. Elle est alors située entre la face médiale de la glande et la paroi pharyngée, au niveau du pôle inférieur de la tonsille palatine où elle donne l'artère palatine ascendante. C'est à ce niveau que se fait la ligature de l'artère pour la libérer de la glande submandibulaire. Elle contourne la glande submandibulaire en formant une courbe concave en bas. Puis, l'artère faciale effectue une deuxième courbe à concavité supérieure afin de contourner le bord inférieur de la mandibule, juste en avant du muscle masséter (9-16). Elle quitte la région en perforant la lame superficielle du fascia cervical. La veine linguale n'est pas satellite de l'artère mais reste superficielle, appliquée sur la face latérale de la glande submandibulaire.

Le nerf lingual (9-17) pénètre dans la région submandibulaire en s'insinuant entre la muqueuse du sillon alvéolo-lingual et le bord postéro-supérieur de la glande. Il descend à la face médiale de la glande en décrivant une courbe à concavité supérieure, contourne le canal submandibulaire en passant en dehors, en dessous puis en dedans de lui. Il quitte la région en suivant le canal vers la région sublinguale. Le ganglion submandibulaire, annexé au nerf lingual, est situé sous le nerf. Il reçoit des filets parasympathiques provenant du noyau salivaire supérieur par le nerf intermédiaire et la corde du tympan puis le nerf lingual, et des filets sympathiques provenant du plexus sympathique de l'artère faciale. Il donne de nombreux rameaux sécrétoires à la glande submandibulaire (Tableau 9-VII).

**Tableau 9-VII.** Trajet de l'innervation sécrétoire des glandes submandibulaire et sublinguale.

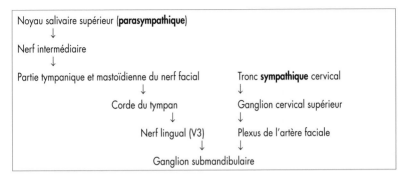

Noyau salivaire supérieur (**parasympathique**)
↓
Nerf intermédiaire
↓
Partie tympanique et mastoïdienne du nerf facial          Tronc **sympathique** cervical
↓                                                          ↓
Corde du tympan                              Ganglion cervical supérieur
↓                                                    ↓
Nerf lingual (V3)          Plexus de l'artère faciale
↓                              ↓
Ganglion submandibulaire

Les nœuds lymphatiques submandibulaires sont situés sous le bord inférieur de la mandibule. Pour les explorer cliniquement, il convient d'insinuer les doigts fléchis en crochet sous le bord inférieur de la mandibule en prenant soin de faire relâcher le platysma. Ces nœuds reçoivent des afférences de la cavité orale, des régions sublinguale et submandibulaire et de la face. Ils se drainent essentiellement vers le groupe jugulo-digastrique mais aussi vers le groupe jugulo-supra-omo-hyoïdien (9-21).

**9-21** Drainage lymphatique submandibulaire.

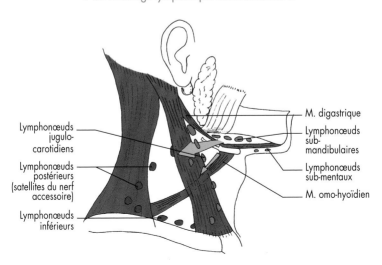

Lymphonœuds jugulo-carotidiens

Lymphonœuds postérieurs (satellites du nerf accessoire)

Lymphonœuds inférieurs

M. digastrique

Lymphonœuds sub-mandibulaires

Lymphonœuds sub-mentaux

M. omo-hyoïdien

## Région sublinguale

La région sublinguale est située en avant de la région submandibulaire, entre la langue médialement et le corps de la mandibule latéralement. Elle contient la glande salivaire sublinguale. Elle présente quatre parois (9-19). La paroi latérale est constituée par la fossette sublinguale de la face médiale du corps de la mandibule. La paroi médiale est formée par le muscle génio-glosse en avant et le muscle hyoglosse en arrière. La paroi supérieure est constituée par la muqueuse du plancher oral que la glande soulève. C'est la paroi d'exploration clinique de la glande sublinguale. La paroi inférieure est formée par le muscle mylo-hyoïdien.

La glande sublinguale occupe la région dont elle épouse la forme. Elle est de siège paramédian sous le plancher de la cavité orale, en arrière de la symphyse de la mandibule. Elle possède de nombreux canaux excréteurs dont un plus volumineux, naissant de la face médiale de la glande pour déboucher dans la cavité orale en dehors du frein de la langue. La sécrétion de la glande sublinguale est commandée par le noyau salivaire supérieur. Les fibres sécrétoires empruntent le nerf intermédiaire, le nerf facial, la corde du tympan et le nerf lingual. Entre la paroi médiale et la face médiale de la glande passent le conduit submandibulaire, le nerf hypoglosse, le nerf lingual et les vaisseaux sublinguaux.

# ■ Articulation temporo-mandibulaire

Les articulations temporo-mandibulaires opposent les surfaces articulaires de la mandibule aux surfaces articulaires des deux os temporaux. Elles permettent les mouvements de la mandibule à la fois dans le plan sagittal (ouverture et fermeture de la cavité orale, mouvements de translation antérieure et postérieure) et dans le plan horizontal (diduction).

## Surfaces articulaires

Les deux surfaces articulaires, mandibulaire et temporale, sont convexes : il s'agit d'une articulation bicondylienne. Un disque fibro-cartilagineux intra-articulaire, ayant la forme d'une lentille biconcave, s'interpose entre les deux surfaces condyles (9-22). La surface articulaire de la mandibule repose sur la tête de la mandibule, rattachée à la branche de la mandibule par le col. Le condyle mandibulaire est une saillie oblongue, allongée de dedans en dehors et un peu d'arrière en avant. Sa face supérieure a la forme d'un dos d'âne avec deux versants séparés par une crête mousse parallèle au grand axe du condyle. Le versant antérieur est convexe et recouvert de fibrocartilage épais ; le versant postérieur descend presque verticalement et se poursuit par le bord postérieur de la branche de la mandibule (9-22).

La surface articulaire de l'os temporal appartient à la face inférieure du processus zygomatique de la partie squameuse de l'os temporal (*voir* 2-4). Elle comprend la fosse mandibulaire en arrière et le tubercule articulaire en avant (9-22). La fosse

270

mandibulaire est une dépression concave en bas, à grand axe transversal, et non recouverte de fibrocartilage. Le tubercule articulaire est une saillie transversale, recouverte de fibrocartilage. Elle est divisée en trois segments : un segment postérieur correspondant au fond de la fosse mandibulaire, un segment intermédiaire, la pente condylienne, oblique en bas et en avant, et un segment antérieur (9-22).

Le disque articulaire, improprement dénommé « ménisque », est un disque fibro-cartilagineux ovalaire permettant d'adapter les deux surfaces articulaires convexes. Il est souple, déformable et biconcave. Son grand axe est presque transversal. Son bord périphérique donne insertion à la capsule articulaire (9-22).

## Moyens d'union

La mandibule et l'os temporal sont unis par une capsule renforcée par des ligaments. La capsule articulaire est un manchon à base temporale et à sommet mandibulaire. Elle s'insère en haut sur le pourtour des surfaces articulaires temporales, en bas sur le col de la mandibule à distance des surfaces articulaires. La face profonde de la capsule

**9-22** Articulation temporo-mandibulaire en coupe sagittale.

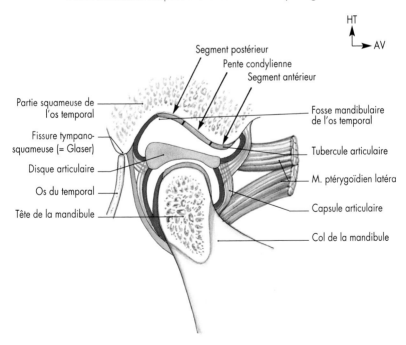

adhère au bord périphérique du disque fibro-cartilagineux, cloisonnant l'articulation en deux parties : une partie supérieure ou disco-temporale et une partie inférieure ou disco-mandibulaire (9-22). Cette capsule comporte deux types de fibres. Les fibres superficielles sont tendues de l'os temporal à la mandibule. Les fibres profondes adhèrent au disque fibro-cartilagineux. Les fibres temporo-discales postérieures sont épaisses et riches en récepteurs nerveux ; elles jouent un rôle important dans le contrôle des mouvements de translation en évitant la luxation de la mandibule. La capsule est doublée sur sa face profonde d'une membrane synoviale.

Les ligaments de l'articulation temporo-mandibulaire sont de deux types. Les ligaments capsulaires ou intrinsèques sont des renforcements de la capsule. On distingue un ligament latéral puissant et un ligament médial plus faible. Les ligaments extra-capsulaires ou extrinsèques suspendent la mandibule à la base du crâne, notamment le ligament sphéno-mandibulaire et le ligament stylo-mandibulaire.

## Physiologie de l'articulation temporo-mandibulaire

L'articulation temporo-mandibulaire joue un rôle essentiel dans la manducation. Au repos, la mandibule est coiffée par le disque articulaire, situé sous la pente condylienne de la surface articulaire de l'os temporal. Cette articulation peut exécuter trois types de mouvements principaux : l'abaissement et l'élévation, la translation antérieure et postérieure, la diduction.

L'abaissement permet l'ouverture de la cavité orale. Ce mouvement est complexe, résultant de deux mouvements consécutifs : un mouvement de translation antérieure puis un mouvement de rotation des condyles mandibulaires. L'élévation permet la fermeture de la cavité orale, mettant en jeu les mouvements précédents en ordre inverse. La translation antérieure conduit l'ensemble tête de la mandibule et disque articulaire de la pente condylienne de l'os temporal sous le tubercule articulaire. Ce mouvement est généré par la contraction du muscle ptérygoïdien latéral mais il est limité par les fibres temporo-discales postérieures de la capsule. La translation postérieure est un mouvement de retour à la position de repos, en partie lié à la contraction des fibres postérieures du muscle temporal. La diduction est un mouvement de translation latérale comme celui réalisé lors du mâchage d'un chewing-gum.

## ■ Muscles masticateurs

Les muscles masticateurs sont des muscles puissants destinés à mobiliser l'articulation temporo-mandibulaire. Ils sont au nombre de quatre (9-23 à 9-25) : les muscles masséter, temporal, ptérygoïdien latéral et médial.

Le *muscle masséter* (9-23) est un muscle court et épais, allongé de bas en haut, de la branche de la mandibule à l'arcade zygomatique. Il comprend trois parties : une partie superficielle, une partie moyenne, une partie profonde s'insérant, en bas, sur l'angle et la face latérale de la branche de la mandibule et en haut, sur l'arcade zygomatique. Sa contraction provoque la fermeture de la cavité orale par un mouvement d'élévation de la mandibule. Il est innervé par le nerf massétérique, branche du nerf mandibulaire (V3). Sa contracture entraîne l'apparition d'un trismus dont l'étiologie est souvent inflammatoire (infection d'une molaire, tétanos), tumorale (tumeurs de l'oropharynx ou de la cavité orale) ou fibreuse (post-radiothérapie).

Le *muscle temporal* (9-23 et 9-24) est un muscle large et plat, allongé de bas en haut, occupant toute la fosse temporale, et s'étendant du processus coronoïde de la mandibule à la fosse temporale. Sur le crâne, il s'insère sur la ligne temporale inférieure et au-dessous d'elle au niveau de la partie squameuse de l'os temporal, sur l'os pariétal, la grande aile du sphénoïde, l'os frontal et l'os zygomatique (*voir* 5-1). Il s'insère également sur le fascia temporal. Ses fibres passent en dedans de l'arcade zygomatique. Sa contraction provoque la fermeture de la cavité orale par un mouvement d'élévation de la mandibule. La contraction de ses fibres postérieures provoque une translation postérieure de la mandibule. Il est innervé par les nerfs temporaux profonds antérieur, moyen et postérieur, branches du nerf mandibulaire (V3).

**9-23** Muscles temporal et masséter.

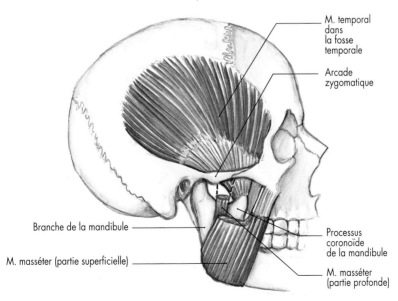

M. temporal dans la fosse temporale

Arcade zygomatique

Branche de la mandibule

M. masséter (partie superficielle)

Processus coronoïde de la mandibule

M. masséter (partie profonde)

**9-24** Muscles ptérygoïdiens, vue latérale.
L'arcade zygomatique et le processus coronoïde ont été réséqués.

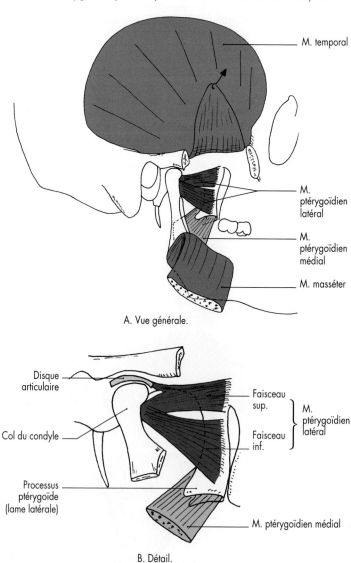

M. temporal

M. ptérygoïdien latéral

M. ptérygoïdien médial

M. masséter

A. Vue générale.

Disque articulaire

Col du condyle

Processus ptérygoïde (lame latérale)

Faisceau sup.

Faisceau inf.

M. ptérygoïdien latéral

M. ptérygoïdien médial

B. Détail.

Le *muscle ptérygoïdien latéral* (9-24 et 9-25) est un muscle court et épais, situé dans la région infra-temporale. Il a un trajet antéro-postérieur, un peu oblique en arrière et latéralement, entre le col du condyle de la mandibule et la partie antérieure de la capsule de l'articulation temporo-mandibulaire en arrière et la base du crâne en avant. Les insertions antérieures se font par deux faisceaux. Le faisceau supérieur, sphénoïdal, s'insère sur le tiers supérieur de la lame latérale du processus ptérygoïde et la partie adjacente de la grande aile de l'os sphénoïde. Le faisceau inférieur, ptérygoïdien, s'insère sur les deux tiers inférieurs de la lame latérale du processus ptérygoïde et la partie adjacente de l'os palatin et de la tubérosité maxillaire. Sa contraction provoque une propulsion simultanée du disque et du condyle mandibulaire. Il est innervé par le nerf ptérygoïdien latéral, branche du nerf mandibulaire (V3).

Le *muscle ptérygoïdien médial* (9-24 et 9-25) est un muscle épais, quadrilatère, situé médialement par rapport au muscle ptérygoïdien latéral, dans la région infra-temporale. Ses fibres sont obliques en haut, en avant et médialement. Ses insertions postérieures se font au niveau de l'angle et de la face médiale en regard de l'angle de la mandibule. Ses insertions antérieures se font dans la fosse ptérygoïdienne sur la face latérale de la lame médiale et sur la face médiale de la face latérale du processus ptérygoïde. Sa contraction provoque une élévation et une propulsion de la mandibule. Il est innervé par le nerf ptérygoïdien médial, branche du nerf mandibulaire (V3). Les muscles ptérygoïdiens peuvent être envahis par des processus tumoraux provenant des sinus de la face, de la tonsille palatine ou du rhinopharynx. Cet envahissement se traduit par un trismus (voir 6-19 et 6-20).

**9-25** Muscles ptérygoïdiens, vue médiale.

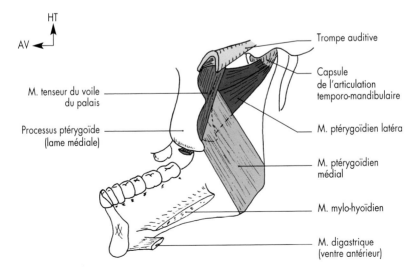

# ■ Applications cliniques

## Cavité orale et goût

Le goût est un sens chimique lié à la présence de récepteurs spécialisés situés dans la cavité orale et électivement stimulés par des molécules ou des ions en solution amenés à leur contact. Chez l'homme, les récepteurs gustatifs, au nombre d'un demi-million, sont regroupés au sein de formations compactes, les bourgeons du goût qui peuvent contenir 40 à 80 cellules. Ils sont localisés au niveau de la langue mais aussi au niveau du voile du palais ou dans le pharynx. Dans la muqueuse linguale, les bourgeons du goût sont situés dans des formations appelées papilles. Les papilles filiformes constituent l'essentiel du tapis lingual mais ne contiennent pas de bourgeons. Les papilles circumvallées, au nombre d'une dizaine, délimitent le « V » lingual. Elles contiennent plusieurs centaines de bourgeons du goût et sont innervées par le nerf glosso-pharyngien qui transporte les informations chimiosensorielles, tactiles et thermiques. Les papilles foliées sont situées sur les bords latéraux de la langue. Elles ont une innervation mixte : corde du tympan et glosso-pharyngien. Les papilles fongiformes sont situées sur la pointe et les deux tiers antérieurs de la face dorsale de la langue. Elles contiennent trois à cinq bourgeons du goût et sont innervées par la corde du tympan. La corde du tympan véhicule des informations chimiosensorielles tandis que le nerf lingual véhicule les informations tactiles et thermiques de cette même portion de langue.

Ainsi, l'innervation de la langue est complexe. En avant du « V » lingual, le corps de la langue a une innervation tactile et thermique véhiculée par les fibres du nerf lingual (V3), une innervation sensorielle véhiculée par les fibres de la corde du tympan. En arrière du « V » lingual, la racine de la langue a une innervation tactile et thermique véhiculée par les fibres du nerf glosso-pharyngien. Enfin, signalons que l'arc palato-glosse a une innervation sensitive provenant du nerf vague qui est à l'origine du réflexe nauséeux.

Ce que nous appelons communément « le goût » est le résultat d'un ensemble de sensations complexes issues des bourgeons du goût mais surtout de la muqueuse olfactive (l'odorat), des récepteurs thermiques et tactiles de la langue. La part olfactive du goût est dénommée « flaveur ». Ce n'est qu'au milieu du XIX$^e$ siècle que le Français Chevreul distingua l'olfaction du goût. Auparavant, d'Aristote à Linné, ces deux modalités sensorielles n'étaient pas correctement séparées. Les physiologistes du XIX$^e$ siècle pensaient que le goût était la synthèse d'un mélange de quatre saveurs fondamentales, le sucré, le salé, l'amer et l'acide : en mélangeant les goûts « primaires », on obtenait tous les autres ! Les premières études sur l'activité nerveuse provenant des voies gustatives ont utilisé, comme stimuli, les quatre saveurs « primaires ». Les progrès techniques aidant, les stimuli utilisés ont été de plus en plus complexes. On découvrit alors que chaque cellule sensorielle était sensible à plusieurs stimuli, plusieurs goûts différents. Chaque cellule sensorielle n'est pas spécifique d'une saveur donnée : l'affirmation selon laquelle on sentirait les différences de goût en des localisations précises sur la langue est beaucoup trop simpliste. La qualité du message gustatif résulte de l'intégration des signaux d'un grand nombre de cellules chimiosensorielles. La sensation gustative résulte donc de la reconnaissance d'une image complexe faisant intervenir de très nombreuses cellules. Enfin, chaque homme a génétiquement des quantités relatives de récepteurs très variables : chaque individu a son propre univers gustatif.

 Conséquences cliniques

Les pathologies de la cavité orale sont nombreuses et variées. La muqueuse buccale peut être le siège d'infections bactériennes, mycotiques ou virales. Les carcinomes épidermoïdes de la cavité orale, liés à un excès de consommation d'alcool et de tabac, représentent 30 % des cancers ORL. Ils se développent surtout sur le corps de la langue et le plancher buccal.

La pathologie dentaire est particulièrement fréquente. La plaque bactérienne est une substance molle et blanchâtre qui s'accumule à la surface des dents, particulièrement aux endroits difficiles d'accès par le brossage. Elle est constituée de multiples bactéries agglomérées, notamment des bactéries cariogènes qui attaquent les tissus dentaires. La carie évolue en trois stades :
– la carie de l'émail est une tache qui tranche sur le blanc brillant de la couronne. Elle est indolore ;
– la carie de la dentine ou dentinite provoque des sensations désagréables au contact des aliments sucrés ou acides. La dent est très sensible au chaud et au froid ;
– la pulpite aiguë séreuse est la classique « rage de dent ». Elle se manifeste par des douleurs spontanées violentes, exacerbées par les changements de position et de température qui ne cèdent qu'à la pulpectomie. La cavité cariée est profonde avec une dentine ramollie à la palpation. Non traitée, elle évolue vers la pulpite purulente.

La limitation de l'ouverture buccale peut être temporaire ou permanente. Les formes temporaires sont dénommées trismus. Les étiologies principales des trismus sont les accidents d'évolution des troisièmes molaires inférieures, les phlegmons péri-amygdaliens, les tumeurs de l'oropharynx et le tétanos. Les limitations permanentes de l'ouverture buccale sont les constrictions permanentes des maxillaires. Lorsque l'atteinte siège au niveau de l'articulation temporo-mandibulaire, il s'agit d'ankylose temporo-mandibulaire dont l'étiologie la plus fréquente est le traumatisme de l'articulation. Le syndrome de dysfonctionnement des articulations temporo-mandibulaires est la conséquence d'une perturbation de l'articulé dentaire. Il associe une limitation de l'ouverture buccale, des douleurs, des craquements, des ressauts et des subluxations. Son traitement est essentiellement occlusodontique.

# ANATOMIE DU **NERF FACIAL**

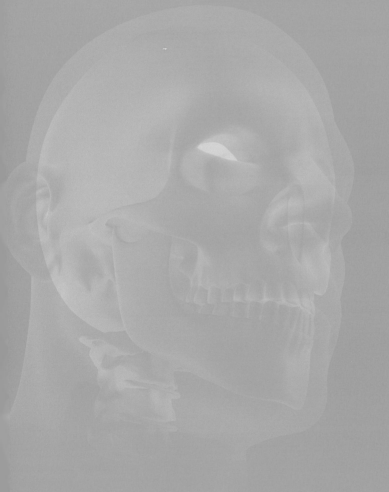

# Nerf facial

Le nerf facial forme avec son homologue controlatéral la septième paire de nerfs crâniens. C'est le nerf du deuxième arc branchial. Il est de constitution complexe, résultant de l'accolement de deux nerfs ayant des fonctions différentes : a) une fonction motrice destinée à la face et au cou, b) une fonction sécrétoire, et c) une fonction sensitive et sensorielle comprenant un ganglion : le ganglion géniculé. Le trajet du nerf facial est également d'une grande complexité, associant une partie endocrânienne, un long trajet dans la base du crâne puis un trajet exocrânien.

Quatre « nerfs » doivent ainsi être identifiés dans le nerf facial en fonction de leurs applications physiologiques et cliniques. Les fibres branchio-motrices sont destinées aux muscles cutanés du visage et du cou mais également à d'autres muscles profonds (muscle stylo-hyoïdien, ventre postérieur du muscle digastrique, muscle stapédien). Les fibres branchio-sensitives ont une double destinée : a) une destinée sensitive pour la zone cutanée de Ramsay-Hunt, et b) des fibres sensorielles véhiculant le goût pour les deux tiers antérieurs de la langue. Les fibres viscéro-motrices proviennent de deux noyaux : a) le noyau salivaire supérieur donne, par l'intermédiaire de la corde du tympan, des fibres qui se terminent dans les ganglions submandibulaires et sublinguaux, b) le noyau lacrymo-palato-nasal donne, par l'intermédiaire du nerf grand pétreux, des fibres qui se terminent dans le ganglion ptérygo-palatin.

---

 Conséquences cliniques

La paralysie faciale est une pathologie neurologique fréquente. La complexité de l'anatomie du nerf facial rend compte des nombreuses étiologies des paralysies faciales périphériques.

---

## ▓ Nerf facial moteur (10-1)

La partie motrice du nerf facial comporte deux contingents de fibres efférentes : a) des fibres branchio-motrices destinées aux muscles du visage et du cou, mais également à d'autres muscles profonds (muscle stylo-hyoïdien, ventre postérieur du muscle digastrique, muscle stapédien), et b) des fibres viscéro-motrices (sécrétoires) destinées aux glandes submandibulaires, sublinguales, lacrymales, palatines et nasales. Nous n'envisagerons dans ce chapitre que les fibres motrices destinées aux muscles du visage et du cou, au muscle stapédien, au muscle stylo-hyoïdien et au ventre postérieur du muscle digastrique. Le trajet supranucléaire des fibres du nerf facial est traité dans le volume « Neuro-anatomie ».

**10-1** Noyau moteur principal du nerf facial.

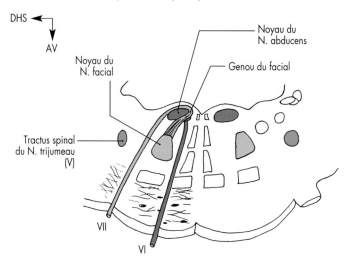

DHS

AV

Noyau du
N. abducens

Noyau du
N. facial

Genou du facial

Tractus spinal
du N. trijumeau
(V)

VII

VI

A. Coupe axiale passant par la partie basse du pont.

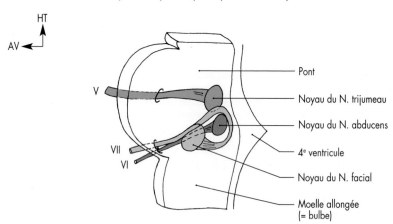

HT

AV

Pont

Noyau du N. trijumeau

Noyau du N. abducens

4ᵉ ventricule

Noyau du N. facial

Moelle allongée
(= bulbe)

V

VII
VI

B. Coupe sagittale du tronc cérébral.

## Origine du nerf facial moteur

Les fibres motrices à destinée musculaire viennent du noyau facial situé à la partie basse du pont. Le noyau moteur principal du nerf facial a une forme triangulaire à base antérieure et sommet postérieur. Il existe dans ce noyau une organisation précise en fonction du territoire d'innervation motrice. Ainsi, les muscles de la partie haute de la face sont innervés par des fibres issues de la partie ventrale du noyau tandis que ceux de la partie basse sont innervés par des fibres issues de la partie dorsale. Outre ce noyau principal, il existe un noyau dorsal d'où partent les fibres destinées au ventre posté-rieur du muscle digastrique et un noyau ventral impliqué dans l'arc réflexe stapédien. Les fibres issues de ces noyaux vont contourner le noyau abducens en dedans puis en arrière et latéralement formant ainsi le genou du nerf facial (10-1). Elles ont un trajet pontique oblique en avant et latéralement pour émerger à la partie moyenne du sillon bulbo-pontin, en avant des nerfs mixtes IX, X et XI (10-2).

**10-2** Nerf facial : origine apparente dans le sillon bulbo-pontin.
Vue antérieure du tronc cérébral.

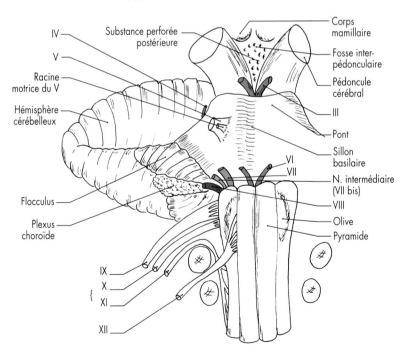

À l'émergence du tronc cérébral, le nerf facial est situé au-dessus du nerf intermédiaire qui quitte le tronc cérébral par la fossette latérale du bulbe (moelle allongée). Les deux nerfs sont alors recouverts de pie-mère et ne possèdent pas de gaine épineurale propre. Ils sont en rapport avec (10-2) :
– le nerf abducens, situé en dedans du nerf facial, émergeant du sillon bulbo-pontin ;
– le nerf vestibulo-cochléaire, situé en dehors et en arrière, émergeant du tronc cérébral à la partie la plus latérale du sillon bulbo-pontin ;
– le nerf trijumeau, situé au-dessus et en dehors, émergeant à la face antérolatérale du pont, à l'union de ses tiers supérieur et moyen, par deux racines, sensitive (la plus large) et motrice (la plus mince) ;
– émergeant du bulbe, le nerf glosso-pharyngien et le nerf vague en arrière de l'olive, et le nerf hypoglosse en avant de l'olive.

## Anatomie du nerf facial moteur dans la fosse crânienne postérieure

Le nerf facial en quittant le sillon bulbo-pontin aborde le trigone ponto-cérébelleux. Le trigone ponto-cérébelleux est un espace essentiel sur le plan chirurgical. Il a une forme triangulaire et est limité par :
– le pont et le cervelet formant un angle dièdre ouvert en avant et latéralement ;
– la face postéro-supérieure de la partie pétreuse de l'os temporal (le rocher) et le tubercule jugulaire de l'os occipital fermant l'angle ponto-cérébelleux (10-3).
Il est occupé par une citerne subarachnoïdienne et sa partie supérieure, large, est fermée par la tente du cervelet.
L'intérêt anatomique majeur de ce trigone vient du « paquet acoustico-facial » qui le traverse en avant, en haut et latéralement. Les positions relatives des différents éléments du paquet acoustico-facial varient de dedans en dehors. Schématiquement, ce paquet est formé par (10-4) :
– le nerf facial (VII), placé au-dessus du nerf vestibulo-cochléaire, à direction transversale ;
– le nerf intermédiaire (de Wrisberg, VIIbis), placé en dessous du nerf facial ;
– le nerf vestibulo-cochléaire (VIII), constitué par la racine cochléaire et la racine vestibulaire. La racine cochléaire est antérieure et située sous le nerf facial. La racine vestibulaire supérieure est située au même niveau que le nerf facial tandis que la racine vestibulaire inférieure est placée au-dessous de la précédente ;
– l'artère cérébelleuse antérieure et inférieure (AICA des Anglo-Saxons), située au-dessous du nerf vestibulo-cochléaire ou passant entre le nerf facial et le nerf vestibulo-cochléaire. Cette artère fait en général une boucle en regard du pore acoustique interne au niveau de laquelle elle donne l'artère labyrinthique. Il existe de nombreuses variantes anatomiques de cette distribution artérielle.

**10-3** Trigone ponto-cérébelleux (le pédicule postéro-inférieur IX, X, XI n'est pas représenté).

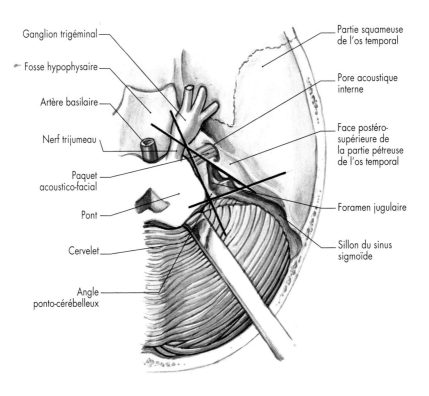

Ganglion trigéminal

Fosse hypophysaire

Artère basilaire

Nerf trijumeau

Paquet acoustico-facial

Pont

Cervelet

Angle ponto-cérébelleux

Partie squameuse de l'os temporal

Pore acoustique interne

Face postéro-supérieure de la partie pétreuse de l'os temporal

Foramen jugulaire

Sillon du sinus sigmoïde

**10-4** Pédicule acoustico-facial, vue de trois quarts antérieure droite (seules les artères cérébelleuses antérieure et inférieure ont été représentées).

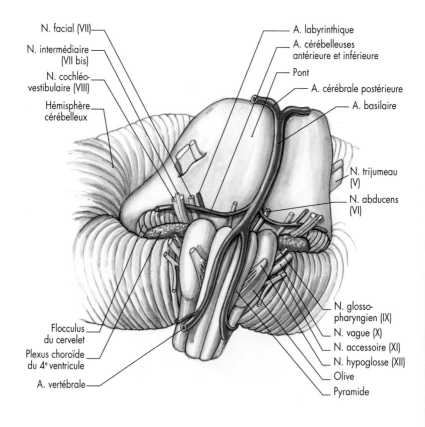

N. facial (VII)

N. intermédiaire (VII bis)

N. cochléo-vestibulaire (VIII)

Hémisphère cérébelleux

Flocculus du cervelet

Plexus choroïde du 4ᵉ ventricule

A. vertébrale

A. labyrinthique

A. cérébelleuses antérieure et inférieure

Pont

A. cérébrale postérieure

A. basilaire

N. trijumeau (V)

N. abducens (VI)

N. glosso-pharyngien (IX)

N. vague (X)

N. accessoire (XI)

N. hypoglosse (XII)

Olive

Pyramide

Le paquet acoustico-facial est en rapport avec :
– un pédicule antéro-supérieur (10-5), constitué par les racines du nerf trijumeau se dirigeant en dehors, en avant et en haut. La racine sensitive, large et aplatie, est placée au-dessus de la racine motrice. La racine sensitive se termine dans le ganglion trigéminal placé dans le cavum trigéminal situé à la face antéro-supérieure de la partie pétreuse de l'os temporal (empreinte trigéminale) ;
– un pédicule postéro-inférieur (10-5), constitué par les nerfs glosso-pharyngien, vague et accessoire, l'artère cérébelleuse inférieure et le sinus pétreux inférieur. Ces trois nerfs mixtes (IX, X et XI) ont un court trajet oblique latéralement et en avant, reposent sur le tubercule jugulaire pour traverser la base du crâne dans le foramen jugulaire.

**10-5** Pore acoustique interne, vue dorsale.

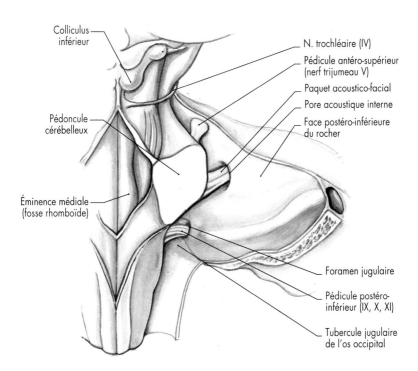

287

## Anatomie du nerf facial moteur dans le méat acoustique interne

La face postéro-supérieure de la partie pétreuse de l'os temporal présente, en son milieu, un large orifice : le pore acoustique interne traversé par le paquet acoustico-facial. Le pore acoustique interne se prolonge par le méat acoustique interne creusé dans la partie pétreuse de l'os temporal, long d'un centimètre et large de cinq millimètres.

Le paquet acoustico-facial est formé par (10-6) :
– le nerf vestibulo-cochléaire, formant une gouttière à concavité supérieure ;
– le nerf facial et le nerf intermédiaire, posés dans la gouttière vestibulo-cochléaire ;
– l'artère labyrinthique et ses veines d'accompagnement.

Le méat est tapissé par la dure-mère, l'ensemble du paquet acoustico-facial est entouré d'une gaine arachnoïdienne commune tandis que chaque élément nerveux a sa gaine de pie-mère propre.

Le fond du méat acoustique interne est divisé en deux étages par une crête osseuse horizontale : la crête transverse (10-7). L'étage supérieur présente deux aires séparées par une crête osseuse verticale (la Bill's bar des Anglo-Saxons). L'aire antérieure est l'aire du nerf facial, l'aire postérieure est l'aire vestibulaire supérieure. Dans l'aire du nerf facial s'engagent le nerf facial et le nerf intermédiaire (10-8). Dans l'aire vestibulaire supérieure s'engagent les fibres du rameau supérieur formé des nerfs ampullaires latéral et antérieur ainsi que du nerf utriculaire (10-8).

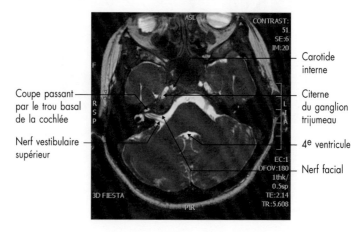

IRM passant par l'angle pontocérébelleux en coupe inframillimétrique, axiale, en séquence T2, passant par le nerf cochléaire.

**10-6** Paquet acoustico-facial dans le méat acoustique interne.

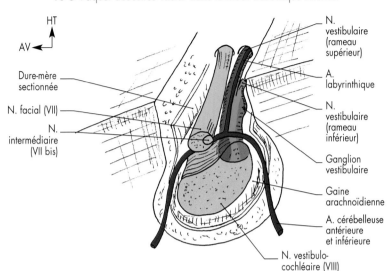

A. Vue médiale (la partie pétreuse de l'os temporal a été tranchée).
En bleu : les fibres ampullaires latérales et antérieures ;
en marron : les fibres utriculaires et sacculaires ; en orange : les fibres ampullaires postérieures.

L'étage inférieur (10-7) présente également deux aires moins bien délimitées qu'à l'étage supérieur. L'aire antérieure est l'aire cochléaire tandis que l'aire postérieure est l'aire vestibulaire inférieure. Dans l'aire cochléaire s'engagent les fibres du nerf cochléaire (10-8). Dans l'aire vestibulaire inférieure s'engagent les fibres du rameau inférieur formé du nerf sacculaire. En arrière de cette aire, dans la paroi postérieure du méat acoustique interne se situe le foramen singulare (de Morgagni) où passe le rameau postérieur formé du nerf ampullaire postérieur (10-8).

## Anatomie du nerf facial moteur dans le canal facial

Le nerf facial traverse l'os temporal dans le canal facial. Ce trajet est unique car aucun autre nerf dans l'organisme ne parcourt une aussi longue distance dans un canal osseux. Le canal facial mesure environ trente millimètres de long et présente un trajet complexe, prenant une forme de « Z » avec trois parties (10-9) :
– une partie initiale, labyrinthique, située entre le labyrinthe antérieur et le labyrinthe postérieur ;

10-6 *(suite).*

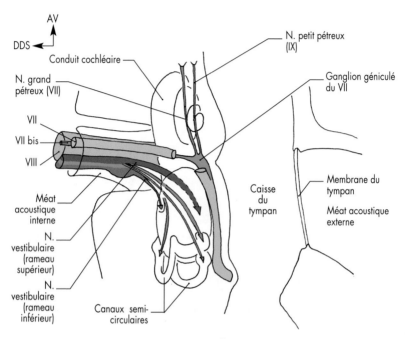

AV

DDS

N. petit pétreux (IX)

Conduit cochléaire

Ganglion géniculé du VII

N. grand pétreux (VII)

VII

VII bis

VIII

Membrane du tympan

Caisse du tympan

Méat acoustique externe

Méat acoustique interne

N. vestibulaire (rameau supérieur)

N. vestibulaire (rameau inférieur)

Canaux semi-circulaires

B. Vue supérieure (schématique).

– une partie intermédiaire, tympanique, dans la paroi médiale de la caisse du tympan, formant la proéminence du canal facial qui sépare la caisse du tympan en deux parties : l'atrium ou mésotympanum au-dessus de la proéminence du canal facial, le récessus épitympanique (épitympanum ou attique) au-dessous de proéminence du canal facial ;
– et une partie terminale, mastoïdienne, se terminant au foramen stylo-mastoïdien. Entre ces trois parties se situent deux angulations :
– une première angulation entre les parties labyrinthique et tympanique, dénommée genou du nerf facial. À ce niveau se situe le ganglion géniculé ;
– une seconde angulation entre les parties tympanique et mastoïdienne, dénommée coude du nerf facial.
La première partie du nerf facial est accompagnée du nerf intermédiaire. À partir de la deuxième partie du nerf facial, le nerf facial et le nerf intermédiaire sont fusionnés. Il existe de nombreuses variantes anatomiques du trajet du nerf facial dans le canal facial.

**10-7** Fond du méat acoustique interne, vue médiale.

HT

AV

DDS

N. utriculaire

N. ampullaire antérieur

N. ampullaire latéral

2. Aire vestibulaire supérieure

Bill's bar

1. Aire du nerf facial

Crête falciforme (= transverse)

Foramen singulare

N. ampullaire postérieur

N. sacculaire

3. Aire cochléaire

4. Aire vestibulaire inférieure

## Partie labyrinthique du nerf facial

Le canal facial dans sa partie labyrinthique est court et étroit. Son trajet, perpendiculaire à l'axe de la partie pétreuse de l'os temporal, est oblique en dehors, en avant et en haut (10-10). Ainsi, le canal se rapproche progressivement de la corticale de la paroi postéro-supérieure de la partie pétreuse de l'os temporal (le rocher). Il est nécessaire de décomprimer le nerf facial dans certaines formes de paralysie faciale périphérique. La décompression du nerf dans sa portion labyrinthique est facilitée par son trajet qui le rapproche beaucoup de la corticale de la paroi postéro-supérieure de la partie pétreuse de l'os temporal où il est facile de le trépaner. Il passe entre (10-11) :
– en avant et médialement, le premier tour de spire de la cochlée ;
– en arrière et latéralement, l'extrémité ampullaire du canal semi-circulaire antérieur ;
– en bas, la partie antérieure du vestibule ;
– en haut, la paroi postéro-supérieure de la partie pétreuse de l'os temporal.

**10-8** Méat acoustique interne et son contenu, vue antérieure droite (légende des couleurs : *voir* 10-6).

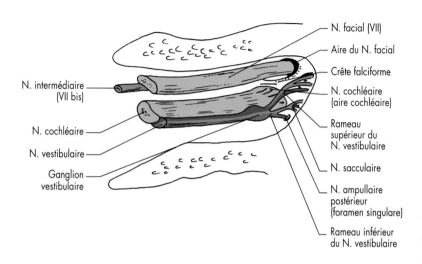

N. facial (VII)

Aire du N. facial

Crête falciforme

N. cochléaire (aire cochléaire)

Rameau supérieur du N. vestibulaire

N. sacculaire

N. ampullaire postérieur (foramen singulare)

Rameau inférieur du N. vestibulaire

N. intermédiaire (VII bis)

N. cochléaire

N. vestibulaire

Ganglion vestibulaire

La partie labyrinthique du nerf facial se termine au genou du nerf facial dans la loge géniculée qui repose sur le deuxième tour de spire de la cochlée. Cette loge, qui contient le ganglion géniculé, est une zone de carrefour entre trois canaux nerveux :
– le canal de la partie labyrinthique du nerf facial que nous venons de voir ;
– le canal de la partie tympanique du nerf facial ;
– le canal du nerf grand pétreux, pour le nerf grand pétreux.
Le nerf facial change brutalement de direction entre ses parties labyrinthique et tympanique. Ces deux parties forment entre elles un angle de soixante-quinze degrés ouvert en arrière et médialement (10-12). De plus, la partie tympanique du nerf facial prend un trajet légèrement oblique en arrière, en bas et en dehors.

## Partie tympanique du nerf facial

La partie tympanique du nerf facial va du genou au coude du nerf facial. Le canal facial dans sa partie tympanique mesure dix millimètres et prend un trajet oblique en arrière, en bas et en dehors. Il longe la paroi médiale de la caisse du tympan. Dans sa portion antérieure, le canal facial est profondément enchâssé dans cette paroi tandis que dans sa portion postérieure, il devient superficiel, bombant dans la caisse du tympan au-dessus de la fenêtre du vestibule : c'est la proéminence du canal

**10-9** Nerf facial dans le canal facial.

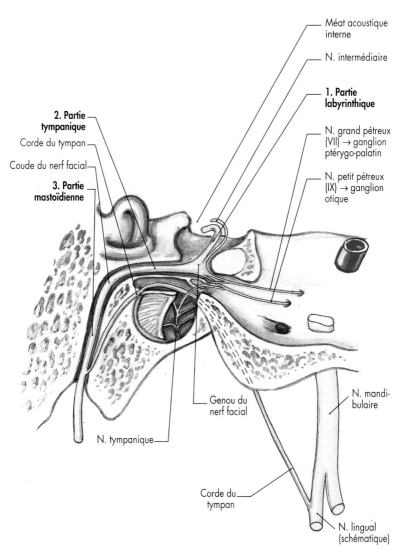

Méat acoustique
interne

N. intermédiaire

**1. Partie
labyrinthique**

N. grand pétreux
(VII) → ganglion
ptérygo-palatin

N. petit pétreux
(IX) → ganglion
otique

**2. Partie
tympanique**

Corde du tympan

Coude du nerf facial

**3. Partie
mastoïdienne**

N. mandi-
bulaire

Genou du
nerf facial

N. tympanique

Corde du
tympan

N. lingual
(schématique)

(NB : la corde du tympan se termine dans le nerf lingual dans la fosse infra-temporale.)

**10-10** Coupe horizontale de la partie pétreuse de l'os temporal.

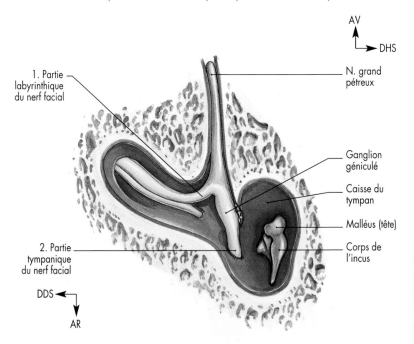

facial (10-13). La proéminence du canal facial délimite les deux parties de la caisse du tympan. Au-dessus d'elle, c'est le récessus épitympanique (ou épitympanum ou attique) ; au-dessous d'elle, c'est le mésotympanum ou atrium.

Dans sa portion antérieure, le nerf facial chemine de la fosse géniculée jusqu'à l'extrémité postérieure du canal du muscle tenseur du tympan. Dans sa portion postérieure, le canal facial surplombe la fenêtre du vestibule dont il forme la lèvre supérieure, puis passe au-dessous du canal semi-circulaire latéral.

Ses rapports anatomiques sont (10-13) :

– en dehors : la caisse du tympan et son contenu, le malléus et l'incus ;
– en dedans : le labyrinthe postérieur ;
– en bas : le labyrinthe antérieur dans sa portion antérieure, la fenêtre du vestibule contenant le stapes dans sa portion moyenne puis le sinus tympani dans sa portion postérieure ;
– en haut : le récessus épitympanique dans sa portion antérieure et l'ampoule du canal semi-circulaire latéral dans sa portion postérieure.

**10-11** Partie labyrinthique du nerf facial.

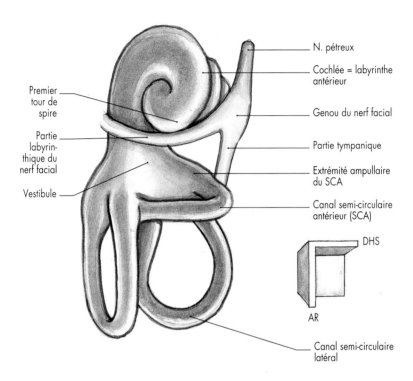

N. pétreux

Cochlée = labyrinthe antérieur

Premier tour de spire

Genou du nerf facial

Partie labyrin-thique du nerf facial

Partie tympanique

Extrémité ampullaire du SCA

Vestibule

Canal semi-circulaire antérieur (SCA)

DHS

AR

Canal semi-circulaire latéral

La partie tympanique du nerf facial se termine au coude du nerf facial. Le nerf facial se coude une seconde fois pour prendre un trajet presque vertical. Il décrit avec la partie mastoïdienne un angle de cent-vingt degrés ouvert en avant et en bas (10-12). Son rapport essentiel est supérieur : c'est le canal semi-circulaire latéral et l'aditus ad antrum.

 Conséquences cliniques

Le nerf facial peut être lésé par les divers processus pathologiques affectant la caisse du tympan. C'est le cas des classiques paralysies faciales périphériques de l'otite moyenne aiguë ou de l'otite chronique cholestéatomateuse. Un cholestéatome de l'oreille moyenne érode souvent le canal facial au niveau de la proéminence du canal facial. Le nerf facial est alors dénudé dans la caisse du tympan et peut être blessé lors de la dissection du cholestéatome.

**10-12** Canal facial : représentation tridimensionnelle schématique.

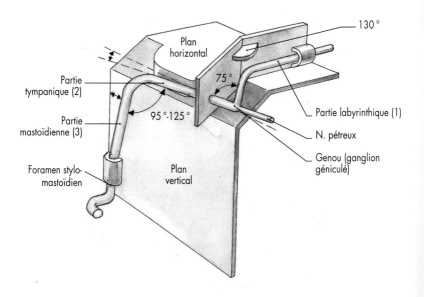

## Partie mastoïdienne du nerf facial

La partie mastoïdienne du nerf facial va du coude au foramen stylo-mastoïdien. Le canal facial dans sa partie mastoïdienne mesure environ douze millimètres et prend un trajet vertical. Il traverse la partie antérieure du processus mastoïdien (10-14). En effet, les cellules mastoïdiennes sont séparées, en avant, du méat acoustique externe par une cloison osseuse dénommée mur de Gellé (dénommé en clinique, mur du facial). La partie la plus profonde du mur de Gellé sépare la caisse du tympan en avant de l'antre mastoïdien et des cellules mastoïdiennes en arrière. La partie mastoïdienne du canal facial chemine dans cette partie profonde du mur de Gellé. C'est un repère anatomique capital en chirurgie otologique. Dans cette partie, le nerf facial donne deux collatérales : le nerf du muscle stapédien et la corde du tympan. Le *nerf du muscle stapédien* naît de la partie mastoïdienne du nerf facial. Il traverse le mur de Gellé par un petit canal oblique en haut et en avant pour se terminer dans le muscle stapédien. Le muscle stapédien prend son origine dans les parois du canal creusé dans l'éminence pyramidale et se termine par un tendon sur la tête du stapes. Le muscle stapédien se contracte lors de stimulations sonores intenses. C'est le réflexe stapédien dont l'étude est effectuée couramment en audiologie (l'étude du seuil de déclenchement du réflexe stapédien est dénommé test de Metz). La boucle nerveuse du réflexe stapédien est plurisynaptique. La voie afférente

**10-13** Partie tympanique du nerf facial, vue latérale.

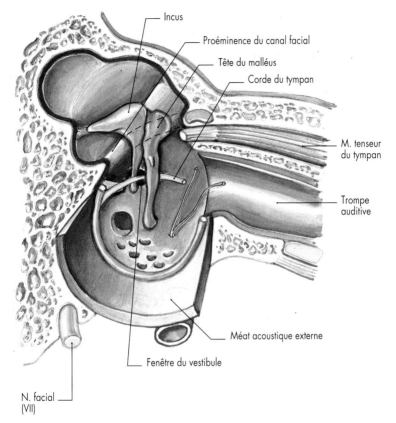

Incus

Proéminence du canal facial

Tête du malléus

Corde du tympan

M. tenseur du tympan

Trompe auditive

Méat acoustique externe

Fenêtre du vestibule

N. facial (VII)

essentielle est le nerf cochléaire. La voie efférente passe par le nerf facial. Entre les deux s'intercalent des voies centrales complexes, croisées et décroisées, dans le tronc cérébral.

Les rapports du canal facial dans la partie mastoïdienne sont (10-14) :

– en arrière : les cellules mastoïdiennes situées en avant du sinus sigmoïde (cellules dénommées « inter-sinuso-faciales » en chirurgie mastoïdienne) ;

– en avant : la caisse du tympan et en particulier le rétrotympanum ;

– en dehors : le mur de Gellé ;

– en dedans : le bulbe supérieur de la veine jugulaire.

**10-14** Partie mastoïdienne du nerf facial.

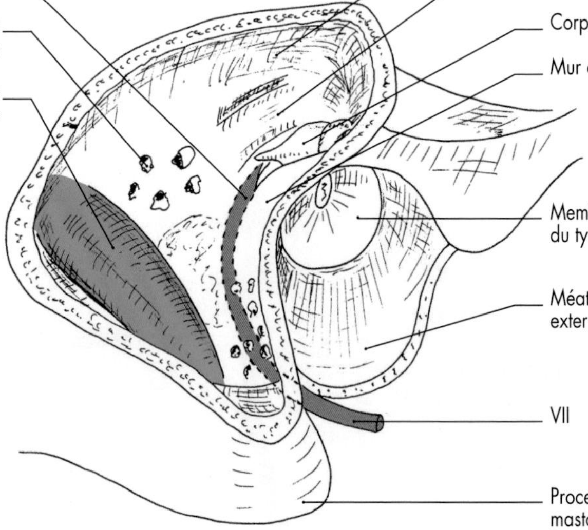

Tegmen

Saillie du
canal semi-
circulaire latéral

Corps de l'incus

Mur de Gellé

Canal facial

Cellules
mastoïdiennes

Relief du sinus
sigmoïde

Membrane
du tympan

Méat acoustique
externe

VII

Processus
mastoïde

# Anatomie du nerf facial dans les espaces profonds de la face

## Dans la région rétrostylienne

Le nerf facial sort du crâne par le foramen stylo-mastoïdien compris entre le processus styloïde en avant et médialement, et le processus mastoïde en arrière et latéralement. Le trajet initial exocrânien est situé dans la région rétrostylienne que le nerf quitte très rapidement, oblique en bas et en avant, pour entrer dans la région parotidienne (10-15). Il traverse le rideau stylien dans l'interstice compris entre le muscle digastrique et le muscle stylo-hyoïdien. Le repérage du tronc du nerf facial dans la chirurgie de la loge parotidienne doit donc se faire en dedans du muscle digastrique qui doit être repéré en premier.

Dans ce court trajet rétro-stylien, le nerf facial donne plusieurs branches importantes : le rameau communicant avec le nerf vague, le rameau communicant avec le nerf

**10-15** Le nerf facial dans le foramen stylo-mastoïdien et diaphragme stylien.

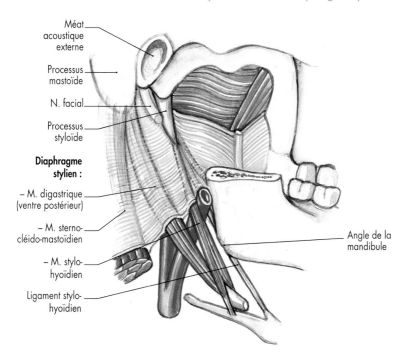

Méat acoustique externe

Processus mastoïde

N. facial

Processus styloïde

**Diaphragme stylien :**

– M. digastrique (ventre postérieur)

– M. sterno-cléido-mastoïdien

– M. stylo-hyoïdien

Ligament stylo-hyoïdien

Angle de la mandibule

glosso-pharyngien, le nerf destiné au ventre postérieur du muscle digastrique et au muscle stylo-hyoïdien et le nerf auriculaire postérieur.

## Dans la région parotidienne

Dans la région parotidienne, oblique en bas et en avant, le nerf traverse la glande et se divise en deux branches (10-16) : une branche supérieure, temporo-faciale, et une branche inférieure, cervico-faciale. Chacune de ces branches se divise et donne des rameaux à destinée temporale, zygomatique, buccale supérieure pour la branche temporo-faciale, des rameaux à destinée buccale inférieure, mandibulaire et cervicale pour la branche cervico-faciale. Il existe d'importantes variantes anatomiques dans le mode de division du nerf facial. Le nerf facial et ses branches de division partagent artificiellement la glande parotide en deux lobes : le lobe superficiel et le lobe profond.

Conséquences cliniques

Les rapports étroits entre le nerf facial et la glande parotide expliquent la fréquence des paralysies faciales périphériques dans les tumeurs malignes de la parotide. Toute tumeur parotidienne associée à une paralysie faciale périphérique doit être considérée comme maligne. La chirurgie d'exérèse des tumeurs de la glande parotide doit respecter le nerf facial et l'ensemble de ses branches de division. Ceci impose un repérage premier du tronc du nerf facial puis une dissection prudente et progressive de ses branches temporo-faciale et cervico-faciale avant d'entreprendre celle des nombreux rameaux de division. Cette dissection du nerf facial dans une parotidectomie conduit à pratiquer l'exérèse de la partie exofaciale de la glande ; on dénomme ce temps opératoire parotidectomie superficielle. L'ablation de la partie endofaciale de la glande est nommée parotidectomie profonde. L'une des complications les plus fréquentes de la parotidectomie est la paralysie faciale périphérique qui est le plus souvent transitoire, liée à des microtraumatismes du nerf durant sa dissection.

**10-16** Terminaison du nerf facial et glande parotide.

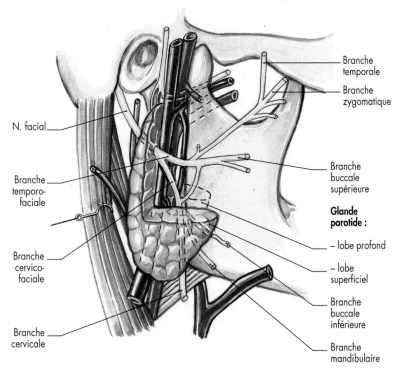

Branche temporale

Branche zygomatique

N. facial

Branche temporo-faciale

Branche cervico-faciale

Branche cervicale

Branche buccale supérieure

**Glande parotide :**

– lobe profond

– lobe superficiel

Branche buccale inférieure

Branche mandibulaire

# Branches terminales du nerf facial dans la face

## Anatomie des branches terminales

Les branches terminales du nerf facial quittent la région parotidienne pour s'épanouir dans la face et innerver les muscles cutanés de la face et du cou (Tableau 10-I et 10-17).

La branche supérieure, à destinée temporo-faciale, est souvent la plus volumineuse. Elle donne de nombreux rameaux. Les rameaux temporaux montent verticalement en dehors de la face latérale de l'arcade zygomatique à un centimètre en avant du tragus. Les rameaux zygomatiques cheminent en avant des rameaux temporaux selon une direction oblique en avant et en haut. Les rameaux buccaux supérieurs ont un trajet horizontal vers la lèvre supérieure.

La branche inférieure, à destinée cervico-faciale, est plus grêle (10-17). Après un court trajet oblique en bas et en avant, elle se divise en regard de l'angle de la mandibule en plusieurs rameaux. Les rameaux buccaux inférieurs longent la face antérieure du corps de la mandibule. Le rameau marginal de la mandibule suit le bord inférieur du corps mandibulaire. Enfin, le rameau du cou descend verticalement dans le cou en abordant le platysma par sa face profonde.

**Tableau 10-I.** Muscles innervés par les rameaux terminaux du nerf facial.

| Rameau (x) | Innervation wmotrice |
|---|---|
| Nerf auriculaire postérieur | M. auriculaire supérieur<br>M. auriculaire postérieur<br>Ventre occipital du m. occipito-frontal |
| Temporaux | M. auriculaire antérieur<br>Ventre frontal du m. occipito-frontal |
| Zygomatiques | M. orbiculaire de l'œil<br>M. corrugateur du sourcil<br>M. abaisseur du sourcil |
| Buccaux supérieurs | M. grand zygomatique<br>M. petit zygomatique<br>M. élévateur de l'angle de la bouche<br>M. élévateur de la lèvre supérieure<br>M. releveur naso-labial<br>M. buccinateur<br>M. orbiculaire de la bouche |
| Buccaux inférieurs | M. buccinateur<br>M. orbiculaire de la bouche |
| Marginal de la mandibule | M. abaisseur de l'angle de la bouche<br>M. abaisseur de la lèvre inférieure<br>M. mentonnier |
| Du cou | Platysma |

**10-17** Nerf facial : terminaison et muscles de la face.

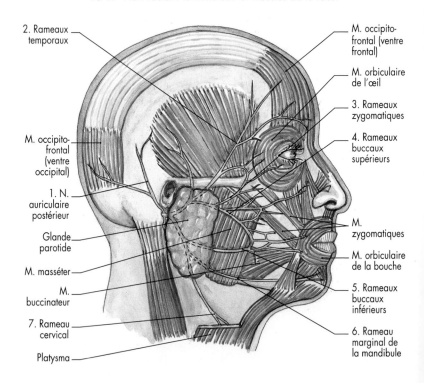

2. Rameaux
temporaux

M. occipito-
frontal (ventre
frontal)

M. orbiculaire
de l'œil

3. Rameaux
zygomatiques

4. Rameaux
buccaux
supérieurs

M. occipito-
frontal
(ventre
occipital)

1. N.
auriculaire
postérieur

Glande
parotide

M. masséter

M.
buccinateur

7. Rameau
cervical

Platysma

M.
zygomatiques

M. orbiculaire
de la bouche

5. Rameaux
buccaux
inférieurs

6. Rameau
marginal de
la mandibule

## Muscles cutanés

Les muscles cutanés du crâne, de la face et du cou forment un plan de couverture musculaire sous la face profonde de la peau (10-18). Ils ont au moins une insertion cutanée,
par l'intermédiaire du fascia superficialis, qui permet la mobilisation de la peau : ce sont
les muscles de la mimique et de l'expression du visage, tous innervés par le nerf facial.
• Muscles du crâne
Les muscles auriculaires sont au nombre de trois (10-18) : les muscles auriculaires
postérieur, supérieur et antérieur. Ils ont une faible action chez l'homme.
Le muscle occipito-frontal est un très large muscle plat et digastrique formé d'un
ventre frontal et d'un ventre occipital. La galéa aponévrotique est une lame fibreuse
qui s'étend des ventres occipitaux aux ventres frontaux. Elle s'insère en arrière sur
la protubérance occipitale externe et le tiers médial de la ligne nuchale supérieure.
Le ventre frontal naît du bord antérieur de la galéa aponévrotique, se dirige en avant
pour se terminer à la face profonde de la peau du front et des sourcils. Sa contrac-

tion relève le sourcil et plisse le front. Les ventres frontaux sont accolés sur la ligne médiane, formant une vaste nappe musculaire coiffant la région frontale. Le ventre occipital naît du bord postérieur de la galéa aponévrotique pour se terminer sur les deux tiers latéraux de la ligne nuchale supérieure. Sa contraction tire le cuir chevelu vers l'arrière. Toute plaie de la galéa aponévrotique doit être suturée car les ventres frontaux et les ventres occipitaux ayant des actions antagonistes, il en résulte un élargissement progressif de la plaie.

• Muscles de la fente palpébrale

Le muscle orbiculaire de l'œil entoure chaque fente palpébrale (10-18). Il entre dans la constitution des paupières et comprend trois parties : a) une partie palpébrale divisée en deux parties, supérieure et inférieure, dans chaque paupière, b) une partie orbitaire se prolongeant sur les bords supra- et infra-orbitaires, et c) une partie lacrymale se terminant sur la crête lacrymale postérieure. Sa contraction ferme la fente palpébrale.

**10-18** Muscles cutanés de la face.

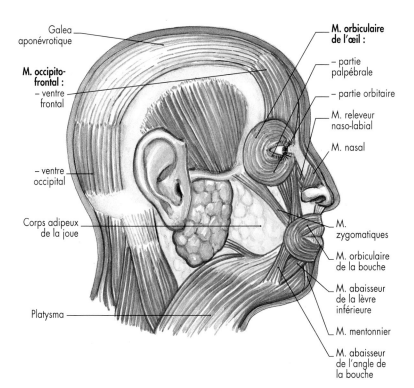

Deux muscles radiaires naissent du processus nasal de l'os frontal et agissent sur la fente palpébrale : le muscle corrugateur du sourcil et le muscle abaisseur du sourcil. Leur terminaison se fait dans la peau du sourcil et leur contraction plisse ou abaisse le sourcil.

• Muscles des narines

Trois muscles agissent sur les narines (10-18) : le muscle nasal qui comprend deux parties (transverse supérieure et alaire inférieure), le muscle abaisseur du septum nasal et la partie nasale du muscle releveur naso-labial.

• Muscles de la fente orale

Le muscle orbiculaire de la bouche entoure la fente orale (10-18). Il comprend plusieurs parties : a) une partie centrale, labiale, divisée en deux parties, supérieure et inférieure, dans chaque lèvre, et b) une partie périphérique, radiaire, constituée de quatre faisceaux incisifs. Sa contraction ferme la fente orale.

Le muscle buccinateur est l'élément essentiel de la joue (10-17). Il s'insère en haut sur le maxillaire, en bas sur la mandibule, en arrière sur le raphé ptérygo-mandibulaire qui le sépare du muscle constricteur du pharynx. Il se termine sur la commissure labiale. Sa contraction attire la commissure labiale vers l'arrière et chasse le contenu du vestibule oral vers la langue.

La contraction des muscles grand et petit zygomatique, élévateur de l'angle de la bouche, élévateur de la lèvre supérieure et releveur naso-labial attire la lèvre supérieure en haut et pour les muscles à insertion latérale, vers l'arrière (Tableau 10-II). La contraction des muscles abaisseur de l'angle de la bouche, abaisseur de la lèvre inférieure et mentonnier attire la lèvre inférieure en bas. Le muscle mentonnier entraîne une éversion de la lèvre inférieure (Tableau 10-III).

**Tableau 10-II.** Insertions des muscles de la fente orale relevant la lèvre supérieure.

| Muscle | Insertion osseuse | Insertion cutanée |
|---|---|---|
| Grand zygomatique | Os zygomatique | Partie latérale lèvre supérieure |
| Petit zygomatique | Os zygomatique | Partie latérale lèvre supérieure |
| Élévateur de l'angle de la bouche | Fosse canine | Commissure labiale |
| Élévateur de la lèvre supérieure | Bord infra-orbitaire du maxillaire | Lèvre supérieure |
| Releveur naso-labial | Processus frontal du maxillaire | Lèvre supérieure Aile du nez |

**Tableau 10-III.** Insertions des muscles de la fente orale abaissant la lèvre inférieure.

| Muscle | Insertion osseuse | Insertion cutanée |
|---|---|---|
| Abaisseur de l'angle de la bouche | Corps de la mandibule | Commissure labiale |
| Abaisseur de la lèvre inférieure | Corps de la mandibule | Lèvre inférieure Lèvre inférieure |
| Mentonnier | Corps de la mandibule | |

• Platysma

Au niveau du cou, il n'existe qu'un vaste plan musculaire cutané dénommé platysma (10-18). Il s'insère en haut sur le bord inférieur de la mandibule et la commissure des lèvres, et en bas sur la face profonde de la peau du thorax. Il recouvre la face profonde de la peau cervicale, innervé par le rameau du cou du nerf facial. Sa paralysie rend la peau cervicale flasque (signe du peaucier du cou de Babinski). Son atrophie partielle chez le sujet âgé explique les déformations inesthétiques observées au niveau de la peau du cou.

Conséquences cliniques

La sémiologie des paralysies faciales est très riche et s'explique aisément par l'atteinte des muscles innervés par le nerf facial. Les paralysies faciales complètes se traduisent par une déformation évidente du visage qui est aggravée par les mouvements du côté sain. Au niveau frontal, les rides sont estompées et le patient ne peut ni plisser le front ni relever le sourcil (muscle occipito-frontal). Au niveau de l'œil, la paupière inférieure est flasque, parfois éversée (muscle orbiculaire de l'œil) alors que le muscle releveur de la paupière supérieure est intact. La fente palpébrale ne peut se fermer. Lors des tentatives de fermeture, le globe oculaire se porte en haut et en dehors laissant la sclère à découvert (signe de Charles Bell). La joue est flasque, on dit que le malade « fume la pipe », le sillon naso-labial est effacé et le patient ne peut gonfler les joues (muscle buccinateur). Au niveau de la cavité orale, le pli commissural est effacé et les lèvres sont déviées vers le côté sain (muscle orbiculaire de la bouche). Le menton ne peut être mobilisé (muscle mentonnier) et la peau cervicale est inerte (platysma). Cette paralysie génère des troubles fonctionnels. La phonation est perturbée car les vibrations acoustiques produites par le larynx sont mal différenciées dans les cavités aériennes supérieures (voir Chapitre 12). Le temps buccal de la déglutition est marqué par l'accumulation d'aliments dans le vestibule oral (muscle buccinateur). Le patient ne peut ni souffler, ni siffler (muscle buccinateur).

## ■ Nerf facial sensitif et zone de Ramsay-Hunt

Le nerf facial véhicule des informations sensitives provenant de la zone de Ramsay-Hunt. Cette zone correspond à la moitié postérieure de la membrane du tympan, à la partie postérieure du méat acoustique externe, au pore acoustique externe, à la conque, au tragus, à l'antitragus, à l'anthélix et au lobule de l'auricule (voir 2-6). Les neurones sensitifs ont leur corps cellulaire dans le ganglion géniculé. Ces neurones ont un prolongement central et un prolongement périphérique.

Le prolongement périphérique véhicule les informations sensitives provenant de la zone de Ramsay-Hunt. Les fibres passent par le rameau du méat acoustique externe qui rejoint le nerf facial au niveau du foramen stylo-mastoïdien après avoir contourné le bord antérieur du processus mastoïde. Le prolongement central des cellules du ganglion géniculé constitue le nerf intermédiaire et se termine dans la partie supérieure du noyau du tractus solitaire (Tableau 10-IV)

**Tableau 10-IV.** Trajet du nerf facial sensitif.

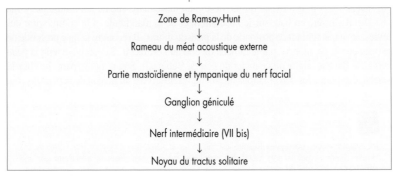

Zone de Ramsay-Hunt
↓
Rameau du méat acoustique externe
↓
Partie mastoïdienne et tympanique du nerf facial
↓
Ganglion géniculé
↓
Nerf intermédiaire (VII bis)
↓
Noyau du tractus solitaire

Le rameau communicant avec le nerf vague véhiculerait également des fibres sensitives pour la zone de Ramsay-Hunt. Il quitte le nerf facial quatre millimètres au-dessus du foramen stylo-mastoïdien (ostium extroitus), pénètre dans un petit canal qui le conduit dans la fosse jugulaire (*voir* 6-11 et 2-5), contourne le bulbe supérieur de la veine jugulaire interne pour se terminer dans le ganglion supérieur du nerf vague. Pour certains auteurs, ce rameau communicant se continuerait avec le rameau du méat acoustique externe.

Conséquences cliniques

Dans la paralysie faciale zostérienne ou maladie de Ramsay-Hunt, une éruption vésiculaire apparaît dans la zone cutanée de Ramsay-Hunt et s'associe à des douleurs auriculaires et à une paralysie faciale périphérique.

# ■ NERF FACIAL SÉCRÉTOIRE

Le nerf facial véhicule des informations sécrétoires pour les glandes salivaires sub-mandibulaire et sublinguale mais également pour les glandes lacrymales, nasales et palatines. Ce système appartient au système nerveux parasympathique.

## Innervation sécrétoire des glandes submandibulaire et sublinguale (10-19 et 10-20)

L'innervation des glandes submandibulaire et sublinguale provient du noyau sali-vaire supérieur dont le siège est dorsomédian par rapport au noyau moteur du nerf facial. C'est une innervation parasympathique dont les fibres empruntent le nerf intermédiaire, le nerf facial (le nerf intermédiaire est confondu avec le nerf facial après le ganglion géniculé), la corde du tympan et le nerf lingual.

La corde du tympan naît du nerf facial dans la partie terminale de son segment mastoïdien (10-19). Elle emprunte le canalicule tympanique de la corde du tympan qui fait communiquer le canal facial et la caisse du tympan. Ce canalicule s'ouvre dans la paroi postérieure de la caisse du tympan, à hauteur de l'éminence pyramidale. Elle traverse la caisse du tympan, suspendue par des replis muqueux, passant entre le col du malléus et la branche longue de l'incus (10-19), et sort de la caisse du tympan par un canal situé dans la fissure pétro-tympanique (le canal de Huguier). Elle quitte ce canal à la face médiale de l'épine de l'os sphénoïde, en arrière du foramen épineux et se situe alors dans la fosse infra-temporale. Elle traverse la partie haute de la fosse infra-temporale en dedans des nerfs auriculo-temporal et alvéolaire inférieur et de l'artère maxillaire pour rejoindre le nerf lingual (10-20).

**10-19** Corde du tympan et caisse du tympan.
Vue interne de la paroi latérale de la caisse du tympan droite.

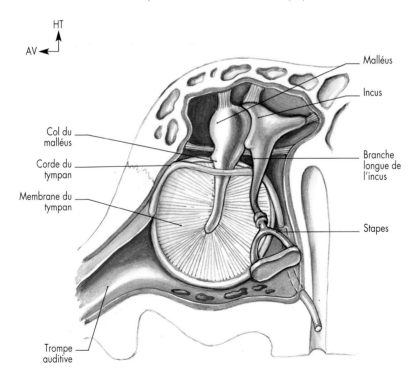

**10-20** La corde du tympan, vue médiale de la mandibule.

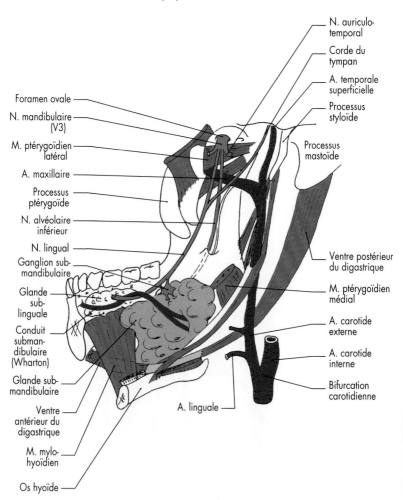

N. auriculo-temporal

Corde du tympan

A. temporale superficielle

Processus styloïde

Processus mastoïde

Foramen ovale

N. mandibulaire (V3)

M. ptérygoïdien latéral

A. maxillaire

Processus ptérygoïde

N. alvéolaire inférieur

N. lingual

Ganglion sub-mandibulaire

Glande sub-linguale

Conduit submandibulaire (Wharton)

Glande sub-mandibulaire

Ventre antérieur du digastrique

M. mylo-hyoïdien

Os hyoïde

Ventre postérieur du digastrique

M. ptérygoïdien médial

A. carotide externe

A. carotide interne

Bifurcation carotidienne

A. linguale

La corde du tympan rejoint le nerf lingual, branche terminale du tronc postérieur du nerf mandibulaire. Le nerf lingual parcourt la région des muscles ptérygoïdiens en avant du nerf alvéolaire inférieur, se dirige en bas et en avant, et quitte la région des muscles ptérygoïdiens pour gagner la région submandibulaire par l'étroit défilé situé entre la mandibule et le muscle ptérygoïdien médial. Le nerf lingual (10-20)

Tableau 10-V. Trajet de l'innervation sécrétoire des glandes submandibulaire et sublinguale.

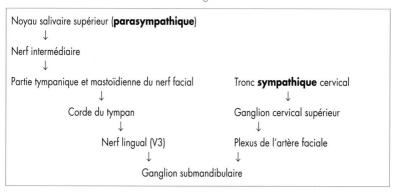

Noyau salivaire supérieur (**parasympathique**)
↓
Nerf intermédiaire
↓
Partie tympanique et mastoïdienne du nerf facial     Tronc **sympathique** cervical
↓                    ↓
Corde du tympan           Ganglion cervical supérieur
↓              ↓
Nerf lingual (V3)        Plexus de l'artère faciale
↓           ↓
Ganglion submandibulaire

pénètre alors dans la région submandibulaire en s'insinuant entre la muqueuse du sillon alvéolo-lingual et le bord postéro-supérieur de la glande. Il descend à la face médiale de la glande en décrivant une courbe à concavité supérieure, contourne le conduit submandibulaire en passant en dehors, en dessous et en dedans de lui. Le ganglion submandibulaire, annexé au nerf lingual et situé sous le nerf, reçoit les filets parasympathiques du nerf lingual, et des filets sympathiques issus du plexus de l'artère linguale. Ce ganglion donne de nombreux filets sécrétoires à la glande sub-mandibulaire. Les fibres parasympathiques véhiculées dans le nerf lingual quittent la région en suivant le canal vers la région sublinguale et donnent l'innervation sécrétoire parasympathique de la glande sublinguale (Tableau 10-V)

Le test de Blatt étudie l'innervation sécrétoire des glandes salivaires par le nerf facial au cours d'une paralysie faciale périphérique. On peut ainsi exciter la sécrétion sali-vaire à l'aide d'un jus de citron appliqué dans la cavité orale puis, après avoir cathé-térisé les conduits submandibulaires des deux côtés, comparer la sécrétion salivaire du côté sain et du côté pathologique. Ce test est rarement pratiqué dans le cadre du bilan d'une paralysie faciale périphérique car il n'a qu'une faible valeur sémiologique.

## Innervation sécrétoire des glandes lacrymales, nasales et palatines (10-21)

L'innervation des glandes lacrymales, nasales et palatines provient du noyau lacrymo-palato-nasal. C'est une innervation parasympathique dont les fibres empruntent le nerf facial, le nerf grand pétreux puis le ganglion ptérygo-palatin.

Le *nerf grand pétreux* naît du genou du nerf facial et emprunte le canal du nerf grand pétreux creusé dans l'épaisseur du tegmen tympani. Ce canal se termine dans la fosse cérébrale moyenne, sous la dure-mère, au niveau du hiatus du canal du nerf grand pétreux situé à l'extrémité médiale de la face antéro-supérieure de la partie pétreuse de l'os temporal. Il longe la paroi antéro-supérieure, passe sous le ganglion trigéminal pour rejoindre le foramen lacérum (10-9 et voir 6-3). Il reçoit alors le nerf pétreux profond provenant du nerf carotidien interne (voir 6-11), lui-même issu du ganglion cervical supérieur du tronc sympathique cervical (10-21).

Le nerf du canal ptérygoïdien est formé par la réunion au niveau du foramen lacérum du nerf grand pétreux véhiculant des fibres parasympathiques provenant du nerf facial (noyau muco-lacrymo-nasal) et du nerf pétreux profond véhiculant des fibres sympathiques provenant du nerf carotidien interne. Il se termine dans le ganglion ptérygo-palatin, situé à la partie postéro-supérieure de la région ptérygo-palatine. C'est un véritable carrefour des voies de la sensibilité, du système sympathique et parasympathique dont la destination essentielle est l'innervation des cavités nasales. Les afférences sensitives proviennent du nerf ptérygo-palatin, branche du nerf maxillaire. L'innervation sympathique provient du nerf du canal ptérygoïdien par l'intermédiaire du nerf pétreux profond ; son action au niveau des cavités nasales

**10-21** Ganglion ptérygo-palatin et ses racines (le nerf mandibulaire est récliné vers l'avant).

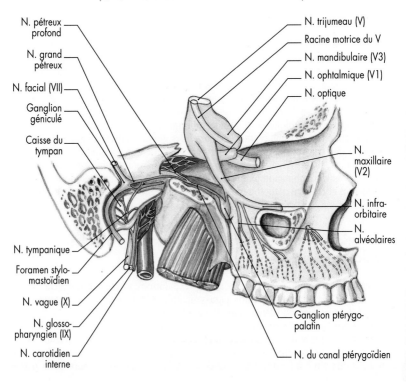

N. pétreux profond
N. grand pétreux
N. facial (VII)
Ganglion géniculé
Caisse du tympan
N. tympanique
Foramen stylo-mastoïdien
N. vague (X)
N. glosso-pharyngien (IX)
N. carotidien interne

N. trijumeau (V)
Racine motrice du V
N. mandibulaire (V3)
N. ophtalmique (V1)
N. optique
N. maxillaire (V2)
N. infra-orbitaire
N. alvéolaires
Ganglion ptérygo-palatin
N. du canal ptérygoïdien

**Tableau 10-VI.** Trajet de l'innervation sécrétoire lacrymale, nasale et palatine.

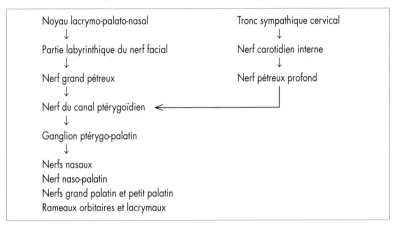

Noyau lacrymo-palato-nasal
↓
Partie labyrinthique du nerf facial
↓
Nerf grand pétreux
↓
Nerf du canal ptérygoïdien ←
↓
Ganglion ptérygo-palatin
↓
Nerfs nasaux
Nerf naso-palatin
Nerfs grand palatin et petit palatin
Rameaux orbitaires et lacrymaux

Tronc sympathique cervical
↓
Nerf carotidien interne
↓
Nerf pétreux profond

est vasoconstrictrice. L'innervation parasympathique provient du nerf grand pétreux, issu du noyau lacrymo-palato-nasal par l'intermédiaire du nerf facial, son action au niveau des cavités nasales est sécrétoire et vasodilatatrice. Il donne des efférences orbitaires et lacrymales, les nerfs nasaux postéro-supérieurs et le nerf naso-palatin destinés aux cavités nasales qu'ils rejoignent par le foramen sphéno-palatin, les nerfs grand et petits palatins destinés au palais qu'ils gagnent par les canaux grand palatin et petits palatins (Tableau 10-VI et *voir* 6-17).

Le test de Schirmer étudie la sécrétion lacrymale au cours d'une paralysie faciale périphérique. Un papier filtre gradué est placé près de la caroncule lacrymale. La stimulation utilise une inhalation d'ammoniaque. Le résultat est exprimé en comparant le côté sain et le côté pathologique. Une différence de sécrétion de 25 % est pathologique. Ce test a théoriquement une valeur topographique : si la lésion siège en aval du ganglion géniculé, le test n'est pas perturbé.

## ▪ Nerf facial sensoriel

Les corps cellulaires des fibres sensorielles, gustatives, du nerf facial sont situés dans le ganglion géniculé. Leurs terminaisons nerveuses périphériques sont en contact avec : a) les papilles fongiformes situées sur la pointe et les deux tiers antérieurs de la face dorsale de la langue, mais également b) les papilles foliées situées sur les bords latéraux de la langue dont l'innervation est mixte (corde du tympan et nerf glosso-pharyngien). Ces fibres vont emprunter le trajet du nerf lingual puis la corde du tympan, le nerf facial pour rejoindre leur corps cellulaire dans le ganglion géniculé (10-22).

**10-22** Systématisation du nerf facial.

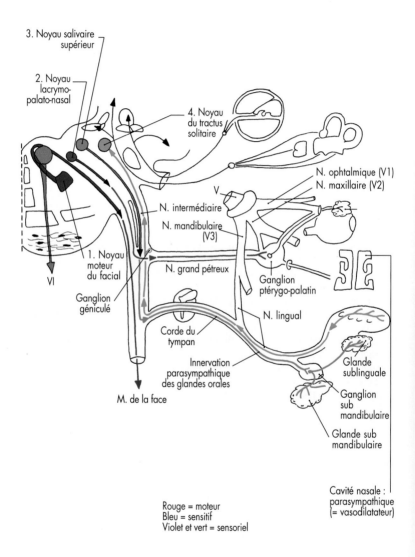

3. Noyau salivaire supérieur

2. Noyau lacrymo-palato-nasal

4. Noyau du tractus solitaire

N. ophtalmique (V1)

N. maxillaire (V2)

N. intermédiaire

N. mandibulaire (V3)

V

VI

1. Noyau moteur du facial

N. grand pétreux

Ganglion ptérygo-palatin

Ganglion géniculé

N. lingual

Corde du tympan

Innervation parasympathique des glandes orales

Glande sublinguale

Ganglion sub mandibulaire

Glande sub mandibulaire

M. de la face

Cavité nasale : parasympathique (= vasodilatateur)

Rouge = moteur
Bleu = sensitif
Violet et vert = sensoriel

Les terminaisons nerveuses périphériques rejoignent le nerf lingual dans la région submandibulaire. Le nerf lingual (10-20) chemine dans la région submandibulaire en s'insinuant entre la muqueuse du sillon alvéolo-lingual et le bord postéro-supérieur de la glande submandibulaire. Il se dirige en haut et en arrière pour rejoindre la région des muscles ptérygoïdiens en passant par l'étroit défilé situé entre la mandibule et le muscle ptérygoïdien médial. Le nerf lingual parcourt la région des muscles ptérygoïdiens en avant du nerf alvéolaire inférieur. Les fibres sensorielles rejoignent la corde du tympan qui traverse la partie haute de la fosse infra-temporale en dedans des nerfs auriculo-temporal et alvéolaire inférieur et de l'artère maxillaire (10-20). La corde du tympan rejoint le canal situé dans la fissure pétro-tympanique (le canal de Huguier) dont l'extrémité antérieure se trouve dans la fosse infra-temporale, à la face médiale de l'épine de l'os sphénoïde, en arrière du foramen épineux. Ce canal se termine dans la paroi antérieure de la caisse du tympan. La corde traverse la caisse du tympan, suspendue par des replis muqueux, passant entre le col du malléus et la branche longue de l'incus (10-19) puis gagne le canalicule tympanique. Ce canalicule s'ouvre dans la paroi postérieure de la caisse du tympan, à hauteur de l'éminence pyramidale et fait communiquer la caisse du tympan avec le canal facial. Ces fibres rejoignent le nerf facial dans la partie terminale de son segment mastoïdien.
Les prolongements centraux empruntent le nerf intermédiaire pour gagner la partie supérieure du noyau du tractus solitaire. Elles sont alors rejointes par les fibres sensorielles issues de la partie postérieure de la langue et véhiculées par le nerf glosso-pharyngien.

 Conséquences cliniques

La corde du tympan peut être lésée dans la chirurgie de l'oreille moyenne, en particulier lors du traitement chirurgical d'une otospongiose. La section de la corde entraîne une agueusie dans le territoire homolatéral tandis qu'un traumatisme de ce nerf peut créer une dysgueusie comme la perception d'un goût métallique dans la cavité orale. Chez un patient ayant une paralysie faciale périphérique, il est possible de tester les fibres gustatives provenant de la partie antérieure de la langue. Chez le sujet normal, une stimulation électrique de trente microampères des papilles gustatives déclenche une perception métallique. En cas de paralysie faciale, cette réponse peut disparaître. Ce test a une valeur localisatrice, traduisant une lésion siégeant en amont de la corde du tympan.

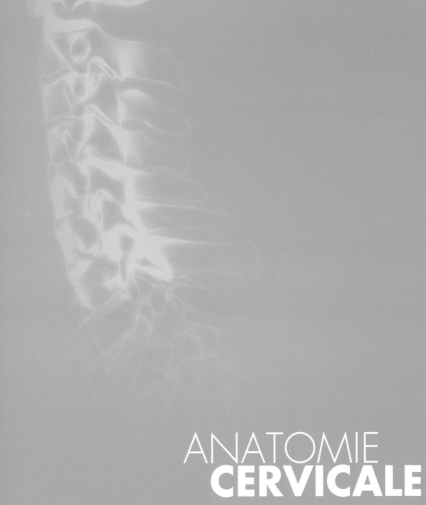

ANATOMIE
**CERVICALE**

# Axe vasculaire du cou

L'axe vasculaire du cou comprend l'ensemble des régions du cou situé entre l'axe viscéral du cou en dedans et la région de la nuque en arrière (11-1). En haut, la limite entre le cou et la face passe par l'os hyoïde, le ventre postérieur du muscle digastrique puis une ligne horizontale passant par le bord inférieur de la mandibule, c'est-à-dire par la bandelette mandibulaire (*voir* 1-1). En bas, il est limité par le bord supérieur de la clavicule et du sternum : c'est l'orifice crânial du thorax. L'axe vasculaire du cou comprend deux grandes régions : la région sterno-cléido-mastoïdienne et la région supra-claviculaire.

Ces régions sont traversées par les deux grands axes artériels irriguant le membre supérieur et l'extrémité céphalique : l'artère subclavière et l'artère carotide commune. Autour de ces deux axes existent d'importants éléments nerveux ainsi que l'essentiel des lymphocentres cervicaux profonds.

**11-1** Axe vasculaire du cou. Coupe transversale passant par la 6e vertèbre cervicale.

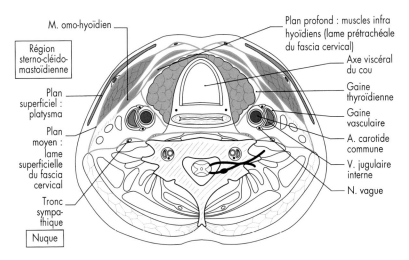

La pathologie essentielle de l'axe vasculaire du cou est la présence d'adénopathies cervicales. Ces adénopathies cervicales peuvent être aiguës et témoignent le plus souvent d'une infection des voies aéro-digestives supérieures (comme une angine). Elles posent plus de problèmes diagnostiques lorsqu'elles sont chroniques, notamment lorsqu'elles révèlent une tumeur maligne de la cavité buccale ou de l'axe viscéral du cou. Dans ce dernier cas, les adénopathies sont remarquables par leur dureté et leur fixation aux divers éléments anatomiques de voisinage. La connaissance du lymphocentre cervical profond est essentielle pour comprendre la cancérologie cervico-faciale.

# ■ Muscle sterno-cléido-mastoïdien

Le muscle sterno-cléido-mastoïdien est le repère essentiel de l'axe vasculaire du cou. Il permet de distinguer deux régions : la région sterno-cléido-mastoïdienne recouverte par le muscle du même nom et la région supra-claviculaire située à la base du cou, en dehors du bord postérieur du muscle sterno-cléido-mastoïdien (11-2).

11-2 Axes vasculaires du cou. Vue antérieure, menton relevé.

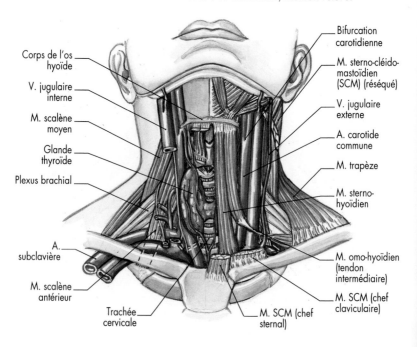

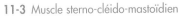

**11-3** Muscle sterno-cléido-mastoïdien

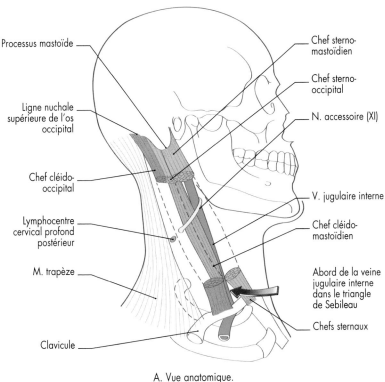

A. Vue anatomique.

Le muscle sterno-cléido-mastoïdien est le muscle de couverture antéro-latérale du cou. Il est épais, de forme quadrilatère, étendu de l'os occipital et du processus mastoïde au sternum et à la clavicule. Il comprend quatre chefs : sterno-mastoïdien, sterno-occipital, cléido-mastoïdien et cléido-occipital (11-3A).

Les chefs sternaux naissent du sternum par un tendon épais. Ils ont un trajet oblique en haut, en arrière et latéralement, pour se terminer sur la face latérale du processus mastoïde (chef sterno-mastoïdien) et sur la ligne nuchale supérieure de l'os occipital (chef sterno-occipital). Ces deux chefs sternaux sont souvent confondus. Le chef sterno-mastoïdien forme le bord antérieur du muscle aisément palpable à la partie antéro-latérale du cou. Les chefs claviculaires naissent du tiers médial de la face supérieure de la clavicule. Montant en arrière des chefs sternaux, ils ont un trajet presque vertical pour se terminer sur l'apex du processus mastoïde (chef cléido-

11-3 *(suite)*

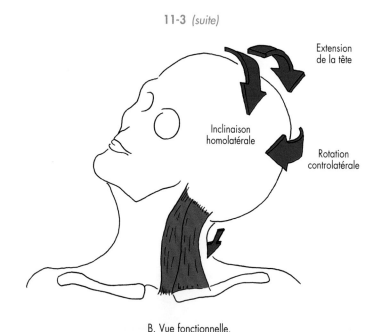

B. Vue fonctionnelle.

mastoïdien) et sur ligne nuchale supérieure de l'os occipital (chef cléido-occipital), médialement par rapport au chef sterno-occipital. Le chef cléido-occipital forme le bord postérieur du muscle, aisément palpable à la partie latérale du cou. Le muscle sterno-cléido-mastoïdien est innervé par la branche externe du nerf accessoire (XI). Son rôle est de provoquer un mouvement complexe associant une inclinaison homolatérale au muscle contracté, une rotation controlatérale et une flexion de la tête (11-3B). Le torticolis est une attitude vicieuse et douloureuse du cou lié à une contracture du muscle sterno-cléido-mastoïdien. Le muscle sterno-cléido-mastoïdien peut être envahi par une adénopathie cervicale néoplasique ; une telle extension peut évoluer vers la peau où la tumeur réalise alors une zone de perméation cutanée.

## ■ Région sterno-cléido-mastoïdienne

La région sterno-cléido-mastoïdienne est située à la partie antéro-latérale du cou. Elle contient l'axe vasculaire à destination cervico-faciale et céphalique : l'artère carotide commune et la veine jugulaire interne. Elle contient également d'importants éléments nerveux et le lymphocentre cervical profond. À sa partie basse, elle contient l'axe vasculaire destiné au membre supérieur : l'artère et la veine subclavière.

## Limites de la région sterno-cléido-mastoïdienne

La région sterno-cléido-mastoïdienne est limitée (11-4) :
– en haut, par une ligne horizontale suivant le bord inférieur de la mandibule. Cette ligne arbitraire délimite deux régions : la région rétrostylienne (appartenant à la face) en haut, et la région sterno-cléido-mastoïdienne (appartenant au cou) en bas. Il n'existe aucune barrière anatomique entre ces deux régions qui sont en continuité. Cette continuité a conduit à classer les adénopathies cervicales de ces deux régions dans le même groupe : le groupe II ;
– en bas, par le bord supérieur de la clavicule et le sternum qui la sépare du thorax ;

**11-4** Les régions du cou, vue de trois quarts antéro-gauche.

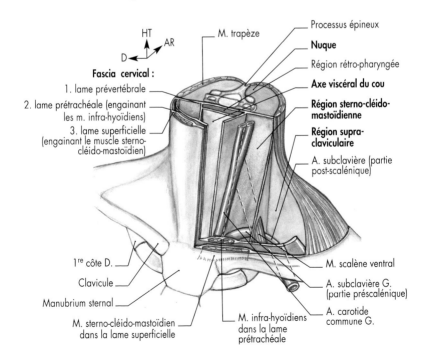

HT
AR
D

**Fascia cervical :**
1. lame prévertébrale
2. lame prétrachéale (engainant les m. infra-hyoïdiens)
3. lame superficielle (engainant le muscle sterno-cléido-mastoïdien)

M. trapèze

Processus épineux
**Nuque**
Région rétro-pharyngée
**Axe viscéral du cou**
**Région sterno-cléido-mastoïdienne**
**Région supra-claviculaire**
A. subclavière (partie post-scalénique)

1re côte D.
Clavicule
Manubrium sternal
M. sterno-cléido-mastoïdien dans la lame superficielle
M. infra-hyoïdiens dans la lame prétrachéale

M. scalène ventral
A. subclavière G. (partie préscalénique)
A. carotide commune G.

– en arrière par la lame prévertébrale du fascia cervical qui la sépare de la région de la nuque ;
– médialement, par la gaine viscérale et la gaine thyroïdienne ;
– et latéralement, par le muscle sterno-cléido-mastoïdien. À la partie basse du cou, la région située en dehors du bord postérieur de ce muscle est la région supra-claviculaire qui communique largement avec la région sterno-cléido-mastoïdienne.

## Plans de couverture de la région sterno-cléido-mastoïdienne

La région sterno-cléido-mastoïdienne comprend trois plans de couverture (11-1) :
– un plan superficiel : le plan cutané doublé du platysma ;
– un plan moyen : le plan du muscle sterno-cléido-mastoïdien et la lame superficielle du fascia cervical ;
– un plan profond : le plan des muscles infra-hyoïdiens et la lame prétrachéale du fascia cervical.

Le *plan superficiel* (11-1) comprend le platysma, seul muscle cutané du cou. Il s'insère en haut sur le bord inférieur de la mandibule et la commissure des lèvres, et en bas sur la face profonde de la peau du thorax. Il recouvre la face profonde de la peau cervicale et il est innervé par le rameau du cou du nerf facial.

Le *plan moyen* (11-1) est formé par le muscle sterno-cléido-mastoïdien engainé dans la lame superficielle du fascia cervical. C'est un fascia cylindrique qui s'insère en haut sur la ligne nuchale supérieure, le processus mastoïde et le bord inférieur de la mandibule. Elle se dédouble pour engainer le muscle sterno-cléido-mastoïdien en avant et le muscle trapèze en arrière. Ses insertions inférieures se font sur le bord supérieur du manubrium sternal, la face supérieure de la clavicule, l'acromion et l'épine de la scapula. Entre le plan superficiel et le plan moyen cheminent la veine jugulaire externe et les branches cutanées du plexus cervical. La veine jugulaire externe naît dans la glande parotide de la réunion des veines maxillaire et temporale superficielle, descend verticalement dans l'épaisseur de la glande parotide pour s'appliquer sur la face latérale du muscle sterno-cléido-mastoïdien. Elle reçoit la veine auriculaire postérieure, des veines occipitales, la veine transverse du cou et la veine supra-capsulaire. Il existe de nombreuses anastomoses avec les veines jugulaires antérieure et interne. Le plexus cervical (*voir* 14-8) est formé par l'anastomose des branches ventrales des nerfs cervicaux supérieurs de C1 à C4. Ces branches ventrales sortent entre les faisceaux d'insertion des muscles scalènes ventral et moyen. Ce plexus fournit des branches motrices, sensitives et anastomotiques. Les branches sensitives, formant le plexus cervical superficiel, contournent le bord postérieur du muscle sterno-cléido-mastoïdien en donnant quatre nerfs : le nerf petit occipital, le nerf grand auriculaire, le nerf transverse du cou et les nerfs supra-claviculaires. Ils innervent les téguments de la partie inférieure de la tête, de la partie antérieure du cou, de la ceinture scapulaire et de la partie supérieure du thorax. Lorsque le chirurgien cervical pratique une cervicotomie, quelle qu'en soit la raison, le premier geste pratiqué est de relever le lambeau musculo-cutané formé par le platysma et la peau. La veine jugulaire externe et les diverses branches du plexus cervical superficiel sont alors les premiers éléments découverts au-dessus du plan du muscle sterno-cléido-mastoïdien.

Le *plan profond* (11-1) est celui des muscles infra-hyoïdiens. Le seul muscle infra-hyoïdien couvrant la région sterno-cléido-mastoïdienne est le muscle omo-hyoïdien (11-5). C'est un muscle digastrique, pair et symétrique. Il naît de la face inférieure du corps de l'os hyoïde (ventre supérieur), se dirige en dehors et en bas pour se terminer sur le bord supérieur de la scapula. Lorsqu'il croise l'axe vasculaire du cou, il présente un tendon intermédiaire qui se prolonge par le ventre inférieur du muscle dont la direction est très oblique en bas, en dehors et en arrière. La lame prétrachéale du fascia cervical engaine le muscle omo-hyoïdien. Cette lame s'insère en haut sur le bord inférieur de l'os hyoïde puis se dédouble en deux lames pour engainer les muscles infra-hyoïdiens. La lame superficielle engaine les muscles sterno-hyoïdien et omo-hyoïdien pour se terminer sur le bord supérieur du manubrium sternal et de la clavicule. La lame profonde engaine les muscles thyro-hyoïdien et sterno-thyroïdien pour se terminer sur la face dorsale du manubrium sternal et se poursuivre par le ligament sterno-péricardique supérieur. Le bord postérieur de la lame prétrachéale du fascia cervical se termine après avoir engainé le muscle omo-hyoïdien en adhérant à la face profonde de la lame superficielle du fascia cervical. Croisant l'axe vasculaire du cou, le muscle omo-hyoïdien le divise en deux parties cliniquement importantes : une partie supra-omo-hyoïdienne et une partie infra-omo-hyoïdienne. C'est un point de repère important pour définir la topographie des adénopathies cervicales chroniques. Les nœuds situés au-dessus du plan du tendon du muscle omo-hyoïdien sont dénommés nœuds supra-omo-hyoïdiens ; ceux situés au-dessous du plan du tendon, nœuds infra-omo-hyoïdiens.

Ce plan de couverture de la région sterno-cléido-mastoïdienne est la voie d'abord classique latérale du cou permettant notamment la réalisation des évidements ganglionnaires cervicaux et la chirurgie de l'axe vasculaire du cou (chirurgie vasculaire de l'artère carotide commune ou interne).

# Plan postérieur de la région sterno-cléido-mastoïdienne

Le plan postérieur de la région sterno-cléido-mastoïdienne est formé par la lame prévertébrale du fascia cervical qui recouvre les muscles scalènes et le plexus cervical. Le plexus cervical (*voir* 14-8) est formé par l'anastomose des branches ventrales des nerfs cervicaux supérieurs de C1 à C4. Ces branches ventrales sortent entre les faisceaux d'insertion des muscles scalènes ventral et moyen. Ce plexus fournit des branches motrices, sensitives et anastomotiques. Les branches motrices sont destinées aux muscles prévertébraux, sterno-cléido-mastoïdien, trapèze, infra-hyoïdiens, élévateur de la scapula et au diaphragme. Ce dernier est innervé par le nerf phrénique (*voir* 14-8) qui naît par trois racines issues des nerfs cervicaux C3, C4 et C5. Il a un trajet oblique en bas, en avant et médialement, croise le bord antérieur du muscle scalène ventral. Il est situé dans un dédoublement du feuillet aponévrotique qui tapisse le muscle scalène antérieur. Il quitte la région cervicale pour entrer dans le thorax, à

**11-5** Région sterno-cléido-mastoïdienne et axe vasculaire du cou, profil gauche (le muscle sterno-cléido-mastoïdien a été réséqué).

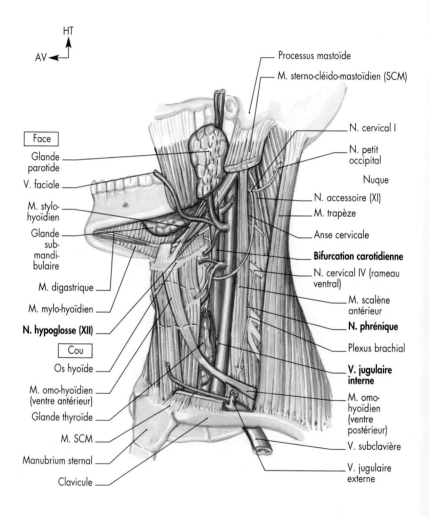

HT

AV

Processus mastoïde

M. sterno-cléido-mastoïdien (SCM)

N. cervical I

N. petit occipital

Nuque

N. accessoire (XI)

M. trapèze

Anse cervicale

**Bifurcation carotidienne**

N. cervical IV (rameau ventral)

M. scalène antérieur

**N. phrénique**

Plexus brachial

**V. jugulaire interne**

M. omo-hyoïdien (ventre postérieur)

V. subclavière

V. jugulaire externe

Face

Glande parotide

V. faciale

M. stylo-hyoïdien

Glande sub-mandi-bulaire

M. digastrique

M. mylo-hyoïdien

**N. hypoglosse (XII)**

Cou

Os hyoïde

M. omo-hyoïdien (ventre antérieur)

Glande thyroïde

M. SCM

Manubrium sternal

Clavicule

l'ouverture crâniale du thorax, en passant entre l'artère et la veine subclavière. Les branches sensitives, formant le plexus cervical superficiel, ont été décrites avec le plan moyen de couverture de la région sterno-cléido-mastoïdienne. Les branches anastomotiques relient le plexus cervical au nerf vague et au nerf hypoglosse.

## Éléments vasculo-nerveux de la région sterno-cléido-mastoïdienne

La région sterno-cléido-mastoïdienne contient l'axe vasculaire à destination cervico-faciale et céphalique (11-6) : l'artère carotide commune et la veine jugulaire interne. Elle contient également d'importants éléments nerveux et le lymphocentre cervical profond. À sa partie inférieure, elle contient l'axe vasculaire à destination du membre supérieur : l'artère et la veine subclavière ainsi que le plexus brachial (11-6).

### Éléments artériels

L'axe artériel essentiel de la région sterno-cléido-mastoïdienne est l'artère carotide commune et ses deux branches de division.
• Artère carotide commune (11-6)
L'artère carotide commune naît à gauche de l'arc aortique et à droite du tronc brachiocéphalique qui se divise en deux branches derrière l'articulation sterno-costo-claviculaire : l'artère carotide commune et l'artère subclavière. Elle monte verticalement dans la région sterno-cléido-mastoïdienne. Elle ne donne aucune collatérale et se termine en regard de la grande corne de l'os hyoïde où elle se divise en deux branches : l'artère carotide interne et l'artère carotide externe. L'artère carotide interne est destinée au cerveau et à l'œil tandis que l'artère carotide externe est destinée à la face et au cou.
La terminaison de l'artère carotide commune est dilatée : c'est le sinus carotidien qui joue un rôle essentiel dans le contrôle de la pression sanguine par ses barorécepteurs. En arrière du sinus carotidien se trouve le glomus carotidien, organe chémorécepteur, sensible à la concentration d'oxygène et de gaz carbonique dans le sang artériel. Ces deux types de récepteurs ont une riche innervation neurovégétative provenant des nerfs vague (X), glosso-pharyngien (IX) et du tronc sympathique cervical. Le massage de la terminaison de l'artère carotide commune stimule les barorécepteurs du sinus carotidien engendrant d'importantes modifications de la tension artérielle et de la fréquence cardiaque qui peut conduire à une syncope. La dissection de cette région doit être faite avec prudence afin de ne pas induire, durant l'anesthésie, de brusques variations hémodynamiques.
La gaine carotidienne (11-1) entoure l'artère carotide commune. Elle est divisée en trois compartiments contenant respectivement l'artère carotide commune, la veine jugulaire interne et le nerf vague. La veine jugulaire interne est située sur le bord latéral de l'artère et le nerf vague est compris dans l'angle dièdre postérieur situé entre les deux vaisseaux.

**11-6** Axe vasculaire du cou. Vue antérieure, menton relevé.

Région sterno-cléido-mastoïdienne droite

Axe viscéral

Région sterno-cléido-mastoïdienne gauche

N. lingual

M. digastrique (ventre antérieur)

A. carotide externe

A. carotide interne

Os hyoïde

Bifurcation carotidienne

Cartilage thyroïde

A. thyroïdienne supérieure

A. carotide commune D.

V. jugulaire externe

N. phrénique

M. scalène ventral

Tronc artériel brachio-céphalique

V. cave supérieure

V. faciale

A. et V. linguales

M. sterno-cléido-mastoïdien (réséqué)

Sinus carotidien

V. jugulaire interne

Glande thyroïde

N. vague G.

Plexus brachial dans le défilé interscalénique

A. subclavière G.

A. carotide commune G.

N. laryngé inférieur G.

Arc aortique

• **Artère carotide interne** (11-6)

L'artère carotide interne fait suite à l'artère carotide commune dont elle poursuit la direction verticale (11-7). Elle ne donne, comme l'artère carotide commune, aucune collatérale avant de pénétrer dans le crâne. Elle quitte la région sterno-cléido-mastoïdienne (et donc le cou) pour gagner la région rétrostylienne (*voir* 6-11) qui appartient aux espaces profonds de la face. Ces deux régions sont en continuité ; leur limite arbitraire passe par une ligne horizontale suivant le bord inférieur de la mandibule, c'est-à-dire le niveau de la bandelette mandibulaire.

**11-7** Trigone submandibulaire. Profil droit, menton relevé.

HT
AV

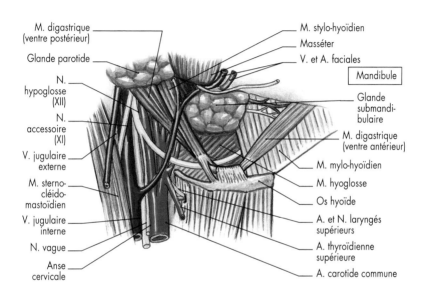

M. digastrique (ventre postérieur)

Glande parotide

N. hypoglosse (XII)

N. accessoire (XI)

V. jugulaire externe

M. sterno-cléido-mastoïdien

V. jugulaire interne

N. vague

Anse cervicale

M. stylo-hyoïdien

Masséter

V. et A. faciales

Mandibule

Glande submandi-bulaire

M. digastrique (ventre antérieur)

M. mylo-hyoïdien

M. hyoglosse

Os hyoïde

A. et N. laryngés supérieurs

A. thyroïdienne supérieure

A. carotide commune

• Artère carotide externe (11-8)

L'artère carotide externe est la seconde branche terminale de l'artère carotide commune. À son origine, elle est située en avant et médialement de l'artère carotide interne puis elle monte verticalement et passe en avant d'elle. Elle quitte la région sterno-cléido-mastoïdienne (et donc le cou) pour gagner la région rétro-stylienne. Ces deux régions sont en continuité ; leur limite arbitraire passe par une ligne horizontale suivant le bord inférieur de la mandibule. Son trajet dans la région rétro-stylienne est très court puisqu'elle rejoint la région parotidienne par l'interstice du diaphragme stylien situé entre le muscle stylo-hyoïdien et le ligament stylo-hyoïdien (*voir* 6-12). Elle se dirige de bas en haut, à la face médiale de la glande parotide à laquelle elle adhère, puis se termine en se divisant en deux branches : a) l'artère maxillaire (*voir* 6-16) qui se porte en avant, emprunte le tunnel stylo-mandibulaire situé dans la paroi antérieure, en dedans du col du condyle, et gagne la fosse infra-temporale, et b) l'artère temporale superficielle qui monte verticale vers la région temporale.

**11-8** Artère carotide externe et ses branches.

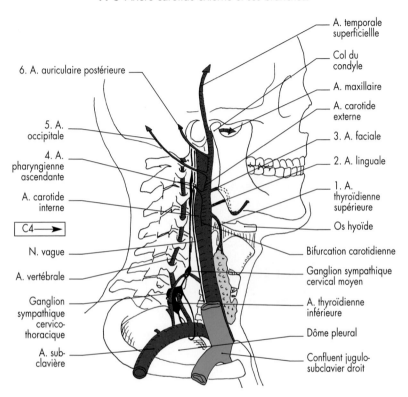

6. A. auriculaire postérieure

5. A. occipitale

4. A. pharyngienne ascendante

A. carotide interne

C4 →

N. vague

A. vertébrale

Ganglion sympathique cervico-thoracique

A. sub-clavière

A. temporale superficielle

Col du condyle

A. maxillaire

A. carotide externe

3. A. faciale

2. A. linguale

1. A. thyroïdienne supérieure

Os hyoïde

Bifurcation carotidienne

Ganglion sympathique cervical moyen

A. thyroïdienne inférieure

Dôme pleural

Confluent jugulo-subclavier droit

NB : Les numéros correspondent à l'ordre d'appel des artères dans le texte.

L'artère carotide externe donne six collatérales destinées à la face et au cou. Elle s'oppose ainsi à l'artère carotide interne qui n'a pas de branche collatérale dans le cou. Cette différence permet de les distinguer aisément lors de la réalisation d'une artériographie carotidienne. Les branches collatérales de l'artère carotide externe sont, de bas en haut, les artères thyroïdienne supérieure, linguale, faciale, pharyngienne ascendante, occipitale, auriculaire postérieure (11-8).

• Artère subclavière

L'artère subclavière (11-9) appartient à l'extrémité inférieure de la région sterno-cléido-mastoïdienne. Elle naît à gauche de l'arc aortique et à droite de la bifurcation du tronc brachiocéphalique en artère subclavière et en artère carotide commune. Elle décrit une courbe à concavité inférieure au-dessus de la première côte sur laquelle

elle marque une empreinte : le sillon de l'artère subclavière. Dans son trajet cervical, elle passe entre les muscles scalène ventral et scalène moyen. On lui décrit trois parties : une partie initiale pré-scalénique, une partie intermédiaire inter-scalénique, et une partie terminale post-scalénique. La partie pré-scalénique appartient à la région sterno-cléido-mastoïdienne tandis que les parties inter-scalénique et post-scalénique appartiennent à la région supra-claviculaire. L'artère subclavière prend le nom d'artère axillaire en passant entre la clavicule et la première côte.

L'artère subclavière donne d'importantes collatérales dans sa partie pré-scalénique (11-9). L'artère vertébrale naît de la face postéro-supérieure de l'artère subclavière. Elle monte obliquement en haut, médialement et en arrière pour gagner le foramen transversaire de la sixième vertèbre cervicale. Elle monte ensuite verticalement en traversant successivement les foramens transversaires de la sixième à la deuxième vertèbre cervicale. Dans son trajet initial, dans la fossette sus- et rétro-pleurale, l'artère vertébrale traverse le ganglion sympathique cervico-thoracique. L'artère thoracique interne naît de la face inférieure de l'artère subclavière aussitôt après la naissance de l'artère vertébrale. Elle passe derrière la veine subclavière pour traverser l'orifice crânial du thorax où elle rejoint le nerf phrénique. Le tronc costo-cervical naît de la face postérieure de l'artère subclavière. Il coiffe la coupole pleurale et se divise en deux branches : l'artère intercostale suprême et l'artère cervicale profonde. Le tronc thyro-cervical naît de la face supérieure de l'artère subclavière et se divise en quatre

**11-9** Région supra-claviculaire. Vue antérieure : l'artère subclavière (les 2 clavicules ont été ôtées).

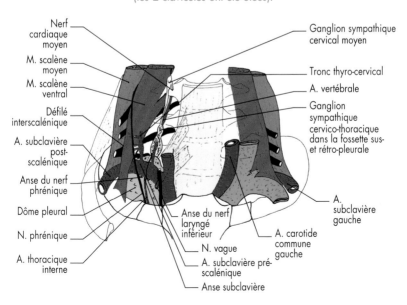

branches : l'artère thyroïdienne inférieure, l'artère cervicale ascendante, l'artère transverse du cou et l'artère supra-scapulaire. L'artère thyroïdienne inférieure a un trajet ascendant sur la face antérieure du muscle scalène ventral. Au niveau de la sixième vertèbre cervicale, elle se coude à angle droit pour prendre une direction horizontale de dehors en dedans. Elle passe en arrière de l'artère carotide commune et de la veine jugulaire interne, le plus souvent dans un dédoublement du tronc sympathique cervical. Après avoir croisé ces éléments, elle se coude à nouveau à angle droit pour prendre une direction verticale, de bas en haut, afin d'atteindre la glande thyroïde.

L'artère transverse du cou se dirige latéralement et en arrière, passe à travers les troncs du plexus brachial pour gagner la face antérieure du muscle trapèze.

La partie pré-scalénique de l'artère subclavière a d'importants rapports nerveux, veineux et pulmonaires (11-9). Trois anses nerveuses à droite et deux anses nerveuses à gauche (où le nerf laryngé inférieur devient récurrent sous l'arc aortique) passent sous l'artère subclavière. Le nerf vague est l'élément le plus médial. Il passe en avant de l'artère subclavière puis entre dans le thorax. À droite, il donne le nerf laryngé inférieur qui passe au-dessous puis en arrière de l'artère pour remonter dans le cou dans l'angle œso-trachéal droit. Plus latéralement se trouve l'anse subclavière. Elle résulte du dédoublement des rameaux interganglionnaires sympathiques reliant le ganglion cervical moyen et le ganglion cervical inférieur. Le rameau postérieur rejoint directement le ganglion cervical inférieur tandis que le rameau antérieur peut contourner l'artère subclavière en passant en avant puis au-dessous d'elle et rejoindre le ganglion cervical inférieur. En dehors de l'anse subclavière se trouve le nerf phrénique qui passe en avant de l'artère subclavière, laisse une branche anastomotique pour le ganglion sympathique cervical inférieur qui chemine au-dessous puis en arrière de l'artère. En arrière, l'artère répond au ganglion cervical inférieur, situé dans la fossette sus- et rétro-pleurale.

Les rapports veineux sont la veine brachiocéphalique et la veine subclavière (11-9). À gauche, la face supérieure de l'artère subclavière est croisée par la crosse du conduit thoracique qui se jette dans le confluent jugulo-subclavier.

En bas et en arrière, l'artère subclavière repose sur la coupole pleurale suspendue par ses ligaments (11-9). La coupole pleurale est rétro-artérielle. La ponction de la veine subclavière, fréquemment utilisée en réanimation et en cancérologie pour mettre en place des systèmes d'accès veineux implantables, présente comme risque majeur la perforation de la coupole pleurale qui peut induire un pneumothorax.

## Éléments veineux

• Veine jugulaire interne

La veine jugulaire interne est la principale et la plus volumineuse veine cervicale (11-5). Elle naît au niveau du foramen jugulaire en faisant suite au sinus sigmoïde. Elle traverse les espaces profonds de la face puis l'axe vasculaire du cou de la base du crâne jusqu'à l'orifice crânial du thorax selon un trajet oblique en bas, en avant et médialement. Elle se termine en regard de l'extrémité médiale de la clavicule où elle s'unit à la veine subclavière pour donner la veine brachiocéphalique. Dans son trajet facial puis cervical, elle est toujours située à la face latérale de l'artère carotide interne puis de l'artère carotide commune.

Elle traverse deux régions : la région rétrostylienne puis la région sterno-cléido-mastoïdienne. Ces deux régions sont en continuité ; leur limite arbitraire passe par une ligne horizontale suivant le bord inférieur de la mandibule, c'est-à-dire la bandelette maxillaire. Le calibre de la veine jugulaire interne varie d'un côté à l'autre. Elle présente généralement deux renflements : le bulbe supérieur de la veine jugulaire en regard du foramen jugulaire, le bulbe inférieur de la veine jugulaire à sa terminaison.

Dans la région sterno-cléido-mastoïdienne, la veine jugulaire interne reçoit de nombreux affluents. En regard de la membrane thyro-hyoïdienne, elle reçoit les veines thyroïdienne supérieure, linguale, faciale et pharyngienne (11-7). Ces diverses veines s'abouchent parfois séparément dans la veine jugulaire interne mais le plus souvent par l'intermédiaire d'un unique tronc : le tronc thyro-linguo-facial. La veine jugulaire interne est richement anastomosée avec les autres systèmes de drainage veineux du cou. Lorsqu'un évidement ganglionnaire cervical est effectué, les veines jugulaires internes peuvent être conservées lorsque les adénopathies ont un diamètre inférieur à trois centimètres. Dans le cas contraire, il faut sacrifier la veine jugulaire interne. Néanmoins, lorsque la taille des adénopathies impose le sacrifice bilatéral des veines jugulaires internes, il convient d'effectuer ces gestes en deux temps sous peine de voir se développer une stase veineuse intracrânienne parfois létale. Après la ligature d'une veine jugulaire interne, le développement des anastomoses entre les différents réseaux jugulaires nécessite une quinzaine de jours.

• Veine subclavière

La veine subclavière appartient, dans sa portion terminale, à la région sterno-cléido-mastoïdienne (11-9). Elle passe en avant du muscle scalène ventral. Elle est située en avant du plan artériel subclavier et des éléments nerveux péri-artériels. La réunion de la veine subclavière et de la veine jugulaire interne forme la veine brachiocéphalique (11-6). Le confluent veineux jugulo-subclavier reçoit également, isolément ou par des troncs communs, les veines jugulaires antérieure et externe et la veine vertébrale. Ce confluent reçoit également des troncs lymphatiques : la veine lymphatique à droite et le conduit thoracique à gauche.

## Éléments nerveux

De nombreux éléments nerveux cheminent autour de l'axe jugulo-carotidien (11-9). Le *nerf vague* (X) quitte la région rétrostylienne pour entrer dans la région sterno-cléido-mastoïdienne (11-7). Ces deux régions sont en continuité ; leur limite arbitraire passe par une ligne horizontale suivant le bord inférieur de la mandibule. Dans la région sterno-cléido-mastoïdienne, le nerf vague est situé dans l'angle dièdre postérieur compris entre l'artère carotide interne puis commune et la veine jugulaire interne. Il est inclus dans le compartiment postérieur de la gaine carotidienne. Il ne donne, dans la région sterno-cléido-mastoïdienne, qu'une collatérale importante : le nerf laryngé inférieur qui prend naissance à la face antérieure de l'artère subclavière. Le *nerf hypoglosse* (XII) n'est présent qu'à la partie toute supérieure de la région sterno-cléido-mastoïdienne (11-7). Il quitte la région rétrostylienne pour entrer dans la région sterno-cléido-mastoïdienne, situé entre la veine jugulaire interne latéralement et le nerf vague médialement. Jusqu'à ce niveau, le nerf hypoglosse avait une direction verticale. En passant au-dessous de l'artère occipitale, il prend un trajet horizontal en se portant en avant (11-7). Il passe entre la face latérale de l'artère carotide externe et la face médiale de la veine faciale, longe le ventre postérieur du muscle digastrique puis entre dans la région submandibulaire en passant entre le muscle hyoglosse médialement et le ventre postérieur du muscle digastrique latéralement. Il est suivi par la veine linguale principale. Il innerve les muscles de la langue.

La branche externe du *nerf accessoire* (XI) apparaît à la partie toute supérieure de la région sterno-cléido-mastoïdienne (11-5). Elle quitte la région rétrostylienne pour entrer dans la région sterno-cléido-mastoïdienne en passant sur la face latérale de la veine jugulaire interne, oblique en bas et en dehors (11-7). Elle gagne alors le bord antérieur du muscle sterno-cléido-mastoïdien et chemine à sa face profonde. Elle croise le bord postérieur du muscle à hauteur de l'os hyoïde, six centimètres au-dessous du sommet du processus mastoïde. Oblique en bas, en arrière et latéralement, elle rejoint le bord antérieur du muscle trapèze (11-5). Elle innerve le muscle sterno-cléido-mastoïdien et le muscle trapèze.

L'*anse cervicale* est une anse nerveuse constituée par l'anastomose de fibres du plexus cervical (11-5, et voir 14-8). Elle est constituée par deux racines. La racine supérieure provient des trois premiers nerfs cervicaux, longe le nerf hypoglosse puis s'en détache lorsqu'il prend une direction antéro-postérieure (11-7). Elle longe le bord latéral de l'artère carotide commune pour s'unir à la racine inférieure au-dessus du tendon intermédiaire du muscle omo-hyoïdien. La racine inférieure provient des deuxième et troisième nerfs cervicaux, descend verticalement le long du bord postérieur de la veine jugulaire interne qu'elle croise en avant pour rejoindre la racine supérieure. Cette anse cervicale innerve tous les muscles infra-hyoïdiens.

Le *tronc sympathique cervical*, appartenant au système nerveux « autonome », prolonge de bas en haut le système sympathique thoracique. Il est compris entre l'ouverture crâniale du thorax en bas et la base du crâne en haut. Il a une direction verticale, situé en arrière de la gaine carotidienne (11-1). Il traverse successivement la région sterno-cléido-mastoïdienne puis quitte la région sterno-cléido-mastoïdienne (et donc le cou) pour gagner la région rétrostylienne (*voir* 6-11) qui appartient aux espaces profonds de la face. Ces deux régions sont en continuité ; leur limite arbitraire passe par une ligne horizontale suivant le bord inférieur de la mandibule. Il est formé de deux ou trois ganglions réunis par un cordon intermédiaire. Le ganglion sympathique cervical supérieur est entièrement situé dans la région rétrostylienne. Le ganglion sympathique cervical moyen (11-9) est situé en regard du tubercule carotidien de la sixième vertèbre cervicale. Sa branche collatérale la plus volumineuse est le nerf cardiaque moyen. Le ganglion sympathique cervical inférieur est inconstant, parfois fusionné au premier ganglion thoracique pour former le ganglion sympathique cervico-thoracique (11-9). Le rameau interganglionnaire unissant les ganglions cervicaux moyen et inférieur peut être double formant l'anse subclavière. Ce tronc sympathique cervical est situé contre les muscles prévertébraux, enveloppé dans une gaine fibreuse.

## Lymphocentre cervical profond latéral

La connaissance de l'anatomie du lymphocentre cervical latéral est un point capital pour la compréhension de la cancérologie ORL et cervico-faciale (deuxième cancer chez l'homme). On distingue deux lymphocentres cervicaux : un lymphocentre super-

ficiel et un lymphocentre profond. Le *lymphocentre cervical superficiel* suit les veines jugulaires antérieures et externes. Le lymphocentre cervical profond est d'une importance clinique considérable. Il comprend deux parties : a) une partie médiane située au contact de l'axe viscéral du cou comprenant des nœuds rétropharyngiens, prélaryngés et latéro-trachéaux, et b) une partie latérale située au contact de l'axe vasculaire du cou. Le *lymphocentre cervical profond latéral*, situé dans la région sterno-cléido-mastoïdienne, s'inscrit dans un triangle (11-10). Le sommet de ce triangle est situé en arrière de l'angle de la mandibule, sous la partie inférieure du ventre postérieur du muscle digastrique. Ce sommet est occupé par les nœuds jugulo-digastriques. Ils sont d'une grande importance car les métastases ganglionnaires des cancers cervico-faciaux se drainent préférentiellement dans ces nœuds.
À partir du sommet de ce triangle, deux groupes de lymphocentres s'individualisent. Le lymphocentre postérieur suit la branche externe du nerf accessoire jusqu'à la région supra-claviculaire (11-10). Le lymphocentre antérieur suit les vaisseaux

**11-10** Lymphocentre cervical profond : le triangle lymphatique du cou.

jugulo-carotidiens (11-10). On le divise en deux parties par rapport au muscle omo-hyoïdien. Les nœuds situés au-dessus de ce muscle sont les nœuds jugulo-supra-omo-hyoïdiens. Ils reçoivent des afférences provenant du lymphocentre submandibulaire, du larynx, de l'hypopharynx et de la glande thyroïde. Les nœuds situés au-dessous du muscle omo-hyoïdien sont les nœuds jugulo-infra-omo-hyoïdiens. Ils reçoivent des afférences provenant de la glande thyroïde. Le triangle est fermé en bas par un lymphocentre inférieur qui suit l'artère transverse du cou (11-10).

---

### Conséquences cliniques

La pathologie principale de la région sterno-cléido-mastoïdienne touche les lymphocentres cervicaux profonds. Une adénopathie est une hypertrophie pathologique des nœuds. Les adénopathies peuvent être d'origine inflammatoire (au cours d'une angine par exemple) ou métastatique d'un cancer cervico-facial. Les carcinomes épidermoïdes des voies aéro-digestives supérieures (cavité orale, pharynx, larynx) sont associés à des métastases ganglionnaires cervicales dans plus de 50 % des cas. La palpation de ces lymphocentres est, par conséquent, un geste essentiel afin d'apprécier l'extension tumorale. Cette palpation ne peut être réalisée que si le muscle sterno-cléido-mastoïdien est détendu. Une attention toute particulière est attachée à la palpation du nœud jugulo-digastrique, véritable point de convergence du drainage des voies aéro-digestives supérieures. La classification de ces adénopathies métastatiques a évolué ces dernières années. Classiquement, on dénommait ces territoires ganglionnaires : chaîne jugulo-carotidienne (pour le lymphocentre antérieur), chaîne spinale (pour le lymphocentre postérieur ; le nerf spinal est l'ancienne dénomination du nerf accessoire), chaîne cervicale transverse (pour le lymphocentre inférieur). Les adénopathies situés au-dessous du muscle digastrique à la partie haute de la chaîne jugulo-carotidienne sont un véritable carrefour de drainage pour toutes les muqueuses des voies aéro-digestives supérieures. Ces adénopathies étaient dénommées adénopathies sous-digastriques. La plus volumineuse des adénopathies sous-digastriques était dénommée adénopathie de Küttner. Cette ancienne dénomination est encore largement usitée en France.

La nouvelle classification internationale des adénopathies cervicales a été proposée et adopté par l'American Academy of Otolaryngology, Head and Neck Surgery en 1991 (Tableau 11-I). Cette nouvelle classification comporte six groupes ganglionnaires correspondant à des territoires de drainage précis (11-11). Le groupe I correspond au groupe submandibulaire et submental (9-20). Les adénopathies correspondant aux lymphocentres antérieur et postérieur ont été divisées en quatre groupes. Le groupe II inclut la partie haute du lymphocentre antérieur (adénopathies sous-digastriques) et la partie haute du lymphocentre postérieur (chaîne spinale). Ce groupe II a été individualisé car c'est le grand carrefour de drainage des lymphatiques de la face et du cou. Il draine la lymphe venant de la muqueuse de la cavité buccale, du pharynx dans sa totalité, du larynx, de la glande thyroïde, de la glande parotide et de l'oreille. Le groupe III correspond à la partie intermédiaire du lymphocentre antérieur entre le groupe I en haut et le groupe IV en bas. Radiologiquement, on repère ces groupes lors d'un examen tomodensitométrique en fonction de leur position par rapport au bord supérieur du cartilage thyroïde (limite entre le groupe II et III) et au bord inférieur du cartilage cricoïde (limite entre le groupe III et IV) (11-11). Anatomiquement, la limite entre le groupe III et le groupe IV est le tendon du muscle omo-hyoïdien (qui n'est pas individualisable sur l'examen tomodensitométrique). Le groupe V correspond au lymphocentre postérieur sans la partie la plus haute de ce lymphocentre (ancienne chaîne spinale). Le groupe VI correspond aux adénopathies pré-viscérales, de la région submentale à la région pré-trachéale, drainant essentiellement la muqueuse du larynx. Un exemple d'adénopathie du groupe II est montré sur la figure 11-12.

11-11 Groupes ganglionnaires cervicaux.

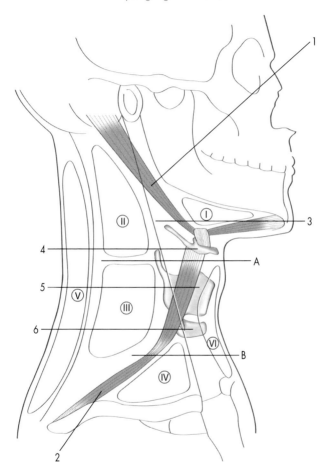

1. Ventre postérieur du muscle digastrique
2. Tendon du muscle omo-hyoïdien
3. Bord antérieur du muscle sternocléido-mastoïdien
4. Os hyoïde
5. Cartilage thyroïde
6. Cartilage cricoïde
A. Plan du bord supérieur du cartilage thyroïde
B. Plan du bord inférieur du cartilage cricoïde
Les groupes ganglionnaires sont indiqués en chiffres romains (I-VI)

Tableau 11-I Classification anatomique du lymphocentre cervical
et correspondances avec les classifications cliniques.

| Anatomie | Clinique | |
|---|---|---|
| Lymphocentre | Classique | American Academy |
| Submandibulaire | Sub-mandibulaire | I |
| Antérieur | Sous-digastrique | II (avec la partie haute de la chaîne spinale) |
| | Sous-omo-hyoïdien | III (au-dessous du bord supérieur du cartilage thyroïde) |
| | Sus-omo-hyoïdien | IV |
| Postérieur | Spinal | V |
| Inférieur | Cervical transverse | inclus dans IV et V |
| Pré-viscéraux | Pré-laryngé | VI |

# ■ Région supra-claviculaire

La région supra-claviculaire est située à la partie latérale et inférieure du cou, en avant de la région de la nuque (11-4). Elle contient l'axe vasculaire à destination du membre supérieur : l'artère et la veine subclavière. Elle contient également d'importants éléments nerveux, notamment le plexus brachial. Cette région est dénommée en clinique « creux sus-claviculaire » car son étendue correspond, à la base du cou, à une dépression bien visible au-dessus de la clavicule.

## Limites de la région supra-claviculaire

La région supra-claviculaire a une forme triangulaire limitée (11-2) :
– en bas, par le bord supérieur de la clavicule qui la sépare du thorax ;
– médialement, par le bord postérieur du muscle sterno-cléido-mastoïdien qui le sépare de la région sterno-cléido-mastoïdienne ;
– latéralement, par le bord antérieur du muscle trapèze ;
– en arrière, par la lame prévertébrale du fascia cervical qui la sépare de la région de la nuque.

## Plans de couverture de la région supra-claviculaire

La région supra-claviculaire comprend trois plans de couverture (11-1) :
– un plan superficiel : le plan cutané doublé du platysma ;
– un plan moyen : la lame superficielle du fascia cervical ;
– un plan profond : le plan des muscles infra-hyoïdiens et la lame prétrachéale du fascia cervical.
Le *plan superficiel* comprend le platysma, seul muscle cutané du cou. Il s'insère en haut sur le bord inférieur de la mandibule et la commissure des lèvres, et en bas

sur la face profonde de la peau du thorax. Il recouvre la face profonde de la peau cervicale et est innervé par la branche cervicale du nerf facial.

Le *plan moyen* est formé par la lame superficielle du fascia cervical. C'est un fascia cylindrique qui s'insère en haut sur la ligne nuchale supérieure, le processus mastoïde et le bord inférieur de la mandibule. Il se dédouble pour engainer le muscle sterno-cléido-mastoïdien en avant et le muscle trapèze en arrière. Ses insertions inférieures se font sur le bord supérieur du manubrium sternal, la face supérieure de la clavicule, l'acromion et l'épine de la scapula. Entre le plan superficiel et le plan moyen cheminent la veine jugulaire externe et les branches cutanées du plexus cervical. La veine jugulaire externe (11-2) suit le bord postérieur du muscle sterno-cléido-mastoïdien. Au-dessus du bord supérieur de la clavicule, elle traverse le plan moyen, reçoit la veine transverse du cou puis se jette dans la veine subclavière.

Le *plan profond* est celui des muscles infra-hyoïdiens. Le seul muscle infra-hyoïdien couvrant la région supra-claviculaire est le muscle omo-hyoïdien (11-1 et 11-5). La lame prévertébrale du fascia cervical engaine le muscle omo-hyoïdien. Cette lame se termine après avoir engainé le muscle omo-hyoïdien. En bas, elle s'attache au bord postérieur de la clavicule.

**11-12** Examen tomodensitométrique cervical mettant en évidence des adénopathies cervicales métastatiques d'un carcinome épidermoïde laryngé (groupe II selon la classification de l'American Academy).

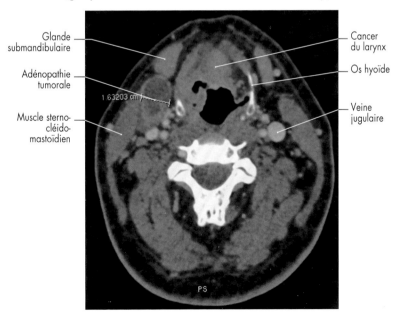

337

# Plan postérieur de la région supra-claviculaire

Le plan postérieur de la région supra-claviculaire est formé par la lame prévertébrale du fascia cervical qui recouvre les muscles scalènes. On différencie trois muscles scalènes : le muscle scalène dorsal, moyen et ventral (*voir* 14-5 et 14-7). Ils sont tous innervés par des collatérales des branches ventrales des nerfs cervicaux inférieurs de C5 à C8.

Le *muscle scalène dorsal* s'insère sur le processus transverse des vertèbres cervicales C4 à C6 pour se terminer sur la deuxième côte.

Le *muscle scalène moyen* s'insère sur le processus transverse de l'axis et des vertèbres cervicales C3 à C7 pour se terminer sur la face supérieure de la première côte. Ces deux muscles restent unis sur tout leur trajet cervical.

Le *muscle scalène ventral* (11-9) s'insère sur le processus transverse des vertèbres cervicales C3 à C6 pour se terminer sur la face supérieure de la première côte. Dès son origine, il s'écarte progressivement du muscle scalène moyen pour laisser un défilé inter-scalénique qui s'accroît de haut en bas. À leur terminaison sur la première côte, le scalène ventral et le scalène moyen sont séparés par le sillon de l'artère subclavière sur lequel repose l'artère subclavière.

**11-13** Région supra-claviculaire et défilé inter-scalénique.

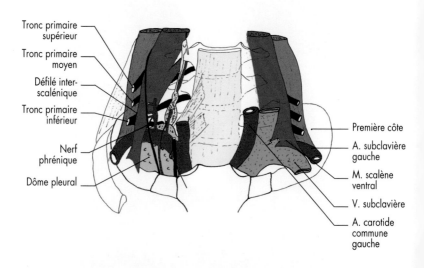

Tronc primaire supérieur

Tronc primaire moyen

Défilé inter-scalénique

Tronc primaire inférieur

Nerf phrénique

Dôme pleural

Première côte

A. subclavière gauche

M. scalène ventral

V. subclavière

A. carotide commune gauche

# Contenu de la région supra-claviculaire

Le contenu de la région supra-claviculaire est en continuité avec le contenu de la partie basse de la région sterno-cléido-mastoïdienne (11-9). La limite entre ces deux régions est arbitraire, formée par le bord postérieur du muscle sterno-cléidomastoïdien. La région supra-claviculaire contient la partie inférieure de la branche externe du nerf accessoire, l'artère et la veine transverse du cou. Le lymphocentre cervical profond de la région sterno-cléido-mastoïdienne se poursuit dans la région supra-claviculaire par : a) la partie inférieure du lympho-centre postérieur qui suit la branche externe du nerf accessoire, et b) la partie latérale du lymphocentre inférieur qui suit l'artère transverse du cou. Le nerf phrénique descend dans un dédoublement du feuillet aponévrotique qui tapisse le muscle scalène ventral à la jonction des régions supra-claviculaire et sterno-cléido-mastoïdienne.

Le défilé inter-scalénique est traversé par l'artère subclavière et le plexus brachial (11-13). Seule la partie intermédiaire inter-scalénique et la partie terminale post-scalénique de l'artère subclavière appartiennent à la région supra-claviculaire. La partie pré-scalénique appartient à la région sterno-cléido-mastoïdienne. L'artère subclavière donne une collatérale : l'artère scapulaire dorsale puis prend le nom d'artère axillaire en passant entre la clavicule et la première côte. Le plexus brachial est situé en arrière et au-dessus de l'artère. Le plexus brachial (*voir* 14-9) est formé par l'anastomose des branches ventrales des quatre derniers nerfs cervicaux (C5 à C8) et du premier nerf thoracique. Dans le cou, le plexus brachial a la forme d'un triangle dont la base répond aux processus transverses des quatre dernières vertèbres cervicales. À partir des branches ventrales sus-décrites, trois troncs primaires sont formés (Tableau 11-II). Chaque tronc primaire se divise en une branche ventrale et une branche dorsale. Le tronc secondaire dorsal est formé par la réunion des branches dorsales des trois troncs primaires. La branche ventrale du tronc supérieur et du tronc moyen forment le tronc secondaire ventro-latéral. La branche ventrale du tronc inférieur forme le tronc secondaire ventro-médial. Le sommet latéral du plexus brachial se prolonge dans l'espace axillaire en passant, au-dessus de la première côte et du dôme pleural, entre les muscles scalène ventral et scalène moyen. L'artère subclavière longe alors la face ventrale du tronc inférieur. La veine subclavière (11-13) repose également sur la première côte, en avant de l'artère dont elle est séparée par le muscle scalène ventral, en arrière de la clavicule.

**Tableau 11-II.** Formation des troncs primaires du plexus brachial.

| Tronc primaire | Anastomose des branches ventrales de : |
|---|---|
| Tronc supérieur | C4, C5, C6 |
| Tronc moyen | C7 |
| Tronc inférieur | C8, T1 |

**11-14** Région supra-claviculaire et syndromes de Claude Bernard-Horner et de Pancost-Tobias.

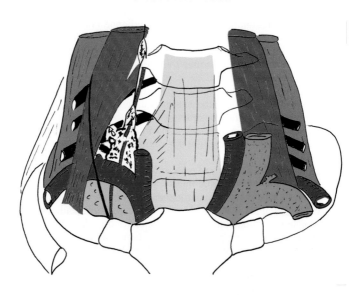

1. Tumeur du dôme pulmonaire envahissant C8-D1 : Pancost-Tobias.

2. Tumeur du dôme pulmonaire envahissant le ganglion stellaire du trons sympathique : Claude Bernard-Horner (ptosis, myosis, enophtalmie).

---

### Conséquences cliniques

La pathologie de cet important confluent basicervical est dominée par le syndrome de Pancoast et Tobias et le syndrome Claude Bernard-Horner. Le syndrome de Claude Bernard-Horner (11-14) se manifeste par un ptosis, un myosis et une énophtalmie, et témoigne d'une paralysie sympathique due à un envahissement médial de la région sterno-cléido-mastoïdienne. Le syndrome de Pancoast et Tobias se manifeste par une plexalgie C8 et D1, et témoigne d'un envahissement latéral de la région sterno-cléido-mastoïdienne et supra-claviculaire. Ses étiologies sont dominées par les tumeurs, et en particulier les cancers de l'apex pulmonaire, ou une spondylodiscite cervicale (11-14).

# Axe viscéral du cou

L'axe viscéral du cou est un axe médian, situé à la partie antérieure du cou et comprenant une partie respiratoire : le larynx et la trachée cervicale, et une partie digestive : l'hypopharynx et l'œsophage cervical (12-1).

### Conséquences cliniques

Les pathologies de l'axe viscéral du cou sont essentiellement inflammatoires (pharyngites, laryngites), malformatives et tumorales. Les tumeurs malignes sont des carcinomes épidermoïdes secondaires à une consommation excessive d'alcool et de tabac. Les cancers du larynx et ceux de l'hypopharynx représentent respectivement 35 % et 15 % des cancers ORL. Ainsi, la moitié des cancers ORL touchent l'axe viscéral du cou, ce qui représente environ 8 000 nouveaux cas par an en France.

## ▓ Mise en place de l'axe viscéral du cou

L'axe viscéral du cou est contenu dans la région infra-hyoïdienne médiane qui occupe la partie médiane et antérieure du cou (12-2). L'axe viscéral du cou fait suite à l'oropharynx en haut et se poursuit par l'œsophage et la trachée thoracique en bas. Il comporte : a) un axe respiratoire antérieur constitué par le larynx en haut et la trachée cervicale en bas, et b) un axe digestif postérieur constitué par l'hypopharynx en haut et l'œsophage cervical en bas (12-3).

## ▓ Larynx

Le larynx est le segment initial des voies respiratoires inférieures. Il s'ouvre en haut dans la partie supérieure de l'hypopharynx et se poursuit en bas par la trachée cervicale. Il joue un rôle essentiel dans la respiration, dans la phonation et dans la déglutition. Il est situé médialement dans la partie supérieure de la région infra-hyoïdienne médiane, en regard des vertèbres cervicales C4, C5 et C6. Cliniquement, il peut être examiné de deux manières : la palpation et l'inspection. Le larynx est palpable à la face antérieure du cou, entre le relief de l'os hyoïde et celui des premiers anneaux de la trachée. Le relief laryngé le plus visible est la proéminence laryngée

**12-1** Coupe sagittale médiane tête et cou.

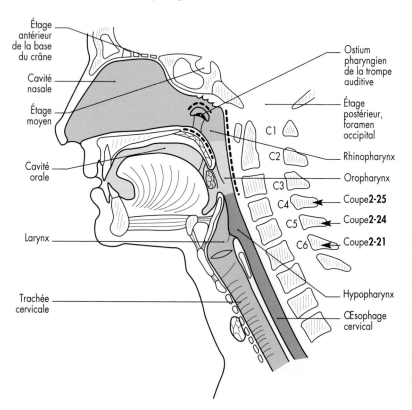

Étage antérieur de la base du crâne

Cavité nasale

Étage moyen

Cavité orale

Larynx

Trachée cervicale

Ostium pharyngien de la trompe auditive

Étage postérieur, foramen occipital

C1

C2 — Rhinopharynx

C3 — Oropharynx

C4 — Coupe**2-25**

C5 — Coupe**2-24**

C6 — Coupe**2-21**

Hypopharynx

Œsophage cervical

(communément dénommée « pomme d'Adam ») qui correspond au relief antérieur du cartilage thyroïde. Le larynx peut également être inspecté par laryngoscopie indirecte. Un petit miroir, placé sous le voile du palais et éclairé par une lampe frontale, est dirigé vers le bas afin d'observer la filière laryngée (12-4). Il permet d'observer la totalité de la muqueuse du larynx mais également, lorsque le patient émet le son « é » ou « a », la mobilité des plis vocaux et des cartilages aryténoïdes. Le larynx est constitué par une membrane élastique recouverte en dehors par des muscles fixés sur une armature cartilagineuse et en dedans par une muqueuse de type respiratoire (épithélium cylindrique stratifié avec cils vibratiles).

**12-2** Axe viscéral du cou, vue de face (*voir aussi* 11-4).

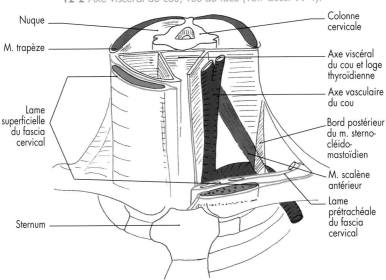

Nuque

M. trapèze

Lame
superficielle
du fascia
cervical

Sternum

Colonne
cervicale

Axe viscéral
du cou et loge
thyroïdienne

Axe vasculaire
du cou

Bord postérieur
du m. sterno-
cléido-
mastoïdien

M. scalène
antérieur

Lame
prétrachéale
du fascia
cervical

**12-3** Examen tomodensitométrique normal du cou
avec injection de produit de contraste.
A) Coupe, de haut en bas, passant par les vallécules.

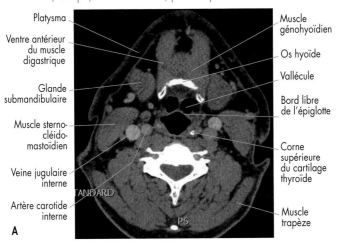

Platysma

Ventre antérieur
du muscle
digastrique

Glande
submandibulaire

Muscle sterno-
cléido-
mastoïdien

Veine jugulaire
interne

Artère carotide
interne

Muscle
génohyoïdien

Os hyoïde

Vallécule

Bord libre
de l'épiglotte

Corne
supérieure
du cartilage
thyroïde

Muscle
trapèze

**A**

**12-3** *(suite)*
B) Coupe passant par le cartilage épiglottique.
C) Coupe passant par la loge pré-épiglottique.
D) Coupe passant par les bandes ventriculaires.

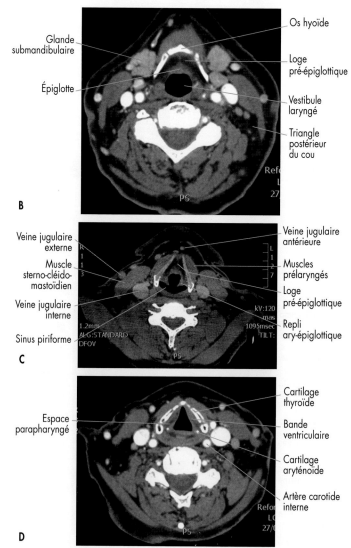

Os hyoïde

Glande submandibulaire

Loge pré-épiglottique

Épiglotte

Vestibule laryngé

Triangle postérieur du cou

B

Veine jugulaire externe

Veine jugulaire antérieure

Muscle sterno-cléido-mastoïdien

Muscles prélaryngés

Loge pré-épiglottique

Veine jugulaire interne

Repli ary-épiglottique

Sinus piriforme

C

Espace parapharyngé

Cartilage thyroïde

Bande ventriculaire

Cartilage aryténoïde

Artère carotide interne

D

**12-3** *(suite)*
E) Coupe passant par les cordes vocales.
F) Coupe passant par la région sous-glottique.
G) Coupe passant par la loge thyroïdienne.

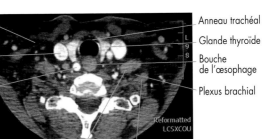

Muscle sterno-cléido-mastoïdien
Hypopharynx

Commissure antérieure
Corde vocale
Veine jugulaire interne
Cartilage aryténoïde

**E**

Espace supra-claviculaire
Corne inférieure du cartilage thyroïde

Sous-glotte
Cartilage cricoïde
Hypopharynx

**F**

Creux préclaviculaire
Veine jugulaire interne
Artère carotide interne

Anneau trachéal
Glande thyroïde
Bouche de l'œsophage
Plexus brachial

Muscle scalène antérieur
Muscle scalène médian

**G**

**12-4** Principe de la laryngoscopie indirecte avec miroir de Clar,
coupe sagittale médiane (*voir aussi* 12-16).

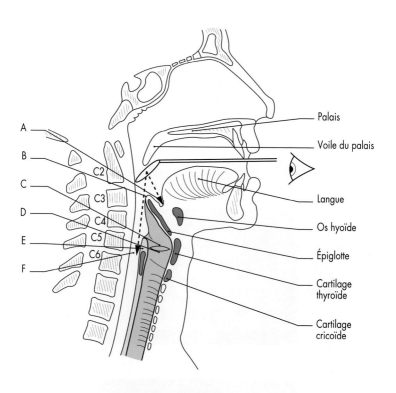

A — Palais

B — Voile du palais

C2

C — Langue

C3

D — Os hyoïde

C4

E — Épiglotte

C5

Cartilage
thyroïde

C6

F — Cartilage
cricoïde

A : Vallécule épiglottique

B : Bord libre de l'épiglotte

C : Pli vestibulaire

D : Pli vocal

E : Cartilage aryténoïde

F : Hypopharynx

# Armature cartilagineuse

Les cartilages du larynx peuvent être classés en :
– cartilages de soutien du larynx : les cartilages cricoïde, thyroïde et épiglottique qui servent à maintenir ouverte la filière laryngée, condition indispensable au passage de l'air inspiré et expiré. Ils jouent un rôle essentiel dans la respiration ;
– cartilages mobiles : les cartilages aryténoïdes qui jouent un rôle capital dans la phonation mais aussi dans la déglutition.

## Cartilage cricoïde

Le cartilage cricoïde (12-5) est le cartilage laryngé le plus bas situé, en regard de C6. Il a la forme d'une bague chevalière constituée d'un arc antérieur peu élevé et d'une lame postérieure quatre fois plus haute. Ainsi, son orifice circulaire inférieur est horizontal tandis que son orifice supérieur est ovalaire et regarde en avant et en haut. Le cartilage cricoïde porte deux surfaces articulaires de chaque côté :
– la surface articulaire des articulations crico-thyroïdiennes, située sur les faces latérales, à la jonction arc-lame. Elle unit une face inférieure du cartilage thyroïde à la face latérale du cartilage cricoïde. Les articulations crico-thyroïdiennes sont des articulations synoviales maintenues en contact par des ligaments. Le cartilage thyroïde peut effectuer des mouvements de rotation autour d'un axe transversal passant par les deux articulations, permettant une bascule plus ou moins importante du cartilage thyroïde vers l'avant (12-6). Une telle bascule permet de mettre en tension les ligaments vocaux par le muscle crico-thyroïdien. Le muscle crico-thyroïdien est un muscle tenseur des plis vocaux ;
– la surface articulaire des articulations crico-aryténoïdiennes, située sur le bord supérieur de la lame. Elle unit la base du cartilage aryténoïde au bord supérieur du cartilage cricoïde (12-5).
Le rôle du cartilage cricoïde est essentiel dans la charpente laryngée. En effet, étant le seul cartilage circulaire du larynx, il a pour fonction de maintenir ouverte en permanence la filière laryngée. En l'absence de cartilage cricoïde, le larynx se collabe : toute chirurgie du larynx impose donc de conserver cet anneau cricoïdien. Si le cartilage cricoïde ne peut pas être conservé, il faut réaliser une laryngectomie totale.

---

 Conséquences cliniques

Le cartilage cricoïde est aisément identifiable lors d'un examen tomodensitométrique cervical. Or, l'examen tomodensitométrique cervical est un des éléments permettant de juger de l'extension métastatique ganglionnaire dans les cancers ORL et cervico-faciaux. C'est la raison qui a conduit à choisir le bord inférieur du cartilage cricoïde comme zone de repère délimitant les aires ganglionnaires du groupe III des aires ganglionnaires du groupe IV en carcinologie cervico-faciale (voir 11-11 et Tableau 11-I).

---

**12-5** Les cartilages du larynx.

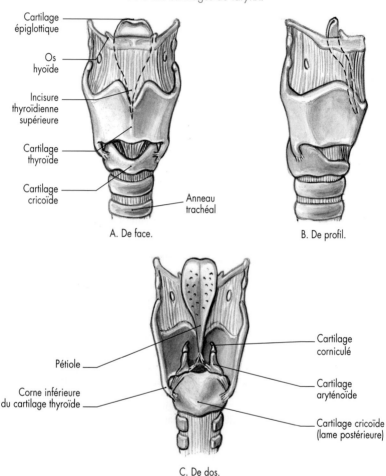

Cartilage
épiglottique

Os
hyoïde

Incisure
thyroïdienne
supérieure

Cartilage
thyroïde

Cartilage
cricoïde

Anneau
trachéal

A. De face.

B. De profil.

Pétiole

Corne inférieure
du cartilage thyroïde

Cartilage
corniculé

Cartilage
aryténoïde

Cartilage cricoïde
(lame postérieure)

C. De dos.

## Cartilage thyroïde

Le cartilage thyroïde (12-5) a une forme de bouclier constitué d'un dièdre ouvert vers l'arrière avec un angle de 90 ° chez l'homme, de 120 ° chez la femme. Ce dièdre est constitué de deux lames, droite et gauche, réunies par un bord antérieur, plus ou moins saillant selon le sexe, dénommé proéminence laryngée. Sur la face externe de

**12-6** Articulations crico-thyroïdiennes.

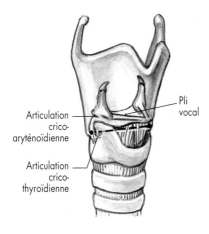 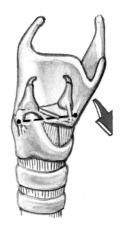

A. En rectitude.

B. La bascule en avant du cartilage thyroïde met en tension les plis vocaux par la contraction du muscle crico-thyroïdien.

chaque lame se trouve une ligne oblique en bas et en avant où s'insèrent plusieurs muscles extrinsèques du larynx. Le bord supérieur du cartilage thyroïde est marqué par l'incisure thyroïdienne supérieure que l'on palpe aisément. Le bord postérieur de chaque lame est vertical. Il est prolongé par la corne supérieure en haut et la corne inférieure en bas. L'extrémité de la corne inférieure s'articule avec le cartilage cricoïde.

 Conséquences cliniques

Le cartilage thyroïde est aisément identifiable lors d'un examen tomodensitométrique cervical. Or, l'examen tomodensitométrique cervical est un des éléments permettant de juger de l'extension métastatique ganglionnaire dans les cancers ORL et cervico-faciaux. C'est la raison qui a conduit à choisir le bord supérieur du cartilage thyroïde comme zone de repère délimitant les aires ganglionnaires du groupe II des aires ganglionnaires du groupe III en carcinologie cervico-faciale (voir 11-11 et Tableau 11-I).

## Cartilage épiglottique ou épiglotte

Le cartilage épiglottique (12-5) est une lamelle de cartilage souple et mince, ayant la forme d'une feuille et de son pétiole. Son extrémité inférieure, formant le pétiole, est rattachée par le ligament thyro-épiglottique à l'angle rentrant du cartilage thyroïde, à la jonction tiers supérieur – tiers moyen du dièdre thyroïdien (12-7). Le cartilage est oblique en haut et en arrière. Le bord supérieur du cartilage est libre. Ce bord libre peut gêner la vision du larynx lors d'une laryngoscopie indirecte. Le cartilage épiglottique passe en arrière du corps de l'os hyoïde auquel il est rattaché par le ligament hyo-épiglottique. Deux parties sont ainsi définies : le tiers supérieur du cartilage est de siège supra-hyoïdien et les deux tiers inférieurs de siège infra-hyoïdien.
La face postérieure du cartilage épiglottique regarde le vestibule du larynx. Elle est tapissée de muqueuse laryngée. La face antérieure présente deux parties (12-7). Son tiers supérieur, supra-hyoïdien, appartient à l'oropharynx et forme le versant postérieur de la vallécule épiglottique. Il est tapissé de muqueuse de type oral (épithélium pavimenteux stratifié non kératinisé). Ses deux tiers inférieurs, infra-hyoïdiens, sont en rapport avec du tissu cellulo-graisseux contenu dans l'espace hyothyro-épiglottique.

---

 Conséquences cliniques

Le cartilage épiglottique est parfois un élément gênant lors d'une intubation. En effet, il peut, par sa mollesse, « tomber » dans le vestibule laryngé et limiter la vision sur la filière aérienne laryngée.

---

## Cartilages aryténoïdes

Les cartilages aryténoïdes (12-5) sont les seuls cartilages mobiles du larynx. Ils ont la forme de pyramides triangulaires de quinze millimètres de haut, posées sur le bord postérieur du cartilage cricoïde. La base inférieure s'articule avec le cartilage cricoïde. Elle se prolonge par deux processus : a) un processus antérieur dénommé *processus vocal* et b) un processus postéro-latéral dénommé *processus musculaire*. Au-dessus du cartilage aryténoïde se trouvent des cartilages inconstants et accessoires dont le minuscule cartilage corniculé.
Les articulations crico-aryténoïdiennes sont des articulations trochoïdes, c'est-à-dire des articulations synoviales dont les surfaces articulaires ont une forme de cylindre. La capsule articulaire est mince et lâche, renforcée en arrière et en dedans par le ligament crico-aryténoïdien. Cette surface articulaire joue un rôle fondamental dans la physiologie de la phonation grâce à des mouvements complexes combinant bascule et glissement, et permettant les mouvements des plis vocaux.

12-7 Coupe sagittale médiane de la muqueuse du larynx.

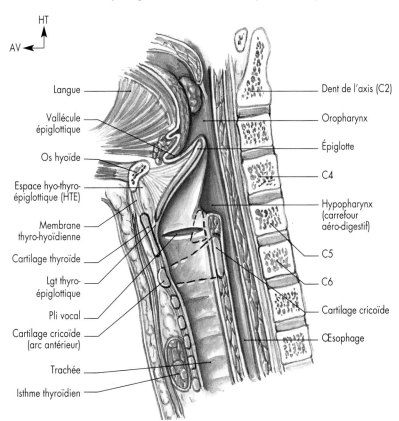

HT

AV ←

Langue ———————— Dent de l'axis (C2)

Vallécule ————————— Oropharynx
épiglottique

Os hyoïde ————————— Épiglotte

Espace hyo-thyro- ——————— C4
épiglottique (HTE)

Membrane ——————— Hypopharynx
thyro-hyoïdienne (carrefour
aéro-digestif)

Cartilage thyroïde ——————— C5

Lgt thyro- ——————— C6
épiglottique

Pli vocal ————————— Cartilage cricoïde

Cartilage cricoïde ————————— Œsophage
(arc antérieur)

Trachée ————————

Isthme thyroïdien —————————

## Membrane thyro-hyoïdienne

La membrane thyro-hyoïdienne est une lame fibro-élastique solide tendue du bord supérieur du cartilage thyroïde au bord inférieur du corps et des grandes cornes de l'os hyoïde. Elle se prolonge sur le bord postérieur du corps de l'os hyoïde. Cette membrane est renforcée par un épaississement médian, le ligament thyrohyoïdien médian, et par des épaississements latéraux tendus du sommet de la grande corne de l'os hyoïde au sommet de la corne supérieure du cartilage thyroïde : les ligaments thyro-hyoïdiens latéraux. En arrière de la membrane thyrohyoïdienne se situe l'espace hyo-thyro-épiglottique (12-7).

Conséquences cliniques

Cette membrane thyro-hyoïdienne est facilement palpable entre le corps de l'os hyoïde et le bord supérieur du cartilage thyroïde, sur la face antérieure du cou. Elle permet d'apprécier l'état du contenu de l'espace hyo-thyro-épiglottique. Dure et douloureuse à la palpation chez un patient ayant un cancer du larynx, elle témoigne d'un envahissement néoplasique de cet espace.

## Muscles du larynx

Il existe deux types de muscles laryngés : a) les muscles intrinsèques qui ont toutes leurs insertions sur le squelette laryngé et b) les muscles extrinsèques qui amarrent le larynx à la base du crâne, à la mandibule et à la ceinture scapulaire.

### Musculature intrinsèque

Les muscles intrinsèques du larynx peuvent être divisés en trois groupes selon leur rôle :
– les muscles adducteurs des plis vocaux ;
– un muscle abducteur des plis vocaux : le muscle crico-aryténoïdien postérieur ;
– les muscles tenseurs des plis vocaux : le muscle crico-thyroïdien et le muscle thyro-aryténoïdien inférieur ou muscle vocal.
Tous ces muscles ont, au moins, une insertion sur le cartilage aryténoïde (sauf le muscle crico-thyroïdien) ce qui met en évidence le rôle majeur de ce petit cartilage dans la physiologie laryngée. Tous ces muscles sont innervés par le nerf laryngé inférieur, branche du nerf vague sauf le muscle crico-thyroïdien qui est innervé par le nerf laryngé supérieur, branche du nerf vague.

#### • Muscles adducteurs des plis vocaux

Le *muscle crico-aryténoïdien latéral* (12-8) est un muscle pair qui naît du bord supérieur de la lame cricoïdienne, se dirige en haut, en arrière et médialement pour se terminer sur le processus musculaire du cartilage aryténoïde. Sa contraction attire en avant et latéralement le processus musculaire : le pli vocal se rapproche de la ligne médiane. Il rétrécit la glotte (12-9).
Le *muscle thyro-aryténoïdien moyen* (12-10) est un muscle pair qui naît en avant sur le tiers inférieur de l'angle rentrant du cartilage thyroïde et se termine en arrière sur le bord latéral du cartilage aryténoïde, dans le pli ary-épiglottique et sur le bord latéral du cartilage épiglottique. Sa contraction entraîne un double mouvement : a) par ses insertions aryténoïdiennes, il est adducteur des plis vocaux et ferme la glotte, b) par ses insertions épiglottiques, il fait basculer le cartilage épiglottique sur les cartilages aryténoïdes.
Le *muscle thyro-aryténoïdien supérieur* est un muscle pair, grêle et inconstant (12-10). Il naît du tiers supérieur de l'angle rentrant du cartilage thyroïde pour se terminer sur le processus musculaire du cartilage aryténoïde. Il est adducteur des plis vocaux.

**12-8** Muscles du larynx.

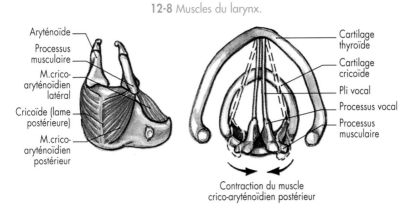

A. Vue de trois quarts postéro-droite.

B. Coupe axiale.

Le *muscle aryténoïdien transverse* (12-11) est un muscle impair et médian. Il est tendu entre les deux faces postérieures des cartilages aryténoïdes.

Le *muscle aryténoïdien oblique* (12-11) est également impair et médian, naissant du processus musculaire d'un cartilage aryténoïde au sommet de l'autre. Les deux muscles aryténoïdiens obliques se croisent donc sur la ligne médiane. Certaines fibres du muscle aryténoïdien oblique se poursuivent dans le pli ary-épiglottique en formant le muscle ary-épiglottique. Ces muscles aryténoïdiens rapprochent les cartilages aryténoïdes et sont constricteurs de la glotte.

**• Muscle abducteur des plis vocaux**

Le *muscle crico-aryténoïdien postérieur* (12-8) est un muscle pair qui naît de la face postérieure de la lame cricoïdienne pour se terminer sur le processus musculaire du cartilage aryténoïde. Sa contraction attire en bas, en arrière et médialement le processus musculaire aryténoïdien : le pli vocal s'éloigne de la ligne médiane et s'élève. Il dilate la glotte.

**• Muscles tenseurs des plis vocaux**

Le *muscle crico-thyroïdien* (12-6) est un muscle pair et inconstant (présent dans 50 % des cas). C'est le seul muscle intrinsèque qui ne prenne aucune insertion sur le cartilage aryténoïde. Il naît de la face latérale de l'arc cricoïdien et comprend deux faisceaux : a) un faisceau vertical et b) un faisceau oblique en haut et en arrière pour se terminer sur le bord inférieur du cartilage thyroïde. Sa contraction abaisse le cartilage thyroïde par un mouvement de rotation autour de l'axe des articulations crico-thyroïdiennes : il tend les plis vocaux. C'est le seul muscle intrinsèque innervé par le nerf laryngé supérieur, branche du nerf vague.

12-9 Coupe frontale du larynx.

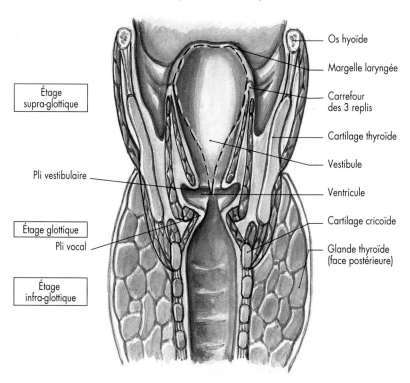

Os hyoïde

Margelle laryngée

Carrefour
des 3 replis

Cartilage thyroïde

Vestibule

Ventricule

Cartilage cricoïde

Glande thyroïde
(face postérieure)

Étage
supra-glottique

Pli vestibulaire

Étage glottique

Pli vocal

Étage
infra-glottique

Le *muscle thyro-aryténoïdien inférieur* ou muscle vocal (12-10B) est le muscle du pli vocal. C'est un muscle pair naissant en avant sur le tiers inférieur de l'angle rentrant du cartilage thyroïde et se terminant en arrière sur le processus vocal du cartilage aryténoïde. Sa contraction met en tension les plis vocaux. Il est situé en dedans du ligament vocal, épaississement supérieur du cône élastique.

## Musculature extrinsèque

La musculature extrinsèque du larynx assure l'amarrage du larynx à la base du crâne, à la mandibule et à la ceinture scapulaire. L'os hyoïde joue un rôle majeur dans cet amarrage car presque tous les muscles extrinsèques s'insèrent sur lui. Les muscles extrinsèques du larynx peuvent être classés en deux groupes : les muscles élévateurs du larynx et les muscles abaisseurs du larynx.

**12-10** Musculature intrinsèque du larynx.

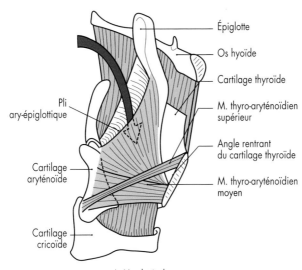

Épiglotte

Os hyoïde

Cartilage thyroïde

M. thyro-aryténoïdien
supérieur

Angle rentrant
du cartilage thyroïde

M. thyro-aryténoïdien
moyen

Pli
ary-épiglottique

Cartilage
aryténoïde

Cartilage
cricoïde

A. Vue latérale.

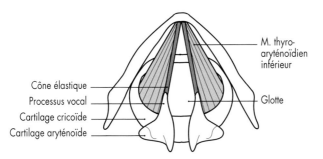

M. thyro-
aryténoïdien
inférieur

Cône élastique

Processus vocal

Cartilage cricoïde

Cartilage aryténoïde

Glotte

B. Coupe horizontale.

12-11 Musculature intrinsèque du larynx, vue postérieure.

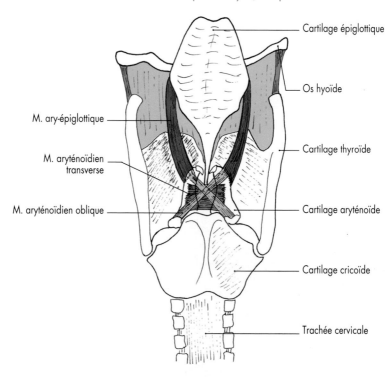

Cartilage épiglottique

Os hyoïde

M. ary-épiglottique

Cartilage thyroïde

M. aryténoïdien transverse

Cartilage aryténoïde

M. aryténoïdien oblique

Cartilage cricoïde

Trachée cervicale

## • Muscles élévateurs du larynx

Les muscles élévateurs du larynx naissent tous de l'os hyoïde ou y sont rattachés par des ligaments. Ce sont le muscle stylo-hyoïdien, le muscle digastrique, le muscle mylo-hyoïdien, le muscle génio-hyoïdien et le muscle thyro-hyoïdien (12-12). Tous ces muscles élèvent le larynx au cours de la déglutition à condition que la bouche soit fermée. Cette élévation du larynx et de l'os hyoïde au cours de la déglutition est palpable à la face antérieure du cou. La prise de conscience de l'importance de l'élévation du larynx lors de la déglutition est essentielle pour les patients ayant bénéficié d'une laryngectomie partielle et qui doivent réapprendre à déglutir avec une amputation plus ou moins importante de leur larynx.

Le *muscle stylo-hyoïdien* est un muscle pair, grêle s'insérant en haut sur le processus styloïde, se dirigeant en bas, en avant et en dedans pour se terminer sur le corps de l'os hyoïde. Il appartient au diaphragme stylien. Dans sa partie basse, il se dédouble souvent pour laisser passer le tendon intermédiaire du muscle digastrique.

**12-12** Muscles élévateurs du larynx, vue latérale.

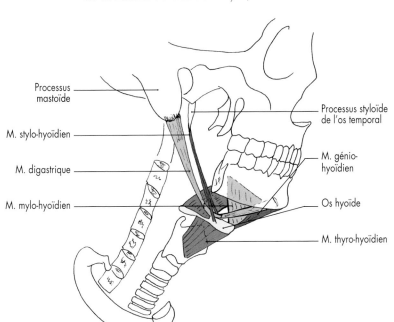

Processus mastoïde

Processus styloïde de l'os temporal

M. stylo-hyoïdien

M. génio-hyoïdien

M. digastrique

M. mylo-hyoïdien

Os hyoïde

M. thyro-hyoïdien

Le *muscle digastrique* (voir 6-6) est un muscle pair, allongé, formé de deux ventres charnus réunis par un tendon intermédiaire. Son ventre postérieur naît du processus mastoïde, appartient au diaphragme stylien, descend obliquement en bas, en avant et en dedans. Il se poursuit par un tendon intermédiaire un peu au-dessus de l'os hyoïde. Après ce tendon intermédiaire, il prend le nom de ventre antérieur, se dirige en avant pour s'insérer sur le bord inférieur de la mandibule. Il participe à la constitution du plancher de la cavité orale.

Le *muscle mylo-hyoïdien* est un muscle pair, large, plat, étendu transversalement de la ligne mylo-hyoïdienne située à la face médiale de la mandibule au corps de l'os hyoïde en arrière et au raphé mandibulo-hyoïdien médialement. Il participe à la constitution du plancher de la cavité orale.

Le *muscle génio-hyoïdien* est un muscle pair qui naît de la face antérieure du corps de l'os hyoïde, se dirige en avant et en haut pour se terminer sur l'épine mentonnière inférieure de la mandibule. Il participe à la constitution du plancher de la cavité orale.

Le *muscle thyro-hyoïdien* est un muscle pair qui naît sur le bord inférieur du corps de l'os hyoïde, descend verticalement pour se terminer sur la ligne oblique de la face antérieure du cartilage thyroïde.

• **Muscles abaisseurs du larynx**

Les muscles abaisseurs du larynx sont constitués par le muscle sterno-hyoïdien, le muscle sterno-thyroïdien et le muscle omo-hyoïdien. Ils unissent le larynx au sternum, à la clavicule et à la scapula. Leur rôle est d'abaisser le larynx.

Le *muscle sterno-hyoïdien* (12-13) est un muscle pair qui naît du bord inférieur du corps de l'os hyoïde et se termine sur le tiers interne de la clavicule, l'articulation sterno-claviculaire et le manubrium sternal. Les deux muscles sterno-hyoïdiens, contigus à leur extrémité supérieure, s'écartent l'un de l'autre de haut en bas formant les deux côtés supérieurs du losange musculaire de la trachéotomie. Leur contraction abaisse l'os hyoïde et, par conséquent, le larynx.

Le *muscle sterno-thyroïdien* (12-13) est un muscle pair qui naît de la ligne oblique de la face antérieure du cartilage thyroïde et se termine sur le tiers interne de la clavicule, l'articulation sterno-claviculaire et le manubrium sternal. Il est situé en arrière du muscle sterno-hyoïdien. Les deux muscles sterno-thyroïdiens, contigus à leur extrémité inférieure, s'écartent l'un de l'autre de bas en haut formant les deux côtés inférieurs du losange musculaire de la trachéotomie. Leur contraction abaisse le cartilage thyroïde et, par conséquent, le larynx.

Le *muscle omo-hyoïdien* (12-13) est un muscle pair et symétrique, digastrique. Il naît de la face inférieure du corps de l'os hyoïde (ventre supérieur) et se dirige en dehors et en bas. Lorsqu'il croise la veine jugulaire interne, il présente un tendon intermédiaire qui se prolonge par le ventre inférieur du muscle dont la direction est très oblique en bas, en dehors et en arrière. Croisant l'axe vasculaire du cou, le muscle omo-hyoïdien le divise en deux parties : une partie supra-omo-hyoïdienne et une partie infra-omo-hyoïdienne.

## Membrane élastique du larynx

La configuration interne du larynx est conditionnée par la membrane élastique du larynx. Cette charpente fibro-élastique, de siège sous-muqueux, est formée par une membrane élastique comprenant deux parties : le cône vestibulaire et le cône élastique (12-14).

Le *cône vestibulaire* est un cône à base supérieure et à sommet tronqué inférieur. Son bord supérieur est marqué par les plis ary-épiglottiques et son bord inférieur par les plis vestibulaires. Ce bord inférieur est épaissi et prend le nom de ligament vestibulaire. Le cône vestibulaire forme la charpente du vestibule du larynx.

Le *cône élastique* est un cône à base inférieure et à sommet supérieur tronqué. Son bord inférieur s'insère sur le bord supérieur du cartilage cricoïde. Son bord supérieur se situe au niveau du pli vocal. Ce bord supérieur, épaissi, prend le nom de ligament vocal.

Entre ces deux cônes se trouve un récessus dans lequel la muqueuse laryngée s'insinue pour former le ventricule du larynx (12-9 et 12-14).

**12-13** Muscles abaisseurs du larynx.
Vue antérieure : le losange de la trachéotomie.

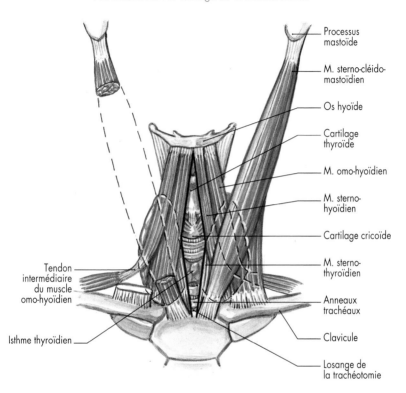

Processus mastoïde

M. sterno-cléido-mastoïdien

Os hyoïde

Cartilage thyroïde

M. omo-hyoïdien

M. sterno-hyoïdien

Cartilage cricoïde

M. sterno-thyroïdien

Anneaux trachéaux

Clavicule

Losange de la trachéotomie

Tendon intermédiaire du muscle omo-hyoïdien

Isthme thyroïdien

 Conséquences cliniques

L'étude de la configuration interne du larynx est essentielle sur le plan clinique. En effet, elle est étudiée quotidiennement chez les patients présentant une pathologie laryngée. Cette étude peut être effectuée lors d'un examen clinique, en consultation, par laryngoscopie indirecte ou chez un patient sous anesthésie générale par laryngoscopie directe. Lors d'une laryngoscopie directe (12-16), la tête du patient endormi est alors mise en hyperextension afin que l'axe du larynx prolonge l'axe de la cavité orale. Un tube creux, rigide, est introduit dans le larynx permettant d'inspecter directement toute la muqueuse laryngée. En cas de lésion, des biopsies ou un geste de microchirurgie laryngée, parfois avec l'emploi du laser, peuvent être réalisés.

**12-14** Représentation schématique du larynx :
charpente fibro-élastique.

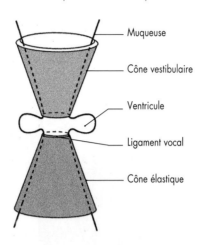

Muqueuse

Cône vestibulaire

Ventricule

Ligament vocal

Cône élastique

## Les trois étages du larynx

L'entrée du larynx, dénommée en clinique « margelle laryngée », est ovalaire, située dans un plan oblique en bas et en arrière (12-15). Cette entrée communique largement avec la partie supérieure de l'hypopharynx. Elle est limitée en avant par le bord supérieur du cartilage épiglottique et en arrière par le bord supérieur des cartilages aryténoïdes. Entre ces deux structures est tendu le pli ary-épiglottique formé par le muscle ary-épiglottique (prolongement antérieur du muscle aryténoïdien oblique). Latéralement, sur le pli ary-épiglottique, se trouve le point de jonction des trois plis ary-épiglottique, pharyngo-épiglottique et glosso-épiglottique latéral. Ce point de jonction est dénommé en clinique : « carrefour des trois replis » (12-15). Il a une grande importance en cancérologie du larynx et de l'hypopharynx.

Dans le larynx, la surface laryngée présente dans sa partie moyenne deux plis superposés, de direction antéro-postérieure, dénommés les plis vestibulaires en haut et les plis vocaux en bas (12-9 et 12-16). Ces deux plis délimitent une cavité : le ventricule du larynx. Le tube laryngé peut être divisé en trois parties : l'étage supra-glottique, l'étage glottique et l'étage infra-glottique.

### • Étage supra-glottique

L'étage supra-glottique (12-9) est la partie du larynx située au-dessus du plan des plis vocaux. Il comporte deux parties : a) le vestibule laryngé en haut, b) le ventricule du larynx en bas. Le vestibule du larynx a une forme d'entonnoir. Il est formé :
– en avant, par la face postérieure de l'épiglotte ;

**12-15** Margelle laryngée (en pointillé) sur vue du pharynx après ouverture de la paroi dorsale.

HT

DHS

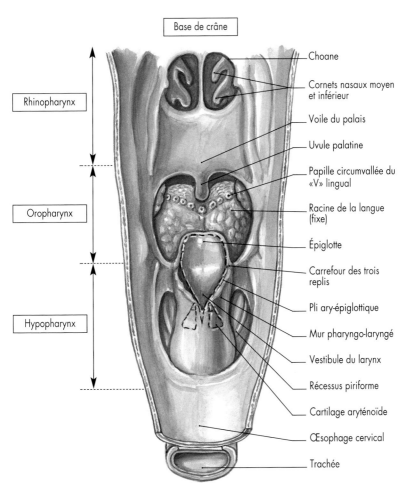

Base de crâne

Choane

Cornets nasaux moyen et inférieur

Rhinopharynx

Voile du palais

Uvule palatine

Papille circumvallée du «V» lingual

Oropharynx

Racine de la langue (fixe)

Épiglotte

Carrefour des trois replis

Pli ary-épiglottique

Hypopharynx

Mur pharyngo-laryngé

Vestibule du larynx

Récessus piriforme

Cartilage aryténoïde

Œsophage cervical

Trachée

12-16 Laryngoscopie indirecte : le vestibule laryngé.

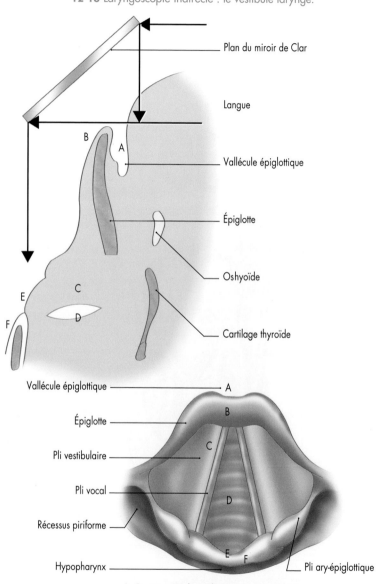

Plan du miroir de Clar

Langue

Vallécule épiglottique

Épiglotte

Oshyoïde

Cartilage thyroïde

Vallécule épiglottique ──────── A

Épiglotte ──────

Pli vestibulaire ──────

Pli vocal ──────

Récessus piriforme ──────

Hypopharynx ──────

Pli ary-épiglottique

A. Coupe sagittale médiane.

**12-16** *(suite)*

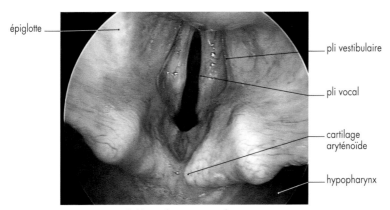

épiglotte

pli vestibulaire

pli vocal

cartilage
aryténoïde

hypopharynx

B. Vue en laryngoscopie directe.

– latéralement, par la face médiale des plis ary-épiglottiques et la face supérieure des plis vestibulaires qui se poursuit en arrière par la face postérieure du cartilage aryténoïde ;
– en arrière, par l'incisure inter-aryténoïdienne.

Le *pli vestibulaire* est tendu du tiers moyen de l'angle rentrant du cartilage thyroïde au cartilage aryténoïde. Il est aplati de haut en bas. Sa face supérieure regarde en haut et médialement et entre dans la constitution du vestibule laryngé. Sa face inférieure regarde en bas et forme la paroi supérieure du ventricule laryngé. Le pli vestibulaire est sous-tendu par le ligament vestibulaire, épaississement inférieur du cône vestibulaire.

Le *ventricule du larynx* est une profonde dépression comprise entre le pli vestibulaire en haut et le pli vocal en bas. Il correspond à l'espace laissé libre entre le cône vestibulaire en haut et le cône élastique en bas. En dehors, le fond du ventricule répond au muscle thyro-aryténoïdien moyen et se situe très près du périchondre de la face postérieure du cartilage thyroïdien. Dans son tiers antérieur, le ventricule laryngé détache un petit prolongement qui monte verticalement dans le pli ary-épiglottique. S'il excède quinze millimètres, il est considéré comme pathologique et prend le nom de laryngocèle. Le ventricule communique avec la lumière laryngée par une fente allongée d'avant en arrière bien visible en laryngoscopie. L'exploration endoscopique du ventricule impose de soulever avec un « releveur de bande » le pli vestibulaire.

• **Étage glottique**

L'étage glottique (12-9) est situé sous l'étage supra-glottique. On dénomme glotte, l'espace compris entre le bord libre des deux plis vocaux. C'est une fente sagittale de 25 à 30 mm chez l'homme et 20 à 23 mm chez la femme.

Le *pli vocal* est situé sous le pli vestibulaire mais son bord libre est plus médial que le sien. Il est tendu du tiers inférieur de l'angle rentrant du cartilage thyroïde au processus vocal du cartilage aryténoïde. Sa face supérieure, horizontale, constitue la paroi inférieure du ventricule du larynx. Sa face inférieure, oblique en bas et latéralement, se prolonge par l'étage infra-glottique. Le pli vocal est sous-tendu par le ligament vocal qui longe son bord libre, doublé en dehors par le muscle vocal. En avant, les deux plis vocaux sont contigus, formant un angle aigu : la commissure antérieure. La commissure postérieure est la région située entre les deux processus vocaux et correspond au bord supérieur du muscle aryténoïdien transverse. L'aspect endoscopique des plis vocaux est celui de deux rubans blanc nacrés parcourus par de très fines stries vasculaires longitudinales (12-16).

Le pli vocal est normalement recouvert d'un épithélium malpighien pluristratifié non kératinisé à cellules prismatiques pavimenteuses. La muqueuse repose sur le cône élastique. Entre la muqueuse et le cône élastique, un chorion sous-muqueux, dépourvu de glandes muqueuses, très lâche, est un espace avasculaire et anhiste dénommé espace de Reinke. Il permet les mouvements de vibration de la muqueuse du pli vocal par rapport à sa charpente fibreuse.

Conséquences cliniques

Certaines formes de laryngite chronique de l'adulte, survenant surtout chez le sujet tabagique soumis à un malmenage vocal, se caractérisent par un œdème important de cet espace de Reinke. C'est la fréquente laryngite hypertrophique pseudo-myxomateuse.

Le pli vocal répond en dedans à l'espace paraglottique. C'est un espace compris entre le cône élastique en bas, la face postérieure du cartilage thyroïde en dehors et le muscle vocal en dedans. C'est un espace essentiel en carcinologie laryngée car son envahissement contre-indique toute chirurgie conservatrice du larynx.

• **Étage infra-glottique**

L'étage infra-glottique (12-9) est situé sous l'étage glottique. Il a la forme d'un cône à base inférieure qui se prolonge par la trachée cervicale. Il répond au cartilage cricoïde.

Conséquences cliniques

Chez un patient ayant un cancer du larynx avec envahissement de l'étage infra-glottique, l'atteinte du cartilage cricoïde est synonyme de laryngectomie totale.

## Espace hyo-thyro-épiglottique

L'espace hyo-thyro-épiglottique (dénommé en clinique « loge HTE ») est un espace situé en avant du cartilage épiglottique. Il est limité (12-7) :
– en arrière, par la face antérieure du cartilage épiglottique ;
– en avant, par la face postérieure du cartilage thyroïde en bas et la membrane thyro-hyoïdienne en haut ;
– en haut, par la membrane hyo-épiglottique qui sépare l'espace hyo-thyro-épiglottique des vallécules épiglottiques.
La membrane hyo-épiglottique est une membrane épaisse et résistante qui s'étend de la face antérieure de l'épiglotte, à l'union tiers moyen-tiers supérieur, à l'os hyoïde. Elle forme le plancher de la vallécule épiglottique et le toit de l'espace hyo-thyro-épiglottique. C'est une barrière solide à l'extension des tumeurs.
L'espace hyo-thyro-épiglottique est comblé par du tissu graisseux.

### Conséquences cliniques

Cet espace est d'une grande importance en cancérologie du pharynx et du larynx. En effet, il peut être envahi par les carcinomes épidermoïdes des vallécules épiglottiques ou par ceux de l'étage supra-glottique du larynx. Son envahissement peut contre-indiquer certains types de laryngectomies partielles et doit donc être apprécié avec rigueur. Cet envahissement peut être évalué cliniquement par la palpation de l'espace situé entre le bord supérieur du cartilage thyroïde et le bord inférieur du corps de l'os hyoïde et correspondant à la face antérieure de l'espace hyo-thyro-épiglottique. Il peut également être apprécié par échographie, par examen tomodensitométrique ou par résonance magnétique nucléaire.

# Vascularisation et innervation laryngée

## Vascularisation laryngée

La vascularisation du larynx provient de trois pédicules (12-17 et 12-18) : un pédicule supérieur et deux pédicules inférieurs, tous trois dépendant du système artériel thyroïdien.
Le pédicule supérieur est formé par l'artère et la veine laryngée supérieure. L'artère laryngée supérieure est l'artère principale du larynx. Elle naît de l'artère thyroïdienne supérieure, branche de l'artère carotide externe. Après un court trajet, elle pénètre dans le larynx en traversant la membrane thyro-hyoïdienne.
Le pédicule laryngé antéro-inférieur est formé par l'artère et la veine laryngée antéro-inférieure, branche terminale de l'artère thyroïdienne supérieure. Elle entre dans le larynx en perforant le cône élastique.
Le pédicule laryngé postéro-inférieur provient de l'artère thyroïdienne inférieure et suit le nerf laryngé inférieur.
Les veines laryngées supérieures se drainent essentiellement dans la veine jugulaire interne via le tronc veineux thyro-linguo-facial et la veine thyroïdienne supérieure.

**12-17** Les vaisseaux et nerfs du larynx : profil droit du cou.

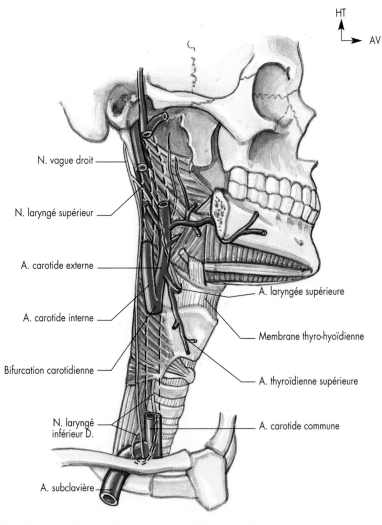

HT

AV

N. vague droit

N. laryngé supérieur

A. carotide externe

A. carotide interne

Bifurcation carotidienne

N. laryngé
inférieur D.

A. subclavière

A. laryngée supérieure

Membrane thyro-hyoïdienne

A. thyroïdienne supérieure

A. carotide commune

NB : L'artère carotide commune est sectionnée en dehors du plan des constricteurs.

**12-18** Larynx : artères et nerfs, vue de profil gauche du cou.

HT
AV

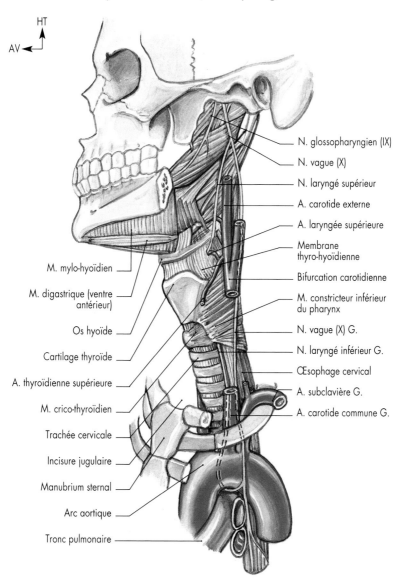

N. glossopharyngien (IX)

N. vague (X)

N. laryngé supérieur

A. carotide externe

A. laryngée supérieure

Membrane
thyro-hyoïdienne

Bifurcation carotidienne

M. constricteur inférieur
du pharynx

N. vague (X) G.

N. laryngé inférieur G.

Œsophage cervical

A. subclavière G.

A. carotide commune G.

M. mylo-hyoïdien

M. digastrique (ventre
antérieur)

Os hyoïde

Cartilage thyroïde

A. thyroïdienne supérieure

M. crico-thyroïdien

Trachée cervicale

Incisure jugulaire

Manubrium sternal

Arc aortique

Tronc pulmonaire

## Lymphatiques laryngés

Le réseau lymphatique de la muqueuse laryngée est particulièrement riche sauf au niveau du bord libre des plis vocaux (12-19). Le drainage lymphatique laryngé est bilatéral. Il existe trois pédicules de drainage :

– un pédicule supérieur, drainant le réseau supra-glottique, se terminant dans les nœuds lymphatiques jugulo-digastriques situés sous le muscle digastrique, et dans les nœuds jugulo-supra-omo-hyoïdiens situés entre le muscle digastrique et le muscle omo-hyoïdien : groupes ganglionnaires II et III (11-13) ;

– un pédicule antérieur, drainant le réseau infra-glottique, se terminant dans les nœuds prélaryngés puis soit a) dans les nœuds jugulo-supra-omo-hyoïdiens (groupe ganglionnaire III, soit b) dans les nœuds prétrachéaux (groupe ganglionnaire VI : 11-13) ;

– un pédicule postérieur, drainant le réseau infra-glottique, se terminant dans les nœuds latéro-trachéaux ou récurrentiels (groupe ganglionnaire VI : 11-13).

**12-19** Lymphonœuds du larynx (vue schématique).

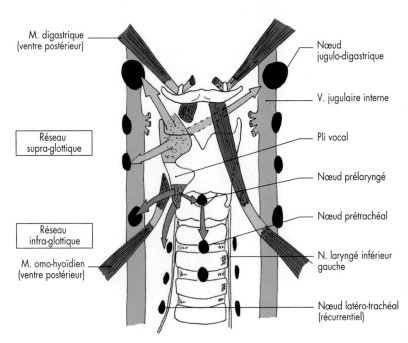

M. digastrique (ventre postérieur)

Nœud jugulo-digastrique

V. jugulaire interne

Réseau supra-glottique

Pli vocal

Nœud prélaryngé

Nœud prétrachéal

Réseau infra-glottique

M. omo-hyoïdien (ventre postérieur)

N. laryngé inférieur gauche

Nœud latéro-trachéal (récurrentiel)

Conséquences cliniques

Ce drainage a des conséquences importantes en cancérologie laryngée. Les cancers du bord libre du pli vocal n'ont pas de dissémination métastatique ganglionnaire : aucun geste ganglionnaire n'est nécessaire durant le traitement. Les autres cancers imposent un traitement systématique des aires ganglionnaires. Ce traitement doit être systématiquement bilatéral du fait du drainage lymphatique bilatéral du larynx. Lorsque le traitement est chirurgical, il s'agit d'évidements cervicaux bilatéraux ; lorsque le traitement est radiothérapique, l'irradiation doit intéresser les aires ganglionnaires cervicales bilatérales. En cas d'envahissement tumoral infraglottique, il convient de traiter les chaînes ganglionnaires latéro-trachéales.

## Innervation laryngée

L'innervation du larynx est assurée par deux nerfs, branches du nerf vague : le nerf laryngé supérieur et le nerf laryngé inférieur. Les fibres motrices sont issues du noyau ambigu situé dans la partie caudale du plancher du IV$^e$ ventricule et empruntent le nerf vague. Les fibres sensitives se terminent dans la partie bulbaire du noyau du tractus solitaire.

Le *nerf laryngé supérieur* naît de l'extrémité inférieure du ganglion supérieur du nerf vague, sous la base du crâne. Il descend verticalement passant en arrière puis en dedans de l'artère carotide interne puis en dedans de l'artère carotide externe (12-17). Il se divise en deux branches terminales au contact de la membrane thyro-hyoïdienne. La branche terminale interne pénètre dans le larynx avec le pédicule artériel laryngé supérieur. C'est une branche sensitive pour la muqueuse du vestibule laryngé. La branche terminale externe longe la ligne oblique de la face antérieure du cartilage thyroïde, innerve le muscle crico-thyroïdien puis traverse le cône élastique pour donner l'innervation sensitive du ventricule laryngé à l'étage infra-glottique. Ainsi, le nerf laryngé supérieur est sensitif pour l'ensemble de la muqueuse laryngée et moteur pour le seul muscle crico-thyroïdien.

Le *nerf laryngé inférieur* naît :

– à droite, du nerf vague droit en avant de l'artère subclavière (12-17). Il contourne l'artère subclavière en passant au-dessous puis en arrière d'elle et monte oblique en haut et en dedans dans l'angle dièdre formé par l'œsophage et la trachée jusqu'à l'extrémité inférieure du larynx. Le nerf laryngé inférieur droit est donc exclusivement cervical ;

– à gauche, du nerf vague en avant de l'arc de l'aorte (12-18). Il contourne l'aorte en passant au-dessous puis en arrière d'elle et monte oblique en haut et en dedans dans l'angle dièdre formé par l'œsophage et la trachée jusqu'à l'extrémité inférieure du larynx. Le nerf laryngé inférieur droit est donc thoracique en bas et cervical en haut. Quel que soit le côté, le nerf laryngé inférieur est en rapport étroit, dans l'angle dièdre formé par l'œsophage et la trachée, avec l'artère thyroïdienne inférieure. Il peut passer, soit en avant, soit en arrière de cette artère. À l'extrémité supérieure de la trachée, le nerf laryngé inférieur passe sous le bord inférieur du muscle constricteur inférieur du pharynx puis se distribue au larynx pour innerver tous les muscles intrinsèques sauf le muscle crico-thyroïdien.

Conséquences cliniques

Ces données anatomiques expliquent que la recherche étiologique d'une paralysie récurrentielle soit différente lorsqu'elle siège à droite ou à gauche. En effet, les étiologies des paralysies récurrentielles peuvent être de siège thoracique à gauche (comme un cancer de la bronche souche gauche) et non à droite.

## Rapports anatomiques du larynx (12-3)

Latéralement, le larynx est en rapport avec les lobes latéraux de la glande thyroïde qui recouvrent le cartilage cricoïde et la moitié inférieure du cartilage thyroïde. L'isthme est généralement situé au-dessous du bord inférieur du cartilage cricoïde. Un lobe pyramidal peut remonter à la face antérieure du larynx jusqu'au niveau de l'os hyoïde. La paroi antérieure du cou, recouvrant le larynx, comporte, de la superficie à la profondeur, les éléments suivants :
– la peau et le tissu cellulaire sous-cutané ;
– la lame superficielle du fascia cervical. Elle s'insère en haut sur la ligne nuchale supérieure, le processus mastoïde et le bord inférieur de la mandibule. Elle se dédouble pour engainer le muscle sterno-cléido-mastoïdien. Ses insertions inférieures se font sur le bord supérieur du manubrium sternal, la face supérieure de la clavicule, l'acromion et l'épine de la scapula ;
– la lame prétrachéale du fascia cervical. Elle s'insère en haut sur le bord inférieur de l'os hyoïde puis se dédouble en deux lames pour engainer les muscles infra-hyoïdiens. La lame superficielle engaine les muscles sterno-hyoïdien et omo-hyoïdien pour se terminer sur le bord supérieur du manubrium sternal. La lame profonde engaine les muscles thyro-hyoïdien et sterno-thyroïdien pour se terminer sur la face dorsale du manubrium sternal et se poursuivre par le ligament sterno-péricardique supérieur. En regard du larynx, médialement, la lame prétrachéale et la lame superficielle du fascia cervical sont adhérentes et forment la ligne blanche cervicale.
En arrière, le larynx répond à la partie médiane de l'hypopharynx devant la colonne cervicale.

# Applications physiologiques et cliniques

## Physiologie du larynx

Le larynx est mis en jeu dans trois fonctions essentielles des cavités aéro-digestives supérieures : la phonation, la respiration et la déglutition.

### • Phonation

La phonation met en jeu le larynx mais également l'ensemble des cavités aériennes supérieures : le pharynx, la cavité orale et la cavité nasale. Le signal acoustique produit par l'acte phonatoire résulte de la mise en vibration du flux d'air expiratoire émis dans les poumons. Cette mise en oscillation est effectuée par les plis vocaux. L'espace de Reinke permet les mouvements de vibration de la muqueuse du pli vocal par rapport à sa charpente fibreuse. Les plis vocaux, mis en adduction, sont au contact l'un de l'autre sur toute leur longueur et toute leur épaisseur. Cette fermeture de la glotte induit une augmentation de la pression infra-glottique qui finit par induire l'écartement des plis vocaux à partir de leur bord inférieur. Les forces de rappel induites par la tension des plis vocaux, associées à l'aspiration des plis vocaux liée au passage de l'air à travers la glotte, entraînent une fermeture de la glotte. La vibration des cordes vocales, correctement étudiée grâce aux techniques de cinéma ultrarapide et de stroboscopie, est un mouvement d'une grande complexité avec une composante horizontale, une composante verticale et une composante ondulatoire. L'oscillateur laryngé détermine la forme de l'onde acoustique dont dépend la richesse du spectre du signal sonore. En particulier, la fréquence fondamentale ou hauteur d'un son est déterminée par le nombre d'oscillations laryngées produites par seconde. Les vibrations acoustiques ainsi produites par le larynx sont différenciées dans les cavités aériennes supérieures. Chacune des cavités aériennes supérieures (pharynx, cavité orale, cavité nasale, lèvres) a sa propre fréquence de résonance. Parmi les harmoniques du signal acoustique laryngé, les fréquences proches des fréquences de résonance de ces cavités seront renforcées tandis que les autres seront atténuées. Ces cavités se comportent donc comme des filtres fréquentiels en série dont les propriétés physiques, dépendantes de leur anatomie, vont déterminer les caractéristiques de chaque voix humaine.

### • Respiration

La respiration n'est possible que lorsque les voies aériennes sont largement ouvertes. L'ouverture du larynx repose sur le caractère circulaire du cartilage cricoïde.

### • Déglutition

Le rôle du larynx dans la déglutition est essentiel. Il a pour vocation de fermer l'arbre respiratoire à chaque déglutition mais aussi lors des régurgitations ou des vomissements. En l'absence de fermeture, il se produit une fausse-route qui peut être mortelle ou induire des complications pulmonaires graves. La fermeture laryngée lors de la déglutition met en jeu plusieurs mécanismes :
– l'ascension du larynx contre la racine de la langue qui horizontalise le cartilage épiglottique. Cette ascension du larynx est due à l'ascension de l'os hyoïde sous

l'effet des muscles élévateurs du larynx : le muscle stylo-hyoïdien, le muscle digastrique, le muscle mylo-hyoïdien, le muscle génio-hyoïdien et le muscle thyro-hyoïdien (12-12) ;

– la fermeture du vestibule laryngé sous l'effet des muscles ary-épiglottique, aryté-noïdien oblique et transverse ;

– la fermeture de l'espace compris entre les plis vestibulaires grâce au muscle thyro-aryténoïdien moyen ;

– la fermeture de la glotte sous l'action des muscles adducteurs des plis vocaux.

Après tout acte de chirurgie partielle laryngée, la déglutition est perturbée ; la reprise correcte de cette déglutition impose une rééducation longue et parfois difficile.

---

## Conséquences cliniques

### Voies d'extension des cancers du larynx

Les carcinomes épidermoïdes du larynx représentent 35 % des cancers ORL soit environ 2 % des cancers en France. Le tabagisme est le facteur étiologique essentiel. L'étude des voies d'extension des cancers du larynx est conditionnée par l'anatomie. Il existe des barrières anatomiques et des zones de faiblesse à l'extension intra-laryngée mais aussi extra-laryngée.

• Barrières anatomiques du larynx
La barrière anatomique essentielle à l'extension intra-laryngée est la membrane élastique du larynx, de siège sous-muqueux, formée par le cône vestibulaire et par le cône élastique (12-14). Les barrières anatomiques à l'extension extra-laryngée sont les cartilages thyroïde et cricoïde, la membrane hyo-épiglottique et la membrane thyro-hyoïdienne.
Les points de faiblesse à l'extension intra-laryngée sont le cartilage épiglottique, le ligament thyro-épiglottique, l'espace paraglottique et les laryngocèles. Le point de faiblesse essentiel à l'extension extra-laryngée est le muscle crico-thyroïdien.

• Exemple d'extension d'un cancer du larynx
Prenons un exemple d'extension d'un cancer du larynx : un cancer du vestibule laryngé (12-20). La tumeur se développe le plus souvent à partir de la muqueuse située sur la face postérieure du cartilage épiglottique. L'extension peut se faire en surface vers la margelle laryngée, c'est-à-dire le bord libre du cartilage épiglottique, les plis ary-épiglottiques et la muqueuse de recouvrement des cartilages aryténoïdes (12-20, flèches 1). Plus rarement, l'extension se fait vers l'étage glottique (12-20, flèches 2). En profondeur, l'extension préférentielle se fait vers l'espace hyo-thyro-épiglottique soit en passant à travers l'épiglotte (12-20, flèches 3), soit en désinsérant l'extrémité inférieure de l'épiglotte du cartilage thyroïde par rupture du ligament thyro-épiglottique (12-20, flèche 4). Enfin, l'extension peut se faire vers l'espace paraglottique. La tumeur d'origine supra-glottique s'est alors étendue à l'étage glottique. À ce niveau, le cône élastique limite l'extension tumorale vers l'étage infra-glottique.

Conséquences cliniques

### Troubles de la mobilité du larynx

Les troubles de la mobilité du larynx peuvent être dus soit à une pathologie endolaryngée, soit à une paralysie laryngée, c'est-à-dire à une atteinte de l'innervation motrice du larynx.

Les *pathologies endolaryngées* conduisant à un trouble de la mobilité du larynx sont largement dominées par les cancers du larynx. L'appréciation de la mobilité des cartilages aryténoïdes et des plis vocaux chez un patient ayant un cancer du larynx est un point majeur du diagnostic. Elle est jugée lors d'un examen laryngoscopique indirect (12-4).

Les *paralysies du larynx* sont secondaires à une lésion siégeant sur la voie motrice du larynx. La paralysie la plus fréquente est la paralysie unilatérale d'un pli vocal, induisant une dysphonie. Les étiologies sont très variées puisque la voie motrice peut être atteinte du noyau ambigu situé dans la partie caudale du plancher du IVe ventricule jusqu'à la terminaison des nerfs laryngés. Les étiologies peuvent être endocrâniennes et cervicales mais aussi, pour le nerf laryngé inférieur gauche, thoraciques.

### Maladies inflammatoires du larynx

Les laryngites peuvent siéger soit à l'étage infra-glottique, soit à l'étage glottique, soit à l'étage supra-glottique. Chaque type de laryngite se manifeste par des signes cliniques différents qui peuvent être expliqués par l'anatomie du larynx.

Dans les laryngites infra-glottiques, apanage du jeune enfant, l'inflammation de la muqueuse siège essentiellement au niveau du cartilage cricoïde. L'anatomie en anneau de ce cartilage explique que la muqueuse inflammatoire va rapidement obstruer la filière cricoïdienne et entraîner une dyspnée laryngée majeure. Par contre, les laryngites glottiques, touchant le plus souvent l'adulte fumeur, atteignent essentiellement les plis vocaux. La conséquence en sera une dysphonie. Enfin, l'épiglottite, laryngite supra-glottique la plus grave, se manifeste par une augmentation considérable du volume de l'épiglotte. Ceci retentit à la fois sur la filière laryngée, provoquant une dyspnée laryngée majeure, et sur la filière digestive, provoquant une dysphagie et une grande difficulté d'avaler la salive (dénommée avec abus, hypersialorrhée).

# ■ Trachée cervicale

La trachée est un tube fibro-cartilagineux, aplati en arrière, qui fait suite au larynx pour se terminer dans le thorax en deux bronches principales droite et gauche. Elle mesure douze centimètres de long et deux centimètres de diamètre. Elle s'étend du bord inférieur de la sixième vertèbre cervicale à celui de la cinquième vertèbre thoracique. La trachée cervicale se continue par la trachée thoracique au niveau de l'orifice crânial du thorax.

La trachée (12-21) est formée d'une succession d'anneaux de cartilage en forme de fer à cheval ouverts en arrière. L'ouverture postérieure de ces anneaux est fermée par un muscle lisse : le muscle trachéal. Les différents anneaux sont reliés les uns aux autres par du tissu fibreux. La muqueuse de la trachée est une muqueuse de type respiratoire, de couleur rosée.

**12-20** Voies de dissémination d'un cancer du vestibule du larynx.
Coupe sagittale médiane.

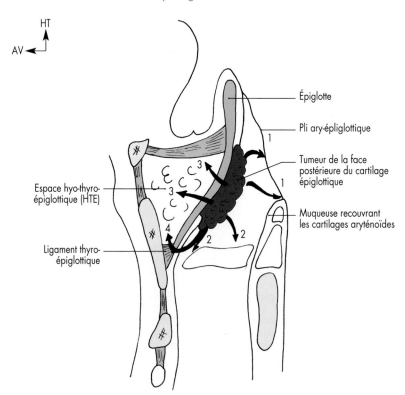

Épiglotte

Pli ary-épliglottique

Tumeur de la face
postérieure du cartilage
épiglottique

Muqueuse recouvrant
les cartilages aryténoïdes

Espace hyo-thyro-
épiglottique (HTE)

Ligament thyro-
épiglottique

En avant, la trachée cervicale (12-22) répond :
– à l'*isthme de la glande thyroïde* qui recouvre classiquement les deuxième, troisième et quatrième anneaux trachéaux. Néanmoins, il existe de grandes variations d'un individu à l'autre en fonction de la hauteur de l'isthme ;
– aux *veines thyroïdiennes inférieures* qui se jettent dans la veine brachiocéphalique gauche et à l'inconstante artère thyroïdea ima naissant de l'arc de l'aorte.
Plus en avant, la trachée répond à la paroi cervicale antérieure formée, de dedans en dehors, par :
– la *lame prétrachéale du fascia cervical*. Elle s'insère en haut sur le bord inférieur de l'os hyoïde puis se dédouble en deux lames pour engainer les muscles infra-hyoïdiens. La lame superficielle engaine les muscles sterno-hyoïdien et omohyoïdien pour se terminer sur le bord supérieur du manubrium sternal. La lame

**12-21** Axe viscéral du cou, vue ventrale
(les nerfs vagues ne sont pas représentés, *voir* 12-17 et 12-18).

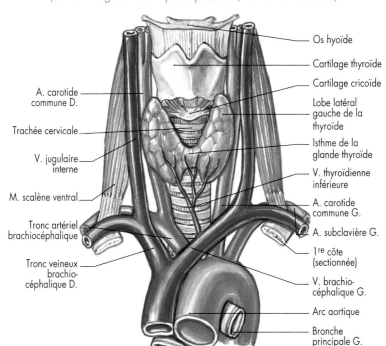

A. carotide commune D.

Trachée cervicale

V. jugulaire interne

M. scalène ventral

Tronc artériel brachiocéphalique

Tronc veineux brachio-céphalique D.

Os hyoïde

Cartilage thyroïde

Cartilage cricoïde

Lobe latéral gauche de la thyroïde

Isthme de la glande thyroïde

V. thyroïdienne inférieure

A. carotide commune G.

A. subclavière G.

1re côte (sectionnée)

V. brachio-céphalique G.

Arc aortique

Bronche principale G.

profonde engaine les muscles thyro-hyoïdien et sterno-thyroïdien pour se terminer sur la face dorsale du manubrium sternal ;

– la *lame superficielle du fascia cervical*. Elle s'insère en haut sur la ligne nuchale supérieure, le processus mastoïde et le bord inférieur de la mandibule. Elle se dédouble pour engainer le muscle sterno-cléido-mastoïdien. Ses insertions inférieures se font sur le bord supérieur du manubrium sternal, la face supérieure de la clavicule, l'acromion et l'épine de la scapula ;

– la *peau* et *le tissu cellulaire sous-cutané*.

La trachée cervicale étant oblique de haut en bas et d'avant en arrière, le premier anneau trachéal est sous-cutané tandis que le cinquième anneau trachéal est à trois centimètres du plan cutané.

Latéralement, la trachée répond aux lobes thyroïdiens (12-22) puis à l'axe vasculaire du cou (artère carotide commune, veine jugulaire interne et nerf vague). En arrière, la trachée est plaquée contre l'œsophage cervical auquel elle est unie par un tissu cellulaire assez lâche et aisément clivable. L'œsophage est dévié à gauche et déborde la trachée.

**12-22** Coupe transversale du cou passant par la 6ᵉ vertèbre cervicale (cartilage cricoïde).

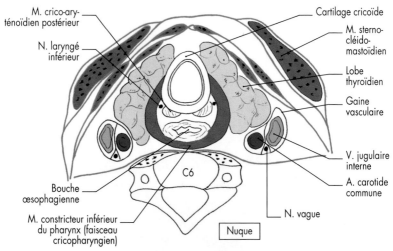

M. crico-ary-ténoïdien postérieur

N. laryngé inférieur

Bouche œsophagienne

M. constricteur inférieur du pharynx (faisceau cricopharyngien)

Cartilage cricoïde

M. sterno-cléido-mastoïdien

Lobe thyroïdien

Gaine vasculaire

V. jugulaire interne

A. carotide commune

N. vague

C6

Nuque

A. Représentation schématique.

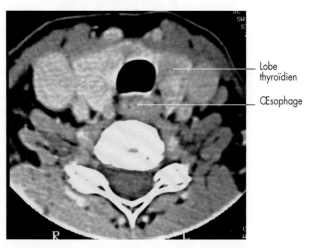

Lobe thyroïdien

Œsophage

B. Cliché tomodensitométrique.

376

Conséquences cliniques

La trachéotomie est l'ouverture de la trachée. Elle est essentiellement réalisée lorsqu'un obstacle se développe sur l'axe aérien supérieur, en particulier dans le larynx. C'est le cas des formes obstructives des cancers du larynx. La trachéostomie est l'abouchement de la trachée à la peau. Elle est réalisée après une laryngectomie totale afin de mettre les voies aériennes inférieures en continuité avec l'air ambiant. L'abord de la trachée est effectué par voie cervicale antérieure. Après avoir incisé la peau, le chirurgien suit la ligne médiane afin d'éviter les muscles infra-hyoïdiens qui sont réclinés sur le côté. En effet, ces muscles forment un losange dit losange de la trachéotomie (12-13). Les deux muscles sterno-hyoïdiens, contigus à leur extrémité supérieure, s'écartent l'un de l'autre de haut en bas formant les deux côtés supérieurs du losange musculaire de la trachéotomie. Les deux muscles sterno-thyroïdiens, contigus à leur extrémité inférieure, s'écartent l'un de l'autre de bas en haut formant les deux côtés inférieurs du losange musculaire de la trachéotomie. Dans ce losange, la trachée cervicale n'a pas de rapport musculaire antérieur. La lame superficielle du fascia cervical et la lame prétrachéale du fascia cervical sont incisées pour dégager la face antérieure de la trachée. L'ouverture de la trachée peut alors être effectuée.

# ■ Hypopharynx ou laryngopharynx

Le pharynx est un conduit musculo-membraneux étendu verticalement en avant de la colonne cervicale. Il comprend trois parties (12-1). La partie supérieure, située en arrière de la cavité nasale, est dénommée partie nasale du pharynx et cliniquement *rhinopharynx*. Sa fonction est respiratoire ; elle n'a aucune fonction digestive. La partie moyenne, située en arrière de la cavité orale, est dénommée partie orale du pharynx et cliniquement *oropharynx*. C'est un carrefour entre la voie respiratoire et la voie digestive. La partie inférieure, située en arrière du larynx, est dénommée partie laryngée du pharynx et cliniquement *hypopharynx*. Elle a une fonction essentiellement digestive en reliant l'oropharynx à l'œsophage cervical.

La limite entre l'hypopharynx et l'oropharynx est le bord supérieur de l'épiglotte qui correspond à un plan horizontal passant par le bord supérieur du corps de l'os hyoïde et le bord inférieur de la troisième vertèbre cervicale. La limite entre l'hypopharynx et l'œsophage cervical est le bord inférieur du cartilage cricoïde, en regard de la sixième vertèbre cervicale. La jonction entre l'hypopharynx et l'œsophage cervical est la bouche de l'œsophage.

## Structure de l'hypopharynx

L'hypopharynx est une cavité en forme de « U » très ouvert en avant (12-15 et 12-16) constituée de dedans en dehors par :
– une muqueuse comprenant un épithélium et un chorion. L'épithélium est de type digestif c'est-à-dire un épithélium pavimenteux stratifié non kératinisé ;

– un fascia interne, séparant la muqueuse du plan musculaire, dénommé fascia pharyngo-basilaire. C'est une couche conjonctive épaisse et résistante ;
– des muscles constricteurs moyen et inférieur du pharynx qui forment une gouttière recouverte par deux fascias. L'espace situé entre ces deux fascias est un espace de glissement permettant la mobilité du pharynx lors de la déglutition. Les différents muscles constricteurs s'imbriquent comme les tuiles d'un toit ;
– un fascia externe, mince lame de tissu conjonctif.
Le *muscle constricteur moyen du pharynx* (12-23 et 12-24) s'insère en avant sur la grande corne et la petite corne de l'os hyoïde puis se dirige en arrière afin de s'insé-

**12-23** Muscles du pharynx, sur une vue de profil droit du cou.

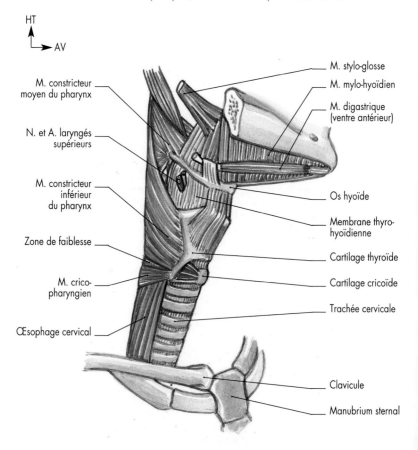

rer sur un raphé médian. Les fibres les plus basses du muscle constricteur moyen du pharynx appartiennent à l'hypopharynx, les fibres intermédiaires à l'oropharynx et les fibres les plus hautes au rhinopharynx. Elles passent en arrière des fibres du muscle constricteur supérieur du pharynx.

Le *muscle constricteur inférieur du pharynx* (12-23) s'insère en avant sur la ligne oblique de la paroi antérieure du cartilage thyroïde et de l'arcade fibreuse située entre le cartilage thyroïde et le cartilage cricoïde. Les fibres se dirigent en arrière, recouvrant le muscle constricteur moyen du pharynx (12-24) pour s'unir, sur la ligne médiane, sur un raphé médian avec celles du muscle controlatéral. Les fibres les

**12-24** Muscles constricteurs du pharynx, vue dorsale.

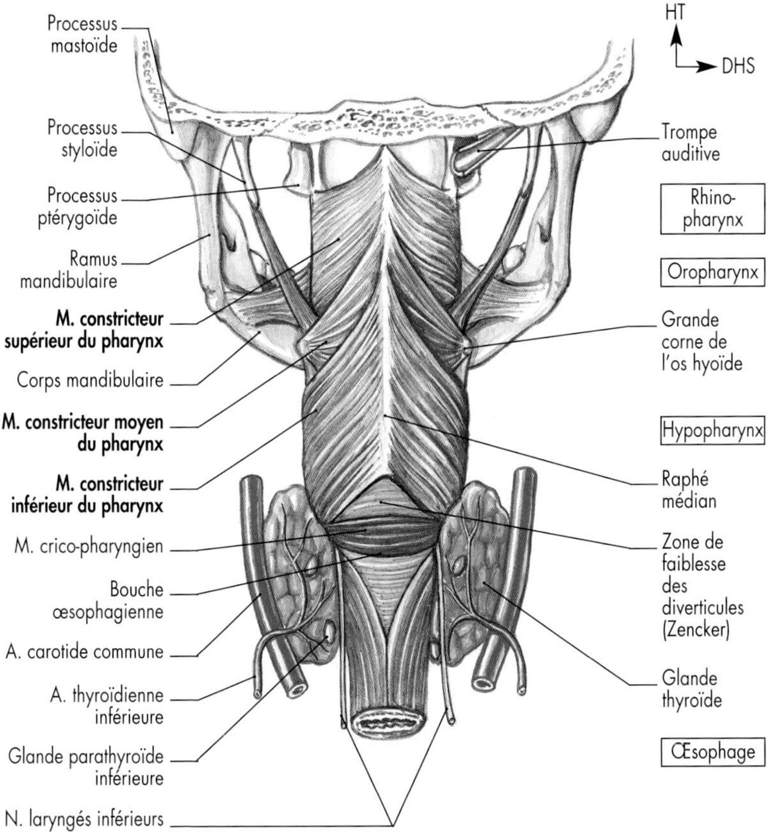

Processus mastoïde

Processus styloïde

Processus ptérygoïde

Ramus mandibulaire

**M. constricteur supérieur du pharynx**

Corps mandibulaire

**M. constricteur moyen du pharynx**

**M. constricteur inférieur du pharynx**

M. crico-pharyngien

Bouche œsophagienne

A. carotide commune

A. thyroïdienne inférieure

Glande parathyroïde inférieure

N. laryngés inférieurs

HT

DHS

Trompe auditive

Rhino-pharynx

Oropharynx

Grande corne de l'os hyoïde

Hypopharynx

Raphé médian

Zone de faiblesse des diverticules (Zencker)

Glande thyroïde

Œsophage

plus basses du muscle constricteur du pharynx peuvent, dans un tiers des cas, s'individualiser du muscle constricteur inférieur pour former le muscle crico-pharyngien. Le *fascia pharyngo-basilaire* a une forme en fer à cheval qui donne sa forme au pharynx et permet de maintenir ouvert l'axe aéro-digestif. C'est une structure fibreuse épaisse et résistante s'insérant en haut sur la base du crâne selon une ligne d'insertion complexe (*voir* 7-5) :
– une ligne oblique d'avant en arrière et de dedans en dehors, partant du bord postérieur de la lame médiale du processus ptérygoïde à la face postéro-inférieure du rocher en regard de la portion antéro-interne du foramen carotidien ;
– puis une ligne transversale, de dehors en dedans, jusqu'au tubercule pharyngien de l'occipital pour rejoindre le côté opposé.
Ce fascia se prolonge en bas avec la sous-muqueuse de l'œsophage. C'est une zone de résistance à l'extension des tumeurs de l'hypopharynx.

## Constitution de l'hypopharynx

### Description de l'hypopharynx

L'hypopharynx a une forme de « U » très ouvert en avant (12-25). Dans l'espace situé entre les deux branches du « U » se trouve le larynx (12-3). La paroi antérieure

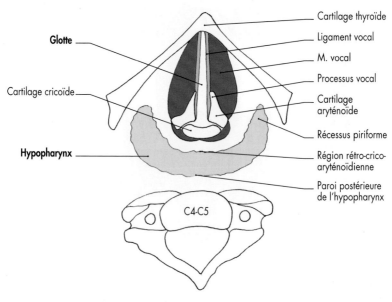

**12-25** Hypopharynx et glotte, coupe transversale.

Glotte

Cartilage cricoïde

Hypopharynx

Cartilage thyroïde

Ligament vocal

M. vocal

Processus vocal

Cartilage aryténoïde

Récessus piriforme

Région rétro-crico-aryténoïdienne

Paroi postérieure de l'hypopharynx

C4-C5

de l'hypopharynx est convexe et moule le larynx. Elle présente une partie médiane, en regard de la face postérieure des cartilages aryténoïdes et de la lame du cartilage cricoïde, dénommé en clinique « *région rétro-crico-aryténoïdienne* ». La paroi postérieure de l'hypopharynx est concave et s'applique sur le plan prévertébral. Les deux branches, droite et gauche, du « U » sont les *récessus piriformes*. Ils s'invaginent dans l'espace limité par le larynx en dedans et le cartilage thyroïde en dehors. Chaque récessus piriforme est limité en haut par le pli pharyngo-épiglottique et se termine en bas à la bouche œsophagienne. La largeur de l'hypopharynx diminue progressivement de haut en bas. En haut, il a la largeur de l'oropharynx auquel il fait suite. En bas, il a le calibre de l'œsophage cervical.

## Récessus piriformes

Les récessus piriformes sont les deux parties latérales de l'hypopharynx (12-26), s'invaginant entre le larynx en dedans et le tiers externe de la paroi postérieure de la lame du cartilage thyroïde en dehors. Ils ont une grande importance en clinique car ils sont le siège de la presque totalité des cancers de l'hypopharynx. Ils présentent une face médiale appliquée contre le larynx, une face latérale, un angle antérieur et un fond. La face médiale du récessus piriforme (12-15, 12-26 et 12-27) est dénommée par les cliniciens : « *mur pharyngo-laryngé* ». Le sommet de la paroi médiale est le pli ary-épiglottique. Cette paroi répond au larynx au niveau de la moitié postérieure du vestibule du larynx, de l'articulation crico-aryténoïdienne et de la partie latérale du cartilage cricoïde. Le rapport musculaire essentiel est constitué par l'ensemble des muscles thyro-aryténoïdiens, en particulier le muscle thyro-aryténoïdien moyen, le muscle crico-aryténoïdien postérieur et latéral (12-28).

---

 Conséquences cliniques

Ce point important explique les conséquences cliniques de l'extension d'un carcinome épidermoïde développé sur la face médiale du récessus piriforme. La tumeur envahit rapidement les muscles thyro-aryténoïdiens, parfois l'articulation crico-aryténoïdienne, induisant un trouble de la mobilité du pli vocal. La fixation du pli vocal est ainsi le signe indirect d'une infiltration tumorale profonde dans le larynx. Elle se traduit par une dysphonie et contre-indique toute chirurgie conservatrice du larynx.

---

La face latérale du récessus piriforme (12-28) est formée :
– dans son tiers supérieur, par la membrane thyro-hyoïdienne tendue du bord supérieur du cartilage thyroïde au bord inférieur du corps et des grandes cornes de l'os hyoïde. La membrane thyro-hyoïdienne est traversée par le pédicule laryngé supérieur formé par l'artère laryngée supérieure, sa veine et le nerf laryngé supérieur. En cheminant sous la muqueuse du récessus piriforme, le nerf laryngé supérieur soulève un pli muqueux visible en endoscopie (le pli de Hyrtl) ;

**12-26** Coupe transversale du cou passant par la quatrième vertèbre cervicale.
Espace HTE = hyo-thyro-épiglottique.

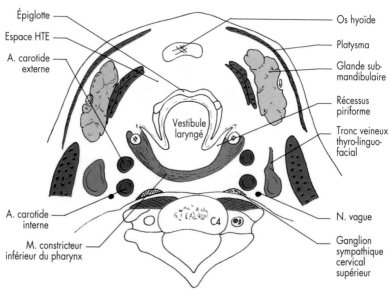

Épiglotte

Espace HTE

A. carotide
externe

Vestibule
laryngé

Os hyoïde

Platysma

Glande sub-
mandibulaire

Récessus
piriforme

Tronc veineux
thyro-linguo-
facial

A. carotide
interne

M. constricteur
inférieur du pharynx

C4

N. vague

Ganglion
sympathique
cervical
supérieur

A. Représentation schématique.

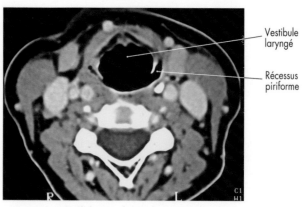

Vestibule
laryngé

Récessus
piriforme

B. Cliché tomodensitométrique.

– dans ses deux tiers inférieurs, par le tiers externe de la face postérieure de la lame du cartilage thyroïde. La muqueuse du récessus piriforme peut être clivée facilement de la lame du cartilage thyroïde.

L'angle antérieur du récessus piriforme (12-28) est constitué par la jonction des parois médiale et latérale. C'est le point de départ fréquent des carcinomes épidermoïdes de l'hypopharynx. Le fond du récessus piriforme résulte de la convergence des parois médiale, latérale et de l'angle antérieur. Il se poursuit par la bouche œsophagienne.

## Rapports anatomiques de l'hypopharynx

La paroi antérieure de l'hypopharynx, dénommé en clinique « *région rétro-crico-aryténoïdienne* », répond à la face postérieure des cartilages aryténoïdes et à la lame du cartilage cricoïde. Les cancers développés sur cette face envahissent rapidement

**12-27** Coupe transversale du cou passant par C5 : l'hypopharynx et la glotte.

A. Représentation schématique.

**12-27** *(suite)*

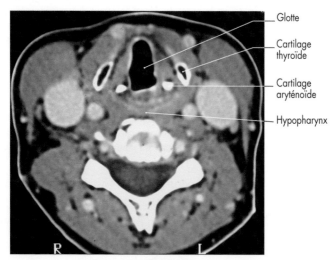

Glotte

Cartilage thyroïde

Cartilage aryténoïde

Hypopharynx

B. Cliché tomodensitométrique.

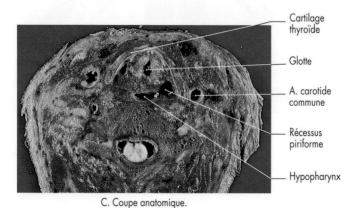

Cartilage thyroïde

Glotte

A. carotide commune

Récessus piriforme

Hypopharynx

C. Coupe anatomique.

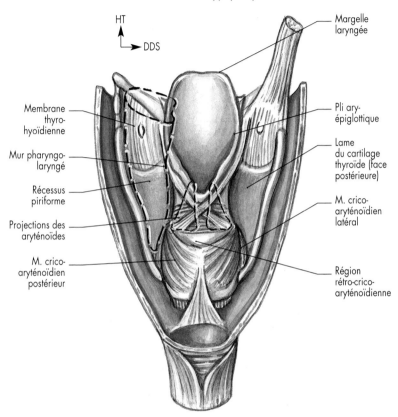

**12-28** Les récessus piriformes et la région rétro-crico-aryténoïdienne.
Vue dorsale de l'hypopharynx.

HT

DDS

Margelle
laryngée

Membrane
thyro-
hyoïdienne

Mur pharyngo-
laryngé

Récessus
piriforme

Projections des
aryténoïdes

M. crico-
aryténoïdien
postérieur

Pli ary-
épiglottique

Lame
du cartilage
thyroïde (face
postérieure)

M. crico-
aryténoïdien
latéral

Région
rétro-crico-
aryténoïdienne

ces deux cartilages essentiels du larynx, contre-indiquant tout geste de chirurgie conservatrice laryngée.

La paroi postérieure de l'hypopharynx repose sur le plan prévertébral. Elle répond aux vertèbres cervicales situées entre le plan horizontal passant par le bord inférieur de la troisième vertèbre cervicale et celui de la sixième vertèbre cervicale. La lame prévertébrale du fascia cervical recouvre les muscles pré-vertébraux (12-27). La région rétropharyngée, impaire et médiane, est le rapport essentiel de cette face postérieure de l'hypopharynx (voir 11-4). Elle est limitée en avant par le fascia pharyngo-basilaire et en arrière par la lame prévertébrale du fascia cervical. Elle est en continuité de la base du crâne au médiastin postérieur et contient du tissu cellulo-graisseux et les nœuds rétropharyngiens. C'est une zone de décollement facile du pharynx du plan vertébral, souvent utilisée en chirurgie hypopharyngée.

La paroi latérale des récessus piriformes est en rapport avec l'axe vasculaire du cou (12-26 et 12-27). C'est la voie d'abord chirurgical de l'hypopharynx. Elle répond de la profondeur à la superficie (*voir* chapitre 11) :
– aux vaisseaux du cou : la veine jugulaire interne, l'artère carotide commune en regard du cartilage thyroïde puis la bifurcation carotidienne en regard de la membrane thyro-hyoïdienne, le nerf vague dans l'angle dièdre postérieur formé par la veine et l'artère, le lymphocentre cervical profond latéral ;
– aux muscles infra-hyoïdiens ;
– au tissu cellulaire sous-cutané et à la peau.

## Vascularisation et innervation de l'hypopharynx

La vascularisation de l'hypopharynx provient essentiellement de deux pédicules laryngés : le pédicule supérieur et le pédicule laryngé postéro-inférieur. L'artère laryngée supérieure naît de l'artère thyroïdienne supérieure, branche de l'artère carotide externe. Après un court trajet, elle pénètre dans le larynx en traversant la membrane thyro-hyoïdienne. Le pédicule laryngé postéro-inférieur provient de l'artère thyroïdienne inférieure et suit le nerf laryngé inférieur.

Le réseau lymphatique de la muqueuse hypopharyngée est particulièrement riche. Le drainage lymphatique hypopharyngé est homolatéral pour les récessus piriformes mais bilatéral pour la partie médiane de l'hypopharynx. Il existe deux pédicules de drainage :
– un pédicule supérieur, suivant le pédicule artériel supérieur, se terminant dans les nœuds lymphatiques jugulo-digastriques situés sous le muscle digastrique, et dans les nœuds jugulo-supra-omo-hyoïdiens situés entre le muscle digastrique et le muscle omo-hyoïdien (groupes ganglionnaires II et III) (11-11) ;
– un pédicule postérieur-inférieur, suivant le pédicule artériel postérieur-inférieur, se terminant dans les nœuds latéro-trachéaux ou récurrentiels (groupe ganglionnaire VI) (11-11).

---

 Conséquences cliniques

Ce drainage a des conséquences importantes en cancérologie de l'hypopharynx. Les cancers du récessus piriforme imposent un traitement systématique des aires ganglionnaires homolatérales à la lésion. Les cancers de la paroi postérieure de l'hypopharynx ou de la région rétro-crico-aryténoïdienne imposent un traitement systématique et bilatéral des aires ganglionnaires. Ce traitement des aires ganglionnaires est soit chirurgical (évidement ganglionnaire cervical), soit radiothérapique.

L'innervation sensitive de l'hypopharynx est assurée par le nerf laryngé supérieur. Ce nerf doit être respecté dans la chirurgie partielle pharyngo-laryngée car il permet au patient de garder une sensibilité de la muqueuse de l'hypopharynx, point important pour la rééducation de la déglutition.

# ■ Œsophage cervical

L'œsophage cervical fait suite à l'hypopharynx au bord inférieur du cartilage cricoïde. Il se continue par l'œsophage thoracique au niveau de l'orifice crânial du thorax.

## Bouche de l'œsophage

La bouche de l'œsophage est la jonction entre l'hypopharynx et l'œsophage cervical (12-23 et 12-24). Elle correspond au bord inférieur du cartilage cricoïde (disque C6-C7). Sur le plan endoscopique, la bouche œsophagienne est à quinze centimètres de l'arcade dentaire supérieure. Les fibres les plus basses du muscle constricteur du pharynx peuvent, dans un tiers des cas, s'individualiser du muscle constricteur inférieur pour former le muscle crico-pharyngien. Dans ce cas, il existe une zone de faiblesse musculaire entre le muscle constricteur inférieur du pharynx et le muscle crico-pharyngien où se produisent des hernies muqueuses dénommées « diverticule pharyngo-œsophagien de Zenker ». Au-dessous du muscle constricteur du pharynx se trouvent les fibres musculaires longitudinales externes de l'œsophage qui s'insèrent sur la face postérieure de la lame du cartilage cricoïde. Elles ont un trajet oblique en bas et en arrière pour se rejoindre sur la ligne médiane (12-24). Entre le bord inférieur du muscle constricteur inférieur du pharynx (ou celui de l'inconstant muscle crico-pharyngien) et ces fibres longitudinales de l'œsophage se situe un espace dépourvu de fibres musculaires, classique point faible de l'œsophage cervical. En fait, les diverticules pharyngo-œsophagiens ne naissent jamais à cet endroit.

## Rapports anatomiques de l'œsophage cervical

L'œsophage cervical est l'organe le plus profond du cou (12-22). Sa paroi antérieure est en rapport avec la trachée cervicale à laquelle il est uni par un tissu cellulaire assez lâche et aisément clivable. Sa paroi postérieure repose sur le plan pré-vertébral et correspond à la septième vertèbre cervicale. Le plan osseux vertébral est recouvert par le ligament longitudinal ventral et le muscle long du cou. La lame prévertébrale du fascia cervical recouvre ce muscle. La région rétropharyngée, impaire et médiane, est le rapport essentiel de cette face postérieure de l'œsophage. Elle est limitée en avant par la sous-muqueuse de l'œsophage et en arrière par la lame prévertébrale du fascia cervical. Elle est en continuité de la base du crâne au médiastin postérieur et contient du tissu cellulo-graisseux et les nœuds rétropharyngiens. C'est une zone de décollement facile de l'œsophage du plan vertébral.

La paroi latérale de l'œsophage cervical est en rapport avec l'axe vasculaire du cou et la loge thyroïdienne. Elle répond de la profondeur à la superficie (*voir* Chapitres 11 et 13) :

– à la loge thyroïdienne ;

– aux vaisseaux du cou : la veine jugulaire interne, l'artère carotide commune, le nerf vague dans l'angle dièdre postérieur formé par la veine et l'artère, le lymphocentre cervical profond latéral ;

– aux muscles infra-hyoïdiens ;

– au tissu cellulaire sous-cutané et à la peau.

# Loge thyroïdienne

La loge thyroïdienne est située dans la région infra-hyoïdienne médiane, à la face antérieure du cou, en regard de la trachée cervicale (13-1). Elle contient la glande thyroïde et les glandes parathyroïdes. La loge thyroïdienne est limitée en arrière par l'axe viscéral et par l'axe vasculaire du cou et en avant par les muscles infra-hyoïdiens engainés par le feuillet profond de la lame prétrachéale du fascia cervical. La glande thyroïde est une glande endocrine sécrétant les hormones thyroïdiennes et de la thyro-calcitonine. Elle est constituée d'une partie médiane, l'isthme, et de deux lobes latéraux (13-2). Les glandes parathyroïdes sont des glandes endocrines sécrétant la parathormone

**13-1** La loge thyroïdienne : vue ventrale du cou, menton relevé.

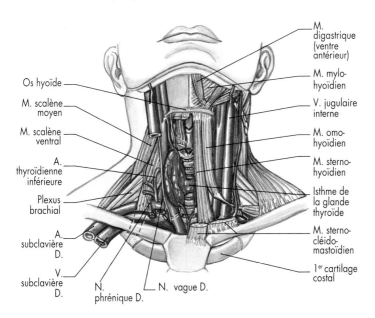

dont le rôle est essentiel dans l'homéostasie phosphocalcique. Les pathologies de la loge thyroïdienne sont nombreuses et l'abord chirurgical de la loge thyroïdienne, que ce soit pour la chirurgie de la glande thyroïde ou celle des parathyroïdes, est fréquent.

## ■ Constitution de la loge thyroïdienne

La loge thyroïdienne a une forme de « U » ouvert en arrière et moulée sur l'axe viscéral du cou. Elle est limitée par la gaine thyroïdienne (13-2) formée :
– en arrière, par la gaine viscérale médialement et la gaine carotidienne latéralement ;
– en avant, par la lame profonde de la lame prétrachéale du fascia cervical qui engaine les muscles infra-hyoïdiens.
La gaine viscérale entoure l'axe viscéral du cou. La gaine carotidienne entoure le paquet vasculo-nerveux du cou. Elle est divisée en trois compartiments contenant respectivement l'artère carotide commune, la veine jugulaire interne et le nerf vague. La lame prétrachéale du fascia cervical s'insère en haut sur le bord inférieur de l'os hyoïde puis se dédouble en deux lames pour engainer les muscles infra-hyoïdiens (13-3). La lame superficielle engaine les muscles sterno-hyoïdien et omo-hyoïdien

**13-2** Coupe transversale passant par la 6ᵉ vertèbre cervicale. Gaine thyroïdienne.

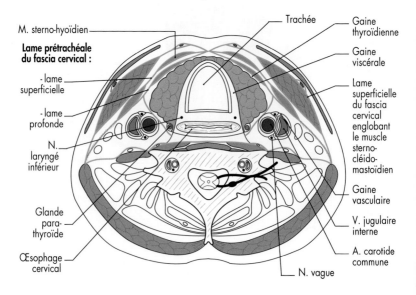

pour se terminer sur le bord supérieur du manubrium sternal. La lame profonde engaine les muscles thyro-hyoïdien et sterno-thyroïdien pour se terminer sur la face dorsale du manubrium sternal et se poursuivre par le ligament sterno-péricardique supérieur.

## ■ Glande thyroïde

### Description de la glande thyroïde

La glande thyroïde est une glande endocrine sécrétant les hormones thyroïdiennes et la thyrocalcitonine. Elle est constituée de deux lobes latéraux réunis par un isthme

**13-3** Muscles infra-hyoïdiens : lame prétrachéale du fascica cervical.

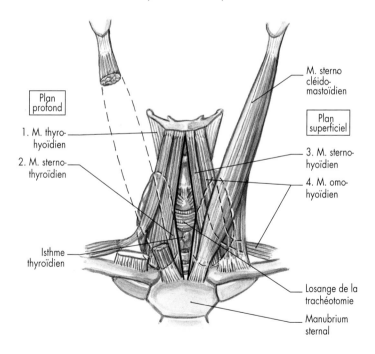

médian (13-4). Elle pèse vingt-cinq à trente grammes. Sa consistance est molle. Le parenchyme thyroïdien est entouré d'une capsule fibreuse qui se prolonge à l'intérieur de la glande en la divisant en lobules.

L'isthme thyroïdien a une taille très variable et peut être absent. Il est plaqué sur la trachée cervicale, aplati d'avant en arrière, et comprend un bord supérieur et un bord inférieur. Sa hauteur varie d'un à deux centimètres. Au bord supérieur de l'isthme, à gauche de la ligne médiane se détache parfois un prolongement de hauteur variable : le lobe pyramidal (13-4).

Les lobes thyroïdiens ont une forme de pyramide triangulaire avec une base inférieure large et un sommet supérieur étroit (13-5). On leur décrit trois faces : une face antéro-latérale, une face médiale et une face postérieure et deux bords : un bord postéro-latéral et un bord postéro-médial (13-2).

La glande thyroïde est intimement liée à l'axe viscéral par les ligaments thyro-trachéaux tendus entre la face dorsale de l'isthme et la face médiale des lobes d'une part, la trachée cervicale d'autre part. Entre la capsule de la glande thyroïde et la gaine thyroïdienne existe un feutrage cellulaire permettant les mouvements de la glande.

**13-4** La glande thyroïde, vue antérieure.

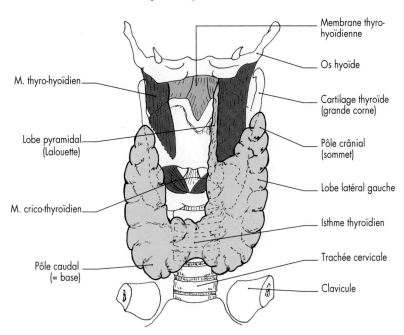

M. thyro-hyoïdien

Lobe pyramidal (Lalouette)

M. crico-thyroïdien

Pôle caudal (= base)

Membrane thyro-hyoïdienne

Os hyoïde

Cartilage thyroïde (grande corne)

Pôle crânial (sommet)

Lobe latéral gauche

Isthme thyroïdien

Trachée cervicale

Clavicule

Conséquences cliniques

En clinique, on définit une augmentation diffuse du volume de la glande thyroïde par le terme « goitre » tandis qu'une tumeur est une augmentation localisée du volume de la glande. La palpation de la glande thyroïde est effectuée en se plaçant derrière le patient. L'adhésion entre la glande thyroïde et la trachée explique le mouvement d'ascension de la glande thyroïde à chaque mouvement de déglutition. C'est un critère sémiologique important de reconnaissance de la nature thyroïdienne d'une tumeur médiane basi-cervicale. Ainsi, la palpation d'une masse dans la région thyroïdienne doit conduire à faire déglutir le patient : l'ascension de la glande thyroïde est alors rendue possible par la présence des ligaments thyro-trachéaux. L'exploration paraclinique de la loge thyroïdienne peut être principalement réalisée par échotomographie, tomodensitométrie et scintigraphie (13-11).

**13-5** La glande thyroïde : situation sur l'axe viscéral sur un profil droit du cou.

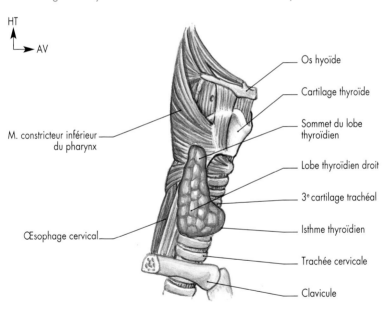

HT
AV

- Os hyoïde
- Cartilage thyroïde
- Sommet du lobe thyroïdien
- Lobe thyroïdien droit
- 3ᵉ cartilage trachéal
- Isthme thyroïdien
- Trachée cervicale
- Clavicule

M. constricteur inférieur du pharynx

Œsophage cervical

393

# Organogenèse de la glande thyroïde

L'organogenèse de la glande thyroïde a une grande importance en clinique (13-6). L'origine de la glande thyroïde provient de la paroi ventrale de l'intestin pharyngien et se différencie à la fin de la troisième semaine. Cette origine correspond au foramen cæcum de la langue situé au milieu du « V » lingual, à la jonction corps de la langue – racine de la langue. Cette ébauche endodermique s'invagine dans la muqueuse pharyngienne et descend pour former le canal thyréo-glosse. Vers la septième semaine, l'extrémité inférieure du canal thyréo-glosse se place en avant de l'axe viscéral du cou pour former la partie de la glande thyroïde sécrétant les hormones thyroïdiennes iodées. Le reste du canal thyréo-glosse régresse. La croissance de l'os hyoïde s'effectuant après celle du tractus thyréo-glosse, il peut se produire des adhérences très intimes entre ces deux éléments.

**13-6** Organogenèse de la glande thyroïde.

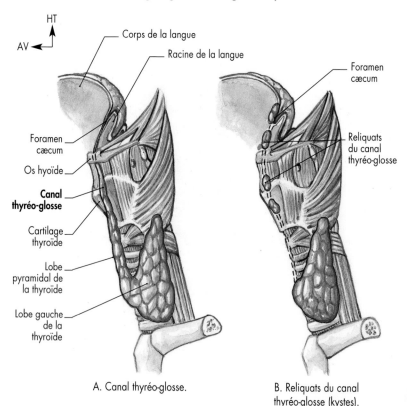

A. Canal thyréo-glosse.

B. Reliquats du canal thyréo-glosse (kystes).

Conséquences cliniques

Parfois, des reliquats du canal thyréo-glosse peuvent persister et former un kyste du tractus thyréo-glosse. Ces kystes représentent 40 % des malformations congénitales cervicales de l'enfant. Ils se présentent sous forme d'une tuméfaction cervicale médiane située entre le lobe pyramidal et la racine de la langue, de siège pré-hyoïdien ou infra-hyoïdien. Du fait de ses adhérences à l'os hyoïde, le kyste du tractus thyréo-glosse est mobile et s'élève lors de la déglutition. Une échographie cervicale sera systématiquement réalisée afin de vérifier la présence d'une glande thyroïde sous-jacente.

Plus rarement, la migration du canal thyréo-glosse peut être stoppée. La glande thyroïde a une siège ectopique pouvant être situé dans la racine de la langue ou sur le trajet habituel de la migration. Le développement d'un goitre lingual peut engendrer une tumeur volumineuse, située en arrière du « V » lingual, et risquant de provoquer une obstruction de l'oropharynx générant dysphagie et dyspnée.

Ces éléments principaux de la formation de la glande thyroïde reçoivent d'autres éléments cellulaires provenant des corps ultimo-branchiaux. Ces cellules forment de petits amas contenant des vésicules sécrétoires situées dans le tissu interstitiel de la glande thyroïde. Ce sont les cellules C produisant la thyrocalcitonine dont l'action est essentielle dans le métabolisme phosphocalcique.

Conséquences cliniques

Le cancer médullaire de la glande thyroïde est développé à partir des cellules C et représente 5 à 10 % des cancers de la glande thyroïde, soit de manière sporadique (60 % des cas), soit dans une forme familiale (40 % des cas). La transmission se fait alors selon un mode autosomique dominant.

# Vascularisation de la glande thyroïde

La vascularisation de la glande thyroïde est assurée par deux pédicules principaux. L'artère thyroïdienne supérieure est l'artère principale (13-7). Elle naît de l'artère carotide externe puis descend verticalement le long de l'axe viscéral pour atteindre le sommet supérieur du lobe thyroïdien. Elle se divise en trois branches pour chacune des trois faces des lobes thyroïdiens. Le territoire de vascularisation de l'artère thyroïdienne supérieure représente les deux tiers supérieurs des lobes thyroïdiens. L'artère thyroïdienne inférieure (13-8) naît du tronc thyro-cervical issu de l'artère subclavière. Le tronc thyro-cervical se divise en quatre branches : l'artère thyroïdienne inférieure, l'artère cervicale ascendante, l'artère transverse du cou et l'artère supra-scapulaire. L'artère thyroïdienne inférieure comporte trois segments. Le segment inférieur (13-8, I) est vertical, situé en arrière de la veine jugulaire interne. Le segment intermédiaire (13-8, II) est horizontal, croisant par en arrière l'artère carotide commune, en regard du tubercule antérieur du processus transverse de la sixième vertèbre cervicale et aborde la loge thyroïdienne à l'union tiers moyen-tiers inférieur du lobe. Le segment supérieur (13-8, III) est vertical le long de la face postérieure du lobe thyroïdien. Il est intimement lié aux rameaux du nerf laryngé inférieur. Le nerf laryngé inférieur passe le plus souvent en arrière de l'artère thyroïdienne inférieure. Le territoire de vascularisation de l'artère thyroïdienne inférieure représente le tiers inférieur des lobes thyroïdiens. Il existe une inconstante artère thyroïdea ima, naissant directement de l'arc aortique, montant sur la face antérieure de la trachée pour atteindre le bord inférieur de l'isthme. Ces différentes artères sont richement anastomosées notamment par deux arcades artérielles supra- et infra-isthmiques (13-9).

Les veines thyroïdiennes suivent trois pédicules principaux (13-9). La veine thyroïdienne supérieure suit l'artère thyroïdienne supérieure et se jette dans la veine jugulaire interne par l'intermédiaire du tronc thyro-linguo-facial. Les veines thyroïdiennes moyennes se jettent directement dans la veine jugulaire interne en regard du tiers moyen du lobe thyroïdien. Les veines thyroïdiennes inférieures se jettent soit dans la veine jugulaire interne, soit dans la veine brachiocéphalique gauche en regard du tiers inférieur du lobe thyroïdien.

Les collecteurs lymphatiques de la glande thyroïde suivent le trajet des veines thyroïdiennes. Ils vont ainsi rejoindre soit les nœuds lymphatiques de la chaîne jugulaire interne, soit les nœuds lymphatiques médiastinaux. Le drainage dans les nœuds lymphatiques de la chaîne jugulaire interne peut se faire sur toute la longueur de ce lymphocentre cervical profond latéral : du nœud jugulo-digastrique pour les lymphatiques suivant la veine thyroïdienne supérieure aux nœuds jugulo-infra-omo-hyoïdiens pour les lymphatiques suivant les veines thyroïdiennes moyennes. Certains collecteurs rejoignent les nœuds satellites de l'artère transverse du cou. Les collecteurs provenant de l'isthme peuvent rejoindre les nœuds prétrachéaux jusqu'aux nœuds médiastinaux ventraux. Le drainage lymphatique de la glande thyroïde est ainsi caractérisé par son extrême diffusion cervicale et médiastinale.

# ■ Glandes parathyroïdes

Les glandes parathyroïdes sont des glandes endocrines sécrétant la parathormone qui joue un rôle essentiel dans le métabolisme phosphocalcique. Elles sont généralement au nombre de quatre, une supérieure et une inférieure de chaque côté des lobes de la glande thyroïde (13-8). Il est exceptionnel qu'il y en ait moins de quatre. Chaque glande parathyroïde est de petite taille, de trois à cinq millimètres de diamètre, de couleur variant du jaune orangé à la couleur café au lait. Chaque glande est entourée d'une capsule.

**13-7** Vaisseaux de la glande thyroïde : vue latérale droite montrant l'artère thyroïdienne supérieure.

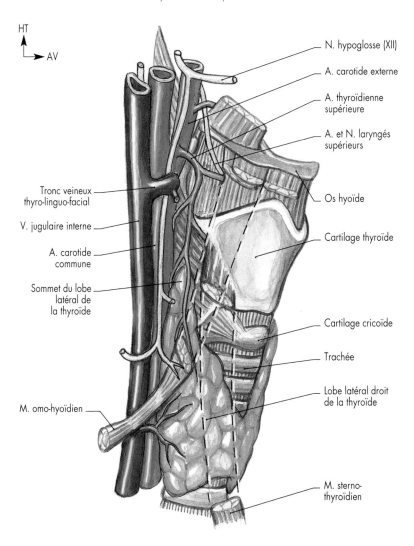

HT

AV

N. hypoglosse (XII)

A. carotide externe

A. thyroïdienne supérieure

A. et N. laryngés supérieurs

Tronc veineux thyro-linguo-facial

Os hyoïde

V. jugulaire interne

Cartilage thyroïde

A. carotide commune

Sommet du lobe latéral de la thyroïde

Cartilage cricoïde

Trachée

Lobe latéral droit de la thyroïde

M. omo-hyoïdien

M. sterno-thyroïdien

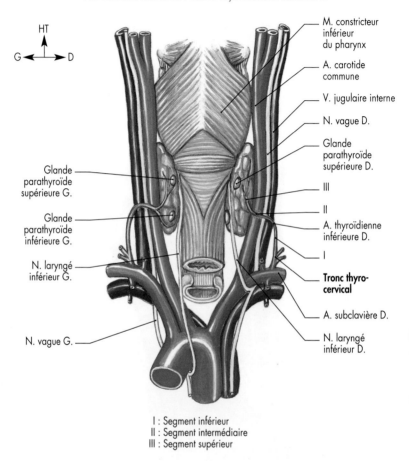

**13-8** Vaisseaux de la glande thyroïde.
Vue dorsale montrant l'artère thyroïdienne inférieure.

HT

G ← → D

M. constricteur
inférieur
du pharynx

A. carotide
commune

V. jugulaire interne

N. vague D.

Glande
parathyroïde
supérieure D.

III

II

A. thyroïdienne
inférieure D.

I

**Tronc thyro-
cervical**

A. subclavière D.

N. laryngé
inférieur D.

Glande
parathyroïde
supérieure G.

Glande
parathyroïde
inférieure G.

N. laryngé
inférieur G.

N. vague G.

I : Segment inférieur
II : Segment intermédiaire
III : Segment supérieur

Les glandes parathyroïdes sont unies à la face postérieure des lobes thyroïdiens, parfois véritablement enfouies dans le parenchyme thyroïdien. Il existe néanmoins un plan fibreux entre la glande thyroïde et les glandes parathyroïdes permettant la dissection chirurgicale de ces dernières.

Les glandes parathyroïdes sont situées le long du bord postéro-médial des lobes thyroïdiens. La glande parathyroïde supérieure, dénommée glande parathyroïde IV, est généralement située en regard du cartilage cricoïde. Les glandes parathyroïdes inférieure, dénommée glande parathyroïde III, est généralement située en regard des

13-9 Vaisseaux de la glande thyroïde, vue antérieure.

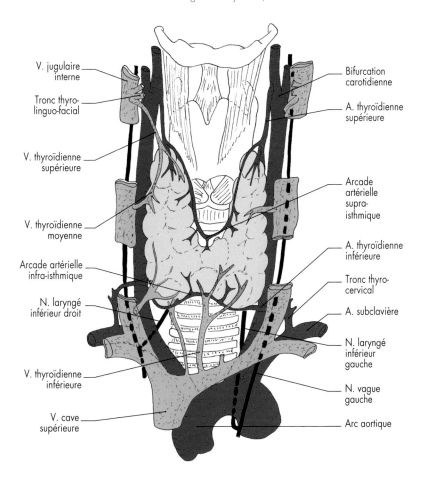

V. jugulaire interne

Tronc thyro-linguo-facial

V. thyroïdienne supérieure

V. thyroïdienne moyenne

Arcade artérielle infra-isthmique

N. laryngé inférieur droit

V. thyroïdienne inférieure

V. cave supérieure

Bifurcation carotidienne

A. thyroïdienne supérieure

Arcade artérielle supra-isthmique

A. thyroïdienne inférieure

Tronc thyro-cervical

A. subclavière

N. laryngé inférieur gauche

N. vague gauche

Arc aortique

premiers anneaux trachéaux, en dehors du nerf laryngé inférieur. Néanmoins, il existe de nombreuses variations anatomiques puisque les glandes parathyroïdes peuvent être situées dans un volume allant de l'os hyoïde en haut au péricarde en bas, du plan prévertébral en arrière au plan musculaire infra-hyoïdien et au sternum en avant. Les glandes parathyroïdes sont vascularisées par des branches des artères thyroïdiennes.

Conséquences cliniques

Lors d'une thyroïdectomie, il est impératif de respecter les éléments nobles de la loge et en particulier les glandes parathyroïdes. Ce respect des glandes parathyroïdes est particulièrement important en cas de thyroïdectomie totale. L'exérèse inopportune de toutes les glandes parathyroïdes conduit à une hypoparathyroïdie définitive imposant un traitement substitutif à vie. Le dosage de la calcémie doit être systématique après une thyroïdectomie totale.

# ■ Rapports de la loge thyroïdienne

## Rapports antérieurs

Les rapports antérieurs de la loge thyroïdienne sont communs à l'isthme et aux lobes thyroïdiens. Ils comprennent de la superficie à la profondeur (13-2) :
– la peau, le tissu cellulaire sous-cutané et le platysma ;
– la lame superficielle du fascia cervical (13-2) qui s'insère en haut sur la ligne nuchale supérieure, le processus mastoïde et le bord inférieur de la mandibule. Elle se dédouble pour engainer le muscle sterno-cléido-mastoïdien. Ses insertions inférieures se font sur le bord supérieur du manubrium sternal, la face supérieure de la clavicule, l'acromion et l'épine de la scapula. La veine jugulaire antérieure descend verticalement, le long du bord antérieur des muscles infra-hyoïdiens, engainée dans la lame superficielle du fascia cervical. À trois centimètres du bord supérieur du sternum, elle perfore la lame superficielle puis envoie une collatérale à la veine jugulaire antérieure opposée avant de se terminer dans la veine subclavière, isolément ou dans un tronc commun avec la veine jugulaire externe.

La lame superficielle du fascia cervical et la lame prétrachéale du fascia cervical délimitent au-dessus du sternum l'espace supra-sternal (13-10). À sa partie haute, cet espace devient virtuel grâce à l'adhérence des deux lames formant la ligne blanche du cou. Dans cet espace cheminent les veines jugulaires antérieures qui viennent perforer la lame superficielle ainsi que l'anastomose entre ces veines jugulaires.

La chirurgie de la loge thyroïdienne est une chirurgie fréquente. Les rapports antérieurs de la loge thyroïdienne constituent la voie d'abord de la glande thyroïde, des glandes parathyroïdes et de la trachée cervicale et ne présentent pas de difficulté chirurgicale.

## Autres rapports de la loge thyroïdienne

Les autres rapports, postérieurs, inférieurs et latéraux de la loge thyroïdienne doivent être différenciés en rapports de l'isthme et rapports des lobes thyroïdiens.

## Rapports de l'isthme thyroïdien

Les rapports postérieurs de l'isthme thyroïdien (13-2) sont les deuxième, troisième et quatrième anneaux trachéaux. Le premier anneau trachéal et le cartilage cricoïde ne sont pas en rapport avec la loge thyroïdienne. Néanmoins, la présence d'un lobe pyramidal se détachant du bord supérieur de l'isthme, à gauche de la ligne médiane, peut, en se prolongeant vers le haut sur une hauteur variable, être en rapport avec le premier anneau trachéal, le cartilage cricoïde, voire le larynx. La portion supra-isthmique de la glande thyroïde, en regard du premier anneau trachéal, ne présente donc pas de rapport thyroïdien important. La trachée cervicale étant oblique de haut en bas et d'avant en arrière, le premier anneau trachéal est sous-cutané. Par consé-

**13-10** Loge thyroïdienne et lame thyro-péricardique.
Coupe sagittale médiane.

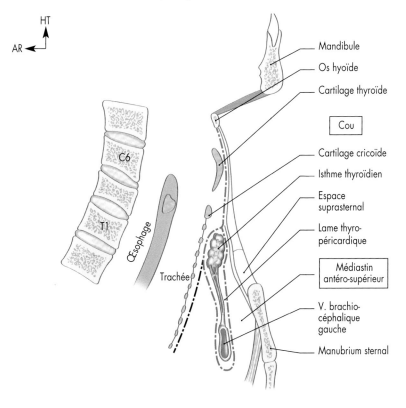

HT

AR

Mandibule

Os hyoïde

Cartilage thyroïde

Cou

C6

Cartilage cricoïde

Isthme thyroïdien

Espace suprasternal

Lame thyro-péricardique

T1

Œsophage

Médiastin antéro-supérieur

Trachée

V. brachio-céphalique gauche

Manubrium sternal

quent, cette portion supra-isthmique de la trachée constitue donc la zone d'élection de la trachéotomie.

Le bord inférieur de l'isthme (13-9) répond à la portion infra-isthmique de la trachée cervicale située environ trois centimètres au-dessus du bord supérieur du sternum. La lame thyro-péricardique naît du bord inférieur de la gaine thyroïdienne, se dédouble pour engainer la veine brachiocéphalique gauche, s'accole à la face antérieure du péricarde puis se réfléchit en haut et en avant en moulant le bord inférieur des lobes thymiques. Les rapports essentiels sont l'inconstante artère thyroïdea ima, les veines thyroïdiennes inférieures et les nœuds prétrachéaux. Cette portion infra-isthmique de la trachée présente donc des rapports vasculaires importants et se situe profondément, à trois centimètres du plan cutané : elle est par conséquent peu favorable à la réalisation d'une trachéotomie. De plus, chez un sujet en asphyxie, la veine brachiocéphalique gauche peut empiéter sur la région rendant ce geste périlleux.

## Rapports des lobes thyroïdiens

La face médiane (13-2) des lobes thyroïdiens est en rapport avec les six premiers anneaux trachéaux, le cartilage cricoïde, le muscle crico-thyroïdien abordé par la branche terminale externe du nerf laryngé supérieur, et la face antérieure de la lame du cartilage thyroïde jusqu'à la ligne oblique. En arrière de la trachée, le lobe thyroïdien est en rapport avec le muscle constricteur inférieur du pharynx et l'œsophage cervical déporté légèrement vers la gauche. Ces rapports anatomiques expliquent

**13-11** Tomodensitométrie montrant un nodule développé aux dépens du lobe thyroïdien gauche et refoulant trachée et œsophage vers la droite.

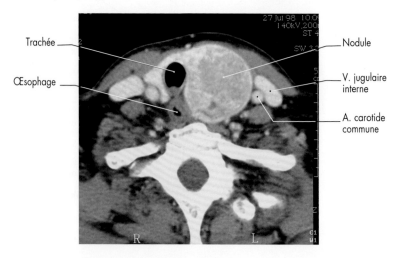

que certaines tumeurs malignes de la glande thyroïde puissent envahir la trachée cervicale, voire l'œsophage cervical, engendrant une dyspnée voire une dysphagie (13-12). Un goitre ou une tumeur de la glande thyroïde peut se prolonger dans le thorax à travers l'orifice crânial du thorax le long de l'axe viscéral thoracique : ils sont dénommés « goitres plongeants » et peuvent atteindre la bifurcation trachéale. Lorsqu'ils sont volumineux, ils peuvent parfois imposer une sternotomie lors de l'exérèse chirurgicale.

La face postérieure (13-2 et 13-8) est en rapport avec l'axe vasculaire du cou dont les différents éléments sont contenus dans la gaine carotidienne. Ces éléments sont l'artère carotide commune, la veine jugulaire interne en dehors de l'artère, le nerf vague dans l'angle dièdre jugulo-carotidien postérieur et l'anse cervicale en dehors

**13-12** Coupe transversale passant par la 6e vertèbre cervicale : modalités d'envahissement d'un cancer de la glande thyroïde.

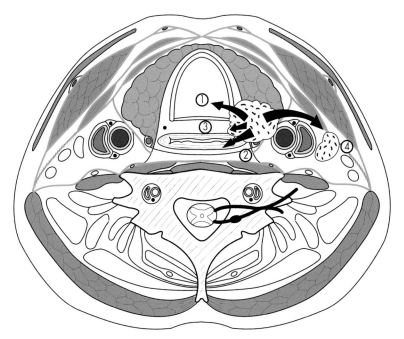

1. vers la trachée
2. vers l'œsophage
3. vers le nerf laryngé récurrent
4. vers les lymphonœuds cervicaux

de la veine. Les lobes thyroïdiens sont également en rapport avec le lymphocentre cervical profond latéral, le pédicule vertébral qui pénètre dans le foramen transversaire de la sixième vertèbre cervicale, le segment horizontal de l'artère thyroïdienne inférieure et le tronc sympathique cervical avec le ganglion sympathique cervical moyen situé en avant du tubercule carotidien de la sixième vertèbre cervicale.

Le bord postéro-médial des lobes thyroïdiens (13-8) présente d'importants rapports anatomiques avec le nerf laryngé inférieur, l'artère thyroïdienne inférieure et les glandes parathyroïdes. Ces rapports anatomiques peuvent être divisés en trois segments :

– un segment supérieur en regard du cartilage thyroïde ;
– un segment moyen en regard des deux premiers anneaux trachéaux ;
– un segment inférieur en regard des troisième, quatrième, cinquième et sixième anneaux trachéaux.

Le nerf laryngé inférieur, accompagné des nœuds latéro-trachéaux, monte un peu en dedans du bord postéro-médial. L'artère thyroïdienne inférieure se termine en regard des segments moyen et inférieur en trois branches. La glande parathyroïde supérieure est généralement située en regard du segment moyen, près du nerf laryngé inférieur tandis que la glande parathyroïde inférieure est située en regard du segment inférieur, plus éloignée du nerf laryngé inférieur. La proximité des nerfs laryngés inférieurs de la glande thyroïde explique l'envahissement possible de ces nerfs par les tumeurs malignes de la glande thyroïde. Une telle atteinte entraîne une paralysie récurrentielle dont le symptôme majeur est une dysphonie. Toute dysphonie associée à une tumeur de la glande thyroïde doit faire craindre la malignité. Ce point impose d'examiner la mobilité du larynx par un examen laryngoscopique indirect devant toute tumeur de la glande thyroïde.

 Conséquences cliniques

Lors d'une thyroïdectomie, il est impératif de respecter les éléments nobles de la loge et en particulier les nerfs laryngés inférieurs. La proximité de la glande thyroïde du nerf laryngé inférieur explique le risque de lésion traumatique de ces nerfs laryngés au cours d'une thyroïdectomie. Toute dysphonie apparaissant après une thyroïdectomie doit faire suspecter une lésion peropératoire d'un nerf laryngé inférieur. L'étude de la mobilité du larynx doit être systématique après tout geste chirurgical thyroïdien.

# Nuque

La nuque (*voir* 1-10) est la région dorsale du cou limitée en avant par l'épaisse lame prévertébrale du fascia cervical, en haut par l'os occipital et en bas par une ligne transversale passant par les articulations acromio-claviculaires. C'est une région essentiellement musculaire. Elle intervient dans le port de la tête et par conséquent dans le maintien de la posture.

La nuque joue un rôle important dans le contrôle de la position de la tête dans l'espace. Les informations sensorielles parvenant aux noyaux vestibulaires, en provenance du vestibule, sont disséminées vers les neurones médullaires par deux systèmes vestibulo-spinaux (*voir* 3-11). Ils jouent un rôle essentiel dans le maintien de la posture mais aussi dans les variations de cette posture lors de mouvements harmonieux. Le faisceau vestibulo-spinal latéral est formé de neurones dont le corps cellulaire est situé dans le noyau vestibulaire latéral et dont les axones se terminent sur les dendrites des cellules homolatérales de la corne antérieure de la moelle antérieure ou par l'intermédiaire d'interneurones. Le faisceau vestibulo-spinal médial est formé de neurones dont le corps cellulaire est situé dans le noyau vestibulaire médian et dont les axones empruntent le faisceau longitudinal médian pour se terminer sur un interneurone médullaire homolatéral ou controlatéral au niveau de la moelle cervicale. L'information parvient alors à l'ensemble des muscles de la nuque et permet le contrôle de la position de la tête dans l'espace.

 Conséquences cliniques

La pathologie la plus classique de la nuque est le mal de Pott suboccipital. C'est une forme classique et fréquente de tuberculose des corps vertébraux. Elle touche l'os occipital, l'atlas et l'axis et se différencie des autres formes de tuberculose par des signes fonctionnels spécifiques. La douleur nuchale est fréquente. La contracture des muscles de la nuque est prépondérante, précédant parfois toute manifestation douloureuse, liée à une atteinte des muscles de la nuque. Elle immobilise la tête donnant au patient un aspect « guindé » caractéristique. Cette attitude peut être confondue avec un torticolis : tout torticolis douloureux et persistant doit faire craindre un mal de Pott suboccipital.

# ■ Muscles de la nuque

Les muscles de la nuque peuvent être classés en :
– muscles suboccipitaux ;
– muscles profonds de la nuque ;
– muscles superficiels de la nuque ;
– muscles latéraux de la nuque ;
– muscles antérieurs de la nuque.

## Muscles suboccipitaux

Les muscles suboccipitaux relient le crâne, l'atlas et l'axis. Ils ont pour fonction de
mobiliser ces trois éléments (14-1).
Trois muscles relient les deux premières vertèbres cervicales à l'os occipital. Leur
contraction provoque une extension de la tête associée à d'éventuels mouvements
de rotation ou d'inclinaison.

**14-1** Muscles suboccipitaux et trigone occipital, vue dorsale.

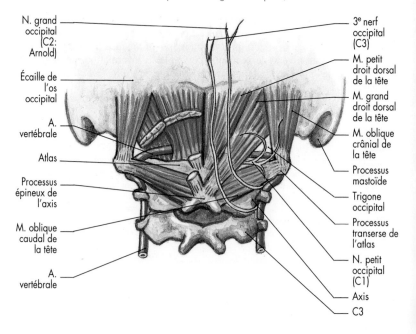

N. grand occipital (C2: Arnold)

Écaille de l'os occipital

A. vertébrale

Atlas

Processus épineux de l'axis

M. oblique caudal de la tête

A. vertébrale

3e nerf occipital (C3)

M. petit droit dorsal de la tête

M. grand droit dorsal de la tête

M. oblique crânial de la tête

Processus mastoïde

Trigone occipital

Processus transerse de l'atlas

N. petit occipital (C1)

Axis

C3

Le *muscle grand droit dorsal de la tête* s'insère sur le processus épineux de l'axis, se dirige en haut et latéralement pour se terminer sur l'écaille de l'os occipital. Sa contraction provoque une extension et une rotation homolatérale de la tête.

Le *muscle petit droit dorsal de la tête* s'insère sur le tubercule postérieur de l'atlas, se dirige en haut et en arrière pour se terminer sur l'écaille de l'os occipital. Sa contraction provoque une extension de la tête.

Le *muscle oblique crânial de la tête* s'insère sur le processus transverse de l'atlas, se dirige en haut, médialement et en arrière pour se terminer sur l'écaille de l'os occipital. Sa contraction provoque une extension et une inclinaison latérale de la tête.

Tous ces muscles sont innervés par des branches collatérales du nerf suboccipital, branche dorsale du premier nerf cervical (C1).

Un muscle relie l'atlas et l'axis : le muscle oblique caudal de la tête. Sa contraction provoque un mouvement relatif de l'atlas par rapport à l'axis. Le *muscle oblique caudal* de la tête s'insère sur le processus épineux de l'axis, se dirige en haut, latéralement et en avant, pour se terminer sur le processus transverse de l'atlas. Sa contraction provoque une extension de l'atlas sur l'axis avec un mouvement de rotation et d'inclinaison latérale. Il est innervé par des collatérales du nerf suboccipital, branche dorsale du premier nerf cervical (C1) et des collatérales du nerf grand occipital, branche dorsale du deuxième nerf cervical (C2).

Les muscles grand droit dorsal en dedans, oblique crânial de la tête en haut et oblique caudal de la tête en bas forment un triangle musculaire : le trigone occipital. Dans ce triangle apparaissent : a) la portion atloïdo-occipitale de l'artère vertébrale en profondeur et b) le nerf suboccipital, le nerf grand occipital et le confluent veineux suboccipital. L'artère vertébrale traverse le foramen transversaire de l'atlas et court dans un sillon marqué sur l'arc dorsal de l'atlas (14-2),

**14-2** Première vertèbre cervicale ou atlas, vue de trois quarts postéro-droite.

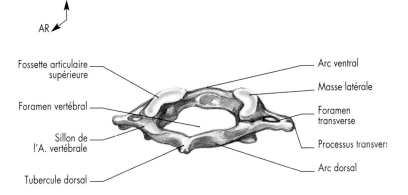

HT

AR

Fossette articulaire supérieure

Foramen vertébral

Sillon de l'A. vertébrale

Tubercule dorsal

Arc ventral

Masse latérale

Foramen transverse

Processus transvers

Arc dorsal

le sillon de l'artère vertébrale, parfois transformé en canal par une lame osseuse. L'artère répond :
– en avant, au muscle droit latéral de la tête et à l'articulation atloïdo-occipitale ;
– en bas, au sillon de l'artère vertébrale dont elle est séparée par le premier nerf cervical. Ce nerf sort par le même orifice rachidien que celui de l'artère puis se divise sous l'artère en deux branches : une branche ventrale entrant dans la constitution du plexus cervical et une branche dorsale, beaucoup plus volumineuse, dénommée nerf suboccipital et entrant dans la constitution du plexus suboccipital.

## Vue postérieure du trigone occipital

En arrière du plan de l'artère vertébrale (14-3), le trigone occipital est en rapport avec le nerf suboccipital, le nerf grand occipital, le troisième nerf occipital et le confluent veineux suboccipital. Le nerf suboccipital est anastomosé par des anses nerveuses avec les rameaux dorsaux des nerfs cervicaux C2 et C3, dénommés nerf

**14-3** Le trigone occipital.

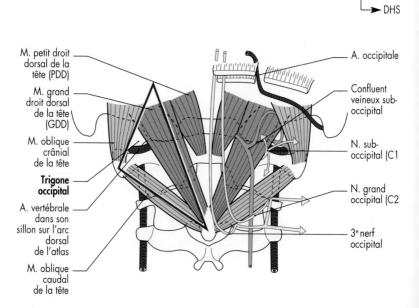

grand occipital et troisième nerf occipital. Le nerf suboccipital est moteur pour les quatre muscles suboccipitaux. Le nerf grand occipital ne croise le trigone occipital que dans sa portion médiane. En effet, il passe sous le muscle oblique caudal de la tête auquel il donne une branche motrice, puis monte verticalement en arrière des muscles suboccipitaux et innerve la moitié postérieure du cuir chevelu. Le troisième nerf occipital n'aborde que peu le trigone occipital. Il monte verticalement en dedans du nerf grand occipital pour donner l'innervation sensitive de la région nuchale. Le confluent veineux suboccipital donne naissance à la veine vertébrale et à la veine jugulaire postérieure.

**14-4** Muscles de la nuque, vue dorsale. Plan profond et superficiel.

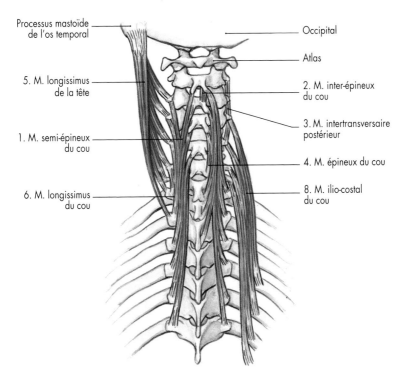

Processus mastoïde de l'os temporal

Occipital

Atlas

5. M. longissimus de la tête

2. M. inter-épineux du cou

3. M. intertransversaire postérieur

1. M. semi-épineux du cou

4. M. épineux du cou

6. M. longissimus du cou

8. M. ilio-costal du cou

NB : Les numéros correspondent à l'ordre d'appel des muscles dans le texte.

**Conséquences cliniques**

La névralgie d'Arnold (le nerf d'Arnold est l'ancienne dénomination du nerf grand occipital), est une douleur située dans le territoire cutané innervé par le nerf grand occipital, c'est-à-dire la moitié postérieure du cuir chevelu. Elle est le plus souvent essentielle mais elle est parfois secondaire à un traumatisme de la région suboccipitale.

## Plan musculaire profond de la nuque

Les muscles profonds de la nuque sont situés au-dessous du plan de l'axis (14-4 et 14-5). Le *muscle semi-épineux du cou* appartient au muscle transversaire épineux. Il s'insère sur le processus épineux des vertèbres cervicales C2 à C5, se dirige en bas et latéralement pour se terminer sur le processus transverse des vertèbres thoraciques T1 à T6.

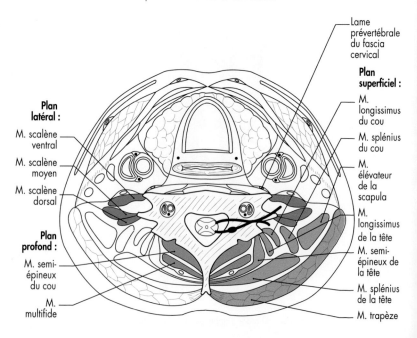

**14-5** Muscles de la nuque, coupe transversale passant par la 6e vertèbre cervicale.

Le *muscle multifide* (14-5) est un muscle s'étendant de la deuxième vertèbre cervicale au sacrum. Au niveau de la nuque, il s'insère sur les processus articulaires des vertèbres cervicales C4 à C7, se dirige en haut et médialement, enjambe deux à quatre vertèbres, pour se terminer sur le processus épineux des vertèbres plus haut situées.

Les *muscles interépineux* sont tendus d'un processus épineux des vertèbres cervicales C2 à C7 à celui de la vertèbre sous-jacente. Leur contraction provoque une extension du cou.

Les *muscles intertransversaires* postérieurs sont tendus d'un processus transverse des vertèbres cervicales C2 à C7 à celui de la vertèbre sous-jacente. Leur contraction provoque une inclinaison latérale du cou.

Le *muscle épineux du cou* s'insère sur le processus épineux des vertèbres C2 à C4, se dirige en bas, verticalement pour se terminer sur le processus épineux des vertèbres C6 à T2. Leur contraction provoque une extension du cou.

Tous les muscles du plan musculaire profond de la nuque sont innervés par les rameaux dorsaux des nerfs cervicaux C2, C3 et C4.

## Plan musculaire superficiel de la nuque

Il est constitué de huit muscles caractérisés par d'importantes variations anatomiques de leurs zones d'insertion (14-5 et 14-6).

Le *muscle longissimus de la tête* s'insère sur le processus mastoïde de l'os temporal, se dirige en bas et en dedans, pour se terminer sur les processus transverses des vertèbres cervicales et thoraciques de C3 à T2.

Le *muscle longissimus du cou* s'insère sur le processus transverse des vertèbres cervicales C2 à C7, se dirige en bas et en dehors pour se terminer sur le processus transverse des vertèbres thoraciques de T1 à T5.

Le *muscle semi-épineux* de la tête s'insère sur l'écaille de l'os occipital, se dirige en bas pour se terminer sur le processus transverse des vertèbres cervicales et thoraciques de C4 à T6.

Le *muscle ilio-costal du cou* s'insère sur le processus transverse des vertèbres cervicales C4 à C6, se dirige en bas et en dehors pour se terminer sur l'arc postérieur des côtes V à VII.

Le *muscle splénius de la tête* s'insère sur l'écaille de l'os occipital et la partie adjacente du processus mastoïde de l'os temporal et se termine sur le processus épineux des vertèbres cervicales et thoraciques de C4 à T5.

Le *muscle splénius du cou* s'insère sur le processus transverse de l'atlas et de l'axis et se termine sur le processus épineux des vertèbres cervicales et thoraciques de C4 à T5.

Le *muscle élévateur de la scapula* (14-7) s'insère sur le processus transverse des vertèbres cervicales C1 à C4, se dirige en bas et latéralement pour se terminer sur l'angle supéro-médial de la scapula.

Le *muscle trapèze*, dans sa partie cervicale, s'insère sur l'écaille de l'os occipital et le ligament nuchal, se dirige en bas et en dehors, pour se terminer sur le tiers latéral de la clavicule. Le ligament nuchal est un ligament tendu médialement de l'écaille de l'os occipital au processus épineux de C7.

Tous les muscles du plan musculaire superficiel de la nuque sont innervés par les rameaux dorsaux des nerfs cervicaux C2, C3 et C4 sauf le muscle élévateur de la scapula et le muscle trapèze qui sont respectivement innervés par le nerf dorsal de la scapula naissant de la branche ventrale du cinquième nerf cervical (C5) et par le rameau externe du nerf accessoire (XI). Tous ces muscles sont extenseurs de la tête et de la colonne cervicale avec, pour certains, un mouvement d'inclinaison latérale ou de rotation. Entre le plan profond et le plan superficiel des muscles de la nuque cheminent les veines jugulaires postérieures (14-5).

**14-6** Muscles de la nuque. Plan superficiel, vue dorsale.

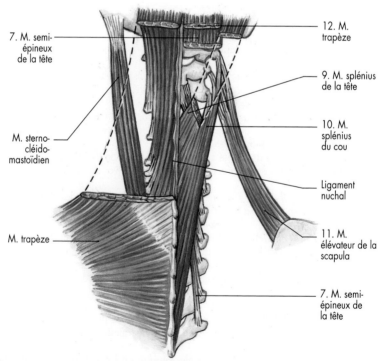

7. M. semi-
épineux
de la tête

M. sterno-
cléido-
mastoïdien

M. trapèze

12. M.
trapèze

9. M. splénius
de la tête

10. M.
splénius
du cou

Ligament
nuchal

11. M.
élévateur de la
scapula

7. M. semi-
épineux de
la tête

NB : Les numéros correspondent à l'ordre d'appel des muscles dans le texte.

## Plan musculaire latéral de la nuque : les muscles scalènes

Le plan musculaire latéral de la nuque est formé essentiellement par la vaste masse musculaire des scalènes (14-5 et 14-7). On différencie trois muscles scalènes : le muscle scalène dorsal, moyen et ventral. Ils sont tous innervés par des collatérales des branches ventrales des nerfs cervicaux inférieurs de C5 à C8.

**14-7** Muscles scalènes. Plan musculaire latéral de la nuque (la clavicule est réséquée).

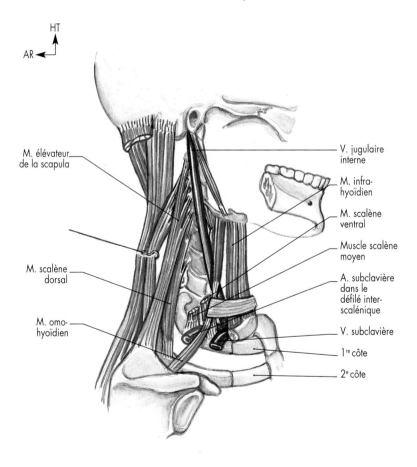

HT

AR

M. élévateur de la scapula

M. scalène dorsal

M. omo-hyoïdien

V. jugulaire interne

M. infra-hyoïdien

M. scalène ventral

Muscle scalène moyen

A. subclavière dans le défilé inter-scalénique

V. subclavière

1^re côte

2^e côte

Le *muscle scalène dorsal* s'insère sur le processus transverse des vertèbres cervicales C4 à C6 pour se terminer sur la deuxième côte.

Le *muscle scalène moyen* s'insère sur le processus transverse de l'axis et des vertèbres cervicales C3 à C7 pour se terminer sur la face supérieure de la première côte.

Le *muscle scalène ventral* s'insère sur le processus transverse des vertèbres cervicales C3 à C6 pour se terminer sur la face supérieure de la première côte.

La contraction des muscles scalènes entraîne une flexion et une inclinaison homolatérale du cou lorsqu'ils prennent appui sur les côtes ; une élévation des deux premières côtes (muscles inspirateurs accessoires) lorsqu'ils prennent appui sur la colonne cervicale.

Les *muscles intertransversaires ventraux* sont tendus d'un processus transverse des vertèbres cervicales C2 à C7 à celui de la vertèbre sous-jacente. Leur contraction provoque une inclinaison latérale du cou.

Les rapports anatomiques importants des muscles latéraux de la nuque sont dominés par le plexus cervical et le plexus brachial.

Le *plexus cervical* (14-8) est formé par l'anastomose des branches ventrales des nerfs cervicaux supérieurs C1 à C4. Ces branches ventrales sortent entre les faisceaux d'insertion des muscles scalènes antérieur et moyen. Ce plexus fournit des branches motrices, sensitives et anastomotiques. Les branches motrices sont destinées aux muscles prévertébraux, sterno-cléido-mastoïdien, trapèze, infra-hyoïdiens, élévateur de la scapula et au diaphragme. Ce dernier est innervé par le nerf phrénique (14-8) qui naît par trois racines issues des nerfs cervicaux C3, C4 et C5. Il a un trajet oblique en bas, en avant et médialement, croise le bord antérieur du muscle scalène ventral. Il est situé dans un dédoublement de la lame prévertébrale du fascia cervical. Il quitte la région cervicale pour entrer dans le thorax, à l'ouverture crâniale du thorax, en passant entre l'artère et la veine subclavière qui sont respectivement en arrière et en avant de lui (11-6). Les branches sensitives, formant le plexus cervical superficiel, innervent les téguments de la partie inférieure de la tête, de la partie antérieure du cou, de la ceinture scapulaire et de la partie supérieure du thorax. Les branches anastomotiques relient le plexus cervical au nerf vague et au nerf hypoglosse.

Le *plexus brachial* (14-9) est formé par l'anastomose des branches ventrales des quatre derniers nerfs cervicaux (C1 à C4) et du premier nerf thoracique (T1). Dans le cou, le plexus brachial a la forme d'un triangle dont la base répond aux processus transverses des quatre dernières vertèbres cervicales. À partir des branches ventrales sus-décrites, trois troncs primaires sont formés (*voir* Tableau 11-I). Chaque tronc primaire se divise en une branche ventrale et une branche dorsale. Le tronc secondaire dorsal est formé par la réunion des branches dorsales des trois troncs primaires. La branche ventrale du tronc supérieur et du tronc moyen forment le tronc secondaire ventro-latéral. La branche ventrale du tronc inférieur forme le tronc secondaire ventro-médial.

Cette partie initiale de formation du plexus brachial est située dans la partie inférieure de l'axe vasculaire du cou. Le sommet latéral du plexus brachial se prolonge dans l'espace axillaire en passant, au-dessus de la première côte et du dôme pleural, entre les muscles scalène ventral et scalène moyen. L'artère subclavière longe la face ventrale du tronc inférieur.

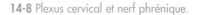
**14-8** Plexus cervical et nerf phrénique.

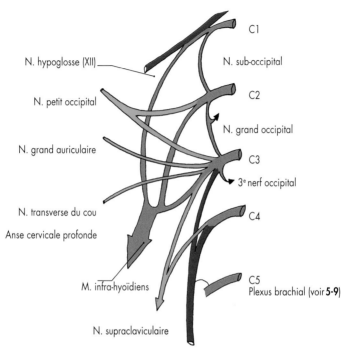

N. hypoglosse (XII)

N. petit occipital

N. grand auriculaire

N. transverse du cou

Anse cervicale profonde

M. infra-hyoïdiens

N. supraclaviculaire

C1

N. sub-occipital

C2

N. grand occipital

C3

3e nerf occipital

C4

C5
Plexus brachial (voir **5-9**)

N. phrénique

## Plan musculaire antérieur de la nuque

Le plan musculaire antérieur de la nuque (14-10) est formé par des muscles s'étendant de la base du crâne aux vertèbres thoraciques. Ils sont tous innervés par les branches du plexus cervical.

Le *muscle droit ventral de la tête* s'insère sur la partie basilaire de l'os occipital, se dirige en bas et en dehors pour se terminer sur le processus transverse de l'atlas. Sa contraction provoque une flexion et une inclinaison de la tête homolatérale. Il est innervé par une branche ventrale du premier nerf cervical (C1).

Le *muscle droit latéral de la tête* s'insère sur l'os occipital, se dirige en bas et en dedans pour se terminer sur le processus transverse de l'atlas. Sa contraction provoque une inclinaison homolatérale de la tête. Il est innervé par une branche ventrale du premier nerf cervical (C1).

**14-9** Plexus brachial du cou
(en haut à gauche : les deux triangles du plexus brachial)
(*voir aussi* Vol. Appareil locomoteur, 13-17)

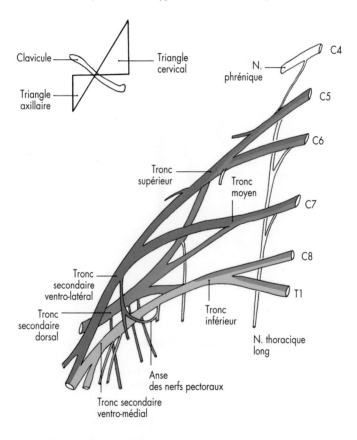

Clavicule

Triangle cervical

N. phrénique

C4

Triangle axillaire

C5

C6

Tronc supérieur

Tronc moyen

C7

C8

Tronc secondaire ventro-latéral

T1

Tronc secondaire dorsal

Tronc inférieur

N. thoracique long

Anse des nerfs pectoraux

Tronc secondaire ventro-médial

14-10 Muscles de la nuque. Plan antérieur, vue ventrale.

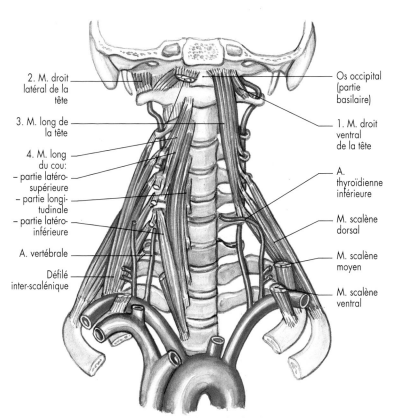

2. M. droit latéral de la tête

3. M. long de la tête

4. M. long du cou:
– partie latéro-supérieure
– partie longi-tudinale
– partie latéro-inférieure

A. vertébrale

Défilé inter-scalénique

Os occipital (partie basilaire)

1. M. droit ventral de la tête

A. thyroïdienne inférieure

M. scalène dorsal

M. scalène moyen

M. scalène ventral

NB : Les numéros correspondent à l'ordre d'appel des muscles dans le texte.

Le *muscle long de la tête* s'insère sur la partie basilaire de l'os occipital, se dirige en bas et en dehors pour se terminer sur le processus transverse des vertèbres cervicales C3 à C6. Sa contraction provoque une flexion et une inclinaison homolatérale de la tête. Il est innervé par une branche ventrale du deuxième nerf cervical (C2).

Le *muscle long du cou* comprend plusieurs parties. Sa partie supérieure et latérale s'insère sur le tubercule antérieur de l'atlas, se dirige en bas et latéralement pour se terminer sur le processus transverse des vertèbres cervicales C3 à C5. Sa partie inférieure et latérale s'insère sur le processus transverse des vertèbres cervicales C5 à C7, se dirige en bas et médialement pour se terminer sur la face antérieure des corps des vertèbres thoraciques T1 à T3. Enfin, sa partie longitudinale s'insère sur la face antérieure du corps des vertèbres cervicales C2 à C4, descend verticalement pour se terminer sur la face antérieure des vertèbres cervicales et thoraciques C5 à T3. Sa contraction provoque une flexion et une inclinaison homolatérale de la tête. Il est innervé par des branches ventrales des deuxième et troisième nerfs cervicaux (C2, C3).

La lame prévertébrale du fascia cervical recouvre ces muscles (14-5). En avant de cette lame, la région rétropharyngée, impaire et médiane, est le rapport essentiel. Elle est limitée en avant par le fascia pharyngo-basilaire et en arrière par la lame prévertébrale du fascia cervical. Elle est en continuité de la base du crâne au médiastin postérieur. Elle contient du tissu cellulo-graisseux et les nœuds rétropharyngiens. C'est la voie d'abord chirurgical de la face antérieure du rachis cervical.

# Liste de correspondance des termes

**Nouvelle nomenclature = Ancienne nomenclature**
Aire cochléaire = Fossette cochléaire
Aire du nerf facial = Fossette faciale
Aire vestibulaire inférieure = Fossette vestibulaire inférieure
Aire vestibulaire supérieure = Fossette vestibulaire supérieure
Anse cervicale = Anse de l'hypoglosse
Anse subclavière = Anse de Vieussens
Aponévrose ptérygoïdienne médiale = Aponévrose ptérygoïdienne interne
Arc palato-glosse = Pilier antérieur du voile du palais
Arc palato-pharyngien = Pilier postérieur du voile du palais
Arc ventral de l'atlas = Arc antérieur de l'atlas
Artère basilaire = Tronc basilaire
Artère du canal ptérygoïdien = Artère vidienne
Artère carotide commune = Artère carotide primitive
Artère infra-orbitaire = Artère sous-orbitaire
Artère du labyrinthe = Artère auditive interne
Artère labyrinthique = Artère auditive interne
Artère maxillaire = Artère maxillaire interne
Artère profonde de la langue = Artère ranine
Artère subclavière = Artère sous-clavière
Artère supra-scapulaire = Artère sus-scapulaire
Artère thoracique interne = Artère mammaire interne
Artère transverse du cou = Artère cervicale transverse
Auricule = Pavillon de l'oreille
Base du stapes = Platine de l'étrier
Branche courte de l'incus = Courte apophyse de l'enclume
Branche longue de l'incus = Longue apophyse de l'enclume
Branche de la mandibule = Branche montante de la mandibule
Bulbe inférieur de la veine jugulaire = Sinus de la veine jugulaire
Bulbe supérieur de la veine jugulaire = Golfe de la veine jugulaire
Canal condylaire = Canal condylien postérieur

419

Canal grand palatin = Canal palatin postérieur
Canal infra-orbitaire = Canal sous-orbitaire
Canal mandibulaire = Canal dentaire inférieur
Canal du muscle tenseur du tympan = Canal du muscle du marteau
Canal du nerf grand pétreux = Canal du grand nerf pétreux superficiel
Canal du nerf hypoglosse = Canal condylien antérieur
Canal petit palatin = Canal palatin accessoire
Canal ptérygoïdien = Canal vidien
Canal semi-circulaire antérieur = Canal semi-circulaire supérieur
Canal semi-circulaire latéral = Canal semi-circulaire externe
Canal semi-circulaire postérieur = Canal semi-circulaire inférieur
Canalicule cochléaire = Aqueduc du limaçon
Canalicule tympanique = Canal de Jacobson
Cartilage corniculé = Cartilage de Santorini
Cartilage cunéiforme = Cartilage de Morgagni
Cavité nasale = Fosse nasale
Cavité orale = Cavité buccale
Cavum trigéminal = Cavum de Meckel
Conduit cochléaire = Canal cochléaire
Conduit parotidien = Canal de Sténon
Conduit périlymphatique = Aqueduc du limaçon
Conduit submandibulaire = Canal de Wharton
Conduit thoracique = Canal thoracique
Corps adipeux de la joue = Boule graisseuse de Bichat
Corps géniculé médial = Corps genouillé interne
Corps de la langue = Langue mobile
Corps de la mandibule = Branche horizontale de la mandibule
Crête transverse = Crête falciforme
Éminence pyramidale = Pyramide
Entrée du larynx = Margelle laryngée
Espace hyo-thyro-épiglottique = Loge hyo-thyro-épiglottique
Étage glottique = Plan glottique
Étage infra-glottique = Étage sous-glottique
Étage supra-glottique = Étage sus-glottique
Fascia pharyngo-basilaire = Aponévrose intra-pharyngienne
Fenêtre de la cochlée = Fenêtre ronde
Fenêtre du vestibule = Fenêtre ovale
Fente orale = Ouverture buccale

Fissure orbitaire inférieure = Fente sphéno-maxillaire
Fissure orbitaire supérieure = Fente sphénoïdale
Fissure ptérygo-palatine = Fissure ptérygo-maxillaire
Foramen carotidien = Trou carotidien
Foramen épineux = Trou petit rond
Foramen grand palatin = Trou palatin antérieur
Foramen incisif = Trou incisif
Foramen infra-orbitaire = Trou sous-orbitaire
Foramen jugulaire = Trou déchiré postérieur
Foramen lacérum = Trou déchiré antérieur
Foramen magnum = Trou occipital
Foramen mandibulaire = Trou dentaire inférieur
Foramen mentonnier = Trou mentonnier
Foramen ovale = Trou ovale
Foramen petit palatin = Trou palatin accessoire
Foramen rond = Trou grand rond
Foramen singulare = Foramen de Morgagni
Foramen sphéno-palatin = Trou sphéno-palatin
Foramen stylo-mastoïdien = Trou stylo-mastoïdien
Foramen transversaire = Trou transversaire
Fosse supra-tonsillaire = Sinus de Tourtual
Fosse tonsillaire = Fosse amygdalienne
Fosse triangulaire = Fossette naviculaire
Ganglion inférieur du nerf du glosso-pharyngien = Ganglion d'Andersch
Ganglion inférieur du nerf vague = Ganglion plexiforme
Ganglion otique = Ganglion d'Arnold
Ganglion ptérygo-palatin = Ganglion sphéno-palatin de Meckel
Ganglion spinal de la cochlée = Ganglion de Corti
Ganglion submandibulaire = Ganglion sous-maxillaire
Ganglion supérieur du nerf du glosso-pharyngien = Ganglion d'Ehrenritter
Ganglion supérieur du nerf vague = Ganglion jugulaire
Ganglion trijéminal = Ganglion de Gasser
Ganglion vestibulaire = Ganglion de Scarpa
Glandes orales = Glandes salivaires
Glande submandibulaire = Glande sous-maxillaire
Gouttière scaphoïde = Gouttière de l'hélix
Grand cartilage alaire = Cartilage de l'aile du nez
Hamulus ptérygoïdien = Crochet de l'aile interne de l'apophyse ptérygoïde

Incisure ethmoïdale = Échancrure ethmoïdale

Incus = Enclume

Isthme du gosier = Isthme pharyngo-buccal

Lame basilaire = Membrane basilaire

Lame du cartilage cricoïde = Chaton cricoïdien

Lame du cartilage thyroïde = Aile thyroïdienne

Lame médiale du processus ptérygoïde = Aile interne de l'apophyse ptérygoïde

Lame thyro-péricardique = Membrane thyro-péricardique

Ligament sphéno-mandibulaire = Ligament sphéno-maxillaire

Ligament stylo-mandibulaire = Ligament stylo-maxillaire

Ligament vocal = Ligament thyro-aryténoïdien inférieur

Ligne nuchale supérieure = Ligne courbe occipitale supérieure

Lobe pyramidal = Pyramide de Lalouette

Lymphocentre cervical profond = Chaînes ganglionnaires cervicales profondes

Lymphocentre cervical superficiel = Chaînes ganglionnaires cervicales superficielles

Macule du saccule = Tache sacculaire

Macule de l'utricule = Tache utriculaire

Malléus = Marteau

Mandibule = Maxillaire inférieur

Maxillaire = Maxillaire supérieur

Méat acoustique externe = Conduit auditif externe

Méat acoustique interne = Conduit auditif interne

Membrana tectoria = Membrane tectoriale

Membrane du tympan = Tympan

Mur de Gellé = Mur du facial

Muscle abaisseur de l'angle de la bouche = Muscle triangulaire

Muscle aryténoïdien oblique = Muscle inter-aryténoïdien oblique

Muscle aryténoïdien transverse = Muscle inter-aryténoïdien transverse

Muscle corrugateur du sourcil = Muscle sourcilier

Muscle droit latéral de la tête = Muscle petit droit latéral de la tête

Muscle droit ventral de la tête = Muscle petit droit antérieur de la tête

Muscle élévateur de la scapula = Muscle grand dentelé du cou

Muscle élévateur du voile = Muscle péristaphylin interne

Muscle grand droit dorsal de la tête = Muscle droit postérieur superficiel

Muscle ilio-costal du cou = Muscle cervical ascendant

Muscles infra-hyoïdiens = Muscle sous-hyoïdien

Muscle long de la tête = Muscle grand droit antérieur de la tête
Muscle longissimus du cou = Muscle transversaire du cou
Muscle longissimus de la tête = Muscle petit complexus
Muscle longissimus de la tête = Muscle transversaire de la tête
Muscle mentonnier = Muscle de la houppe du menton
Muscle multifide = Muscle transversaire épineux
Muscle oblique caudal de la tête = Muscle atloïdo-axoïdien
Muscle oblique caudal de la tête = Muscle grand oblique de la tête
Muscle oblique crânial de la tête = Muscle atloïdo-mastoïdien
Muscle oblique crânial de la tête = Muscle petit oblique de la tête
Muscle oblique inférieur = Muscle grand oblique de la tête
Muscle oblique supérieur = Muscle petit oblique de la tête
Muscle orbiculaire de la bouche = Muscle orbiculaire des lèvres
Muscle orbiculaire de l'œil = Muscle orbiculaire des paupières
Muscle palato-glosse = Muscle glosso-staphylin
Muscle palato-pharyngien = Muscle pharyngo-staphylin
Muscle petit droit dorsal de la tête = Muscle atloïdo-occipital
Muscle petit droit dorsal de la tête = Muscle interépineux
Muscle ptérygoïdien latéral = Muscle ptérygoïdien externe
Muscle ptérygoïdien médial = Muscle ptérygoïdien interne
Muscle releveur naso-labial = Muscle naso-labial – Muscle releveur commun
    de l'aile du nez et de la lèvre supérieure
Muscle scalène dorsal = Muscle scalène transcostal
Muscle scalène dorsal = Muscle scalène supra-costal
Muscle scalène moyen = Muscle scalène dorsal de la première côte
Muscle scalène ventral = Muscle scalène ventral de la première côte
Muscle semi-épineux de la tête = Muscle grand complexus
Muscle stapédien = Muscle de l'étrier
Muscles suboccipitaux = Muscles sous-occipitaux
Muscle tenseur du tympan = Muscle du marteau
Muscle tenseur du voile = Muscle péristaphylin externe
Muscle uvulaire = Muscle de la luette
Nerf abducens = Nerf moteur occulaire externe
Nerf accessoire = Nerf spinal
Nerf alvéolaire inférieur = Nerf dentaire inférieur
Nerf du canal ptérygoïdien = Nerf vidien
Nerf grand auriculaire = Branche auriculaire du plexus cervical superficiel
Nerf grand occipital = Grand nerf occipital d'Arnold

Nerf grand pétreux = Grand nerf pétreux superficiel
Nerf hypoglosse = Nerf grand hypoglosse
Nerf infra-orbitaire = Nerf sous-orbitaire
Nerf infra-trochléaire = Nerf nasal externe
Nerf intermédiaire = Nerf intermédiaire de Wrisberg
Nerf laryngé inférieur = Nerf récurrent
Nerf mandibulaire = Nerf maxillaire inférieur
Nerf maxillaire = Nerf maxillaire supérieur
Nerf naso-ciliaire = Nerf nasal
Nerf naso-palatin = Nerf sphéno-palatin interne
Nerf oculo-moteur = Nerf moteur oculaire commun
Nerf petit occipital = Branche mastoïdienne du plexus cervical superficiel
Nerf petit pétreux = Petit nerf pétreux profond
Nerf pétreux profond = Rameau carotidien, racine sympathique
Nerf sphéno-palatin = Nerf sphéno-palatin interne
Nerf stapédien = Nerf du muscle de l'étrier
Nerf supra-claviculaire = Branche sus-claviculaire du plexus cervical
Nerf supra-orbitaire = Nerf sus-orbitaire
Nerf supra-trochléaire = Nerf frontal interne
Nerf transverse du cou = Branche cervicale transverse du plexus cervical
   superficiel
Nerf trochléaire = Nerf pathétique
Nerf tympanique = Nerf de Jacobson
Nerf vague = Nerf pneumogastrique
Nerf vestibulo-cochléaire = Nerf auditif et nerf vestibulaire
Nerf zygomatique = Nerf temporo-malaire
Nœud lymphatique = Ganglion lymphatique
Nœuds lymphatiques jugulaires = Ganglions jugulaires
Nœuds lymphatiques jugulo-digastriques = Ganglions de Kuttner
Nœuds lymphatiques latéro-trachéaux = Ganglions latéro-trachéaux
Nœuds lymphatiques pré-trachéaux = Ganglions pré-trachéaux
Nœuds lymphatiques rétro-pharyngiens = Ganglions rétro-pharyngiens
Nœuds lymphatiques submandibulaires = Ganglions sous-maxillaires
Noyau parasympathique du nerf facial = Noyau lacrymo-palato-nasal, noyau
   salivaire supérieur
Noyau du tractus solitaire = Noyau du faisceau solitaire
Organe spiral = Organe de Corti
Os lacrymal = Ungis

Os nasal = Os propre du nez
Os zygomatique = Os malaire
Ostium intra-pharyngien = Isthme pharyngo-nasal
Paroi jugulaire de l'oreille moyenne = Plancher de la caisse du tympan
Partie nasale du pharynx = Rhinopharynx
Partie nasale du pharynx = Cavum
Partie nasale du pharynx = Nasopharynx
Partie orale du pharynx = Oropharynx
Partie pétreuse de l'os temporal = Rocher
Partie squameuse de l'os temporal = Écaille du temporal
Philtrum = Sillon sous-nasal
Platysma = Muscle cutané de la face et du cou
Pli vestibulaire = Bande ventriculaire
Pli vocal = Corde vocale
Pointe du nez = Lobe du nez
Pore acoustique externe = Orifice du conduit auditif externe
Pore acoustique interne = Orifice du conduit auditif interne
Processus alvéolaire = Bord inférieur du maxillaire supérieur
Processus cochléariforme = Bec de cuiller
Processus condylaire = Condyle mandibulaire
Processus épineux = Apophyse épineuse
Processus latéral du malléus = Courte apophyse du marteau
Processus mastoïde = Apophyse mastoïde
Processus palatin = Apophyse palatine
Processus ptérygoïde = Apophyse ptérygoïde
Processus styloïde = Apophyse styloïde
Processus transversal de l'atlas = Apophyse transverse de l'atlas
Processus vocal = Apophyse vocale
Processus zygomatique = Apophyse pyramidale
Processus zygomatique = Apophyse malaire
Proéminence du canal facial = Proéminence du canal de Fallope
Proéminence laryngée = Pomme d'Adam
Racine de la langue = Base de la langue
Rameau communiquant avec le plexus tympanique (VII) = Petit nerf pétreux
    superficiel
Raphé ptérygo-mandibulaire = Ligament ptérygo-maxillaire
Récessus épitympanique = Attique ou logette des osselets
Récessus pharyngien = Fossette de Rosenmüller

Récessus piriformes = Gouttière pharyngo-laryngée
Région infra-hyoïdienne médiane = Région sous-hyoïdienne médiane
Région submandibulaire = Région sous-maxillaire
Région supra-claviculaire = Région sus-claviculaire
Scapula = Omoplate
Septum nasal = Cloison nasale
Sillon carotidien = Gouttière carotidienne
Sillon chiasmatique = Gouttière optique
Sinus paranasaux = Sinus de la face
Sinus sigmoïde = Sinus latéral
Stapes = Étrier
Tonsille = Amygdale
Torus de l'élévateur = Pli du releveur
Torus tubaire = Bourrelet de la trompe
Trompe auditive = Trompe d'Eustache
Tronc linguo-facial = Artère glosso-faciale
Tronc thyro-cervical = Tronc thyro-bicervico-scapulaire
Uvule palatine = Luette
Veine brachio-céphalique = Tronc brachio-céphalique
Veine subclavière = Veine sous-clavière
Veine supra-scapulaire = Veine sus-scapulaire
Veine thoracique interne = Veine mammaire interne
Vestibule de la bouche = Vestibule buccal
**Ancienne nomenclature = Nouvelle nomenclature**
Aile interne de l'apophyse ptérygoïde = Lame médiale du processus ptérygoïde
Aile thyroïdienne = Lame du cartilage thyroïde
Amygdale = Tonsille
Anse de l'hypoglosse = Anse cervicale
Anse de Vieussens = Anse subclavière
Aponévrose intra-pharyngienne = Fascia pharyngo-basilaire
Aponévrose ptérygoïdienne interne = Aponévrose ptérygoïdienne médiale
Apophyse épineuse = Processus épineux
Apophyse malaire = Processus zygomatique
Apophyse mastoïde = Processus mastoïde
Apophyse palatine = Processus palatin
Apophyse ptérygoïde = Processus ptérygoïde
Apophyse pyramidale = Processus zygomatique

Apophyse styloïde = Processus styloïde

Apophyse transverse de l'atlas = Processus transversal de l'atlas

Apophyse vocale = Processus vocal

Aqueduc du limaçon = Canalicule cochléaire

Aqueduc du limaçon = Conduit périlymphatique

Arc antérieur de l'atlas = Arc ventral de l'atlas

Artère auditive interne = Artère du labyrinthe

Artère auditive interne = Artère labyrinthique

Artère carotide primitive = Artère carotide commune

Artère cervicale transverse = Artère transverse du cou

Artère glosso-faciale = Tronc linguo-facial

Artère mammaire interne = Artère thoracique interne

Artère maxillaire interne = Artère maxillaire

Artère ranine = Artère profonde de la langue

Artère sous-clavière = Artère subclavière

Artère sous-orbitaire = Artère infra-orbitaire

Artère sus-scapulaire = Artère supra-scapulaire

Artère vidienne = Artère du canal ptérygoïdien

Attique ou logette des osselets = Récessus épitympanique

Bande ventriculaire = Pli vestibulaire

Base de la langue = Racine de la langue

Bec de cuiller = Processus cochléariforme

Bord inférieur du maxillaire supérieur = Processus alvéolaire

Boule graisseuse de Bichat = Corps adipeux de la joue

Bourrelet de la trompe = Torus tubaire

Branche auriculaire du plexus cervical superficiel = Nerf grand auriculaire

Branche cervicale transverse du plexus cervical superficiel = Nerf transverse du cou

Branche horizontale de la mandibule = Corps de la mandibule

Branche mastoïdienne du plexus cervical superficiel = Nerf petit occipital

Branche montante de la mandibule = Branche de la mandibule

Branche sus-claviculaire du plexus cervical = Nerf supra-claviculaire

Canal cochléaire = Conduit cochléaire

Canal condylien antérieur = Canal du nerf hypoglosse

Canal condylien postérieur = Canal condylaire

Canal dentaire inférieur = Canal mandibulaire

Canal du grand nerf pétreux superficiel = Canal du nerf grand pétreux

Canal de Jacobson = Canalicule tympanique

Canal du muscle du marteau = Canal du muscle tenseur du tympan
Canal palatin postérieur = Canal grand palatin
Canal palatin accessoire = Canal petit palatin
Canal semi-circulaire externe = Canal semi-circulaire latéral
Canal semi-circulaire inférieur = Canal semi-circulaire postérieur
Canal semi-circulaire supérieur = Canal semi-circulaire antérieur
Canal sous-orbitaire = Canal infra-orbitaire
Canal de Sténon = Conduit parotidien
Canal thoracique = Conduit thoracique
Canal vidien = Canal ptérygoïdien
Canal de Wharton = Conduit submandibulaire
Cartilage de l'aile du nez = Grand cartilage alaire
Cartilage de Morgagni = Cartilage cunéiforme
Cartilage de Santorini = Cartilage corniculé
Cavité buccale = Cavité orale
Cavum = Partie nasale du pharynx
Cavum de Meckel = Cavum trigéminal
Chaînes ganglionnaires cervicales profondes = Lymphocentre cervical profond
Chaînes ganglionnaires cervicales superficielles = Lymphocentre cervical
    superficiel
Chaton cricoïdien = Lame du cartilage cricoïde
Cloison nasale = Septum nasal
Conduit auditif externe = Méat acoustique externe
Conduit auditif interne = Méat acoustique interne
Condyle mandibulaire = Processus condylaire
Corde vocale = Pli vocal
Corps genouillé interne = Corps géniculé médial
Courte apophyse de l'enclume = Branche courte de l'incus
Courte apophyse du marteau = Processus latéral du malléus
Crête falciforme = Crête transverse
Crochet de l'aile interne de l'apophyse ptérygoïde = Hamulus ptérygoïdien
Écaille du temporal = Partie squameuse de l'os temporal
Échancrure ethmoïdale = Incisure ethmoïdale
Enclume = Incus
Étage sous-glottique = Étage infra-glottique
Étage sus-glottique = Étage supra-glottique
Étrier = Stapes
Fenêtre ovale = Fenêtre du vestibule

Fenêtre ronde = Fenêtre de la cochlée
Fente sphéno-maxillaire = Fissure orbitaire inférieure
Fente sphénoïdale = Fissure orbitaire supérieure
Fissure ptérygo-maxillaire = Fissure ptérygo-palatine
Foramen de Morgagni = Foramen singulare
Fosse amygdalienne = Fosse tonsillaire
Fosse nasale = Cavité nasale
Fossette cochléaire = Aire cochléaire
Fossette faciale = Aire du nerf facial
Fossette naviculaire = Fosse triangulaire
Fossette de Rosenmüller = Récessus pharyngien
Fossette vestibulaire inférieure = Aire vestibulaire inférieure
Fossette vestibulaire supérieure = Aire vestibulaire supérieure
Ganglion d'Andersch = Ganglion inférieur du nerf du glosso-pharyngien
Ganglion d'Arnold = Ganglion otique
Ganglion de Corti = Ganglion spinal de la cochlée
Ganglion d'Ehrenritter = Ganglion supérieur du nerf du glosso-pharyngien
Ganglion de Gasser = Ganglion trijéminal
Ganglion jugulaire = Ganglion supérieur du nerf vague
Ganglions jugulaires = Nœuds lymphatiques jugulaires
Ganglions de Kuttner = Nœuds lymphatiques jugulo-digastriques
Ganglions latéro-trachéaux = Nœuds lymphatiques latéro-trachéaux
Ganglion lymphatique = Nœud lymphatique
Ganglion plexiforme = Ganglion inférieur du nerf vague
Ganglions pré-trachéaux = Nœuds lymphatiques pré-trachéaux
Ganglions rétro-pharyngiens = Nœuds lymphatiques rétro-pharyngiens
Ganglion de Scarpa = Ganglion vestibulaire
Ganglion sous-maxillaire = Ganglion submandibulaire
Ganglions sous-maxillaires = Nœuds lymphatiques submandibulaires
Ganglion sphéno-palatin de Meckel = Ganglion ptérygo-palatin
Glandes salivaires = Glandes orales
Glande sous-maxillaire = Glande submandibulaire
Golfe de la veine jugulaire = Bulbe supérieur de la veine jugulaire
Gouttière carotidienne = Sillon carotidien
Gouttière de l'hélix = Gouttière scaphoïde
Gouttière optique = Sillon chiasmatique
Gouttière pharyngo-laryngée = Récessus piriformes
Grand nerf occipital d'Arnold = Nerf grand occipital

Grand nerf pétreux superficiel = Nerf grand pétreux
Isthme pharyngo-buccal = Isthme du gosier
Isthme pharyngo-nasal = Ostium intra-pharyngien
Langue mobile = Corps de la langue
Ligament ptérygo-maxillaire = Raphé ptérygo-mandibulaire
Ligament sphéno-maxillaire = Ligament sphéno-mandibulaire
Ligament stylo-maxillaire = Ligament stylo-mandibulaire
Ligament thyro-aryténoïdien inférieur = Ligament vocal
Ligne courbe occipitale supérieure = Ligne nuchale supérieure
Lobe du nez = Pointe du nez
Loge hyo-thyro-épiglottique = Espace hyo-thyro-épiglottique
Longue apophyse de l'enclume = Branche longue de l'incus
Luette = Uvule palatine
Margelle laryngée = Entrée du larynx
Marteau = Malléus
Maxillaire inférieur = Mandibule
Maxillaire supérieur = Maxillaire
Membrane basilaire = Lame basilaire
Membrane tectoriale = Membrana tectoria
Membrane thyro-péricardique = Lame thyro-péricardique
Mur du facial = Mur de Gellé
Muscle atloïdo-axoïdien = Muscle oblique caudal de la tête
Muscle atloïdo-mastoïdien = Muscle oblique crânial de la tête
Muscle atloïdo-occipital = Muscle petit droit dorsal de la tête
Muscle cervical ascendant = Muscle ilio-costal du cou
Muscle cutané de la face et du cou = Platysma
Muscle droit postérieur superficiel = Muscle grand droit dorsal de la tête
Muscle de l'étrier = Muscle stapédien
Muscle glosso-staphylin = Muscle palato-glosse
Muscle grand complexus = Muscle semi-épineux de la tête
Muscle grand dentelé du cou = Muscle élévateur de la scapula
Muscle grand droit antérieur de la tête = Muscle long de la tête
Muscle grand oblique de la tête = Muscle oblique caudal de la tête
Muscle grand oblique de la tête = Muscle oblique inférieur
Muscle de la houppe du menton = Muscle mentonnier
Muscle inter-aryténoïdien oblique = Muscle aryténoïdien oblique
Muscle inter-aryténoïdien transverse = Muscle aryténoïdien transverse
Muscle inter-épineux = Muscle petit droit dorsal de la tête

Muscle de la luette = Muscle uvulaire
Muscle du marteau = Muscle tenseur du tympan
Muscle naso-labial – Muscle releveur commun de l'aile du nez et de la lèvre
    supérieure = Muscle releveur naso-labial
Muscle orbiculaire des lèvres = Muscle orbiculaire de la bouche
Muscle orbiculaire des paupières = Muscle orbiculaire de l'œil
Muscle péristaphylin externe = Muscle tenseur du voile
Muscle péristaphylin interne = Muscle élévateur du voile
Muscle petit complexus = Muscle longissimus de la tête
Muscle petit droit antérieur de la tête = Muscle droit ventral de la tête
Muscle petit droit latéral de la tête = Muscle droit latéral de la tête
Muscle petit oblique de la tête = Muscle oblique crânial de la tête
Muscle petit oblique de la tête = Muscle oblique supérieur
Muscle pharyngo-staphylin = Muscle palato-pharyngien
Muscle ptérygoïdien externe = Muscle ptérygoïdien latéral
Muscle ptérygoïdien interne = Muscle ptérygoïdien médial
Muscle scalène dorsal de la première côte = Muscle scalène moyen
Muscle scalène supra-costal = Muscle scalène dorsal
Muscle scalène transcostal = Muscle scalène dorsal
Muscle scalène ventral de la première côte = Muscle scalène ventral
Muscle sourcilier = Muscle corrugateur du sourcil
Muscle sous-hyoïdien = Muscles infra-hyoïdiens
Muscles sous-occipitaux = Muscles suboccipitaux
Muscle transversaire du cou = Muscle longissimus du cou
Muscle transversaire épineux = Muscle multifide
Muscle transversaire de la tête = Muscle longissimus de la tête
Muscle triangulaire = Muscle abaisseur de l'angle de la bouche
Nasopharynx = Partie nasale du pharynx
Nerf auditif et nerf vestibulaire = Nerf vestibulo-cochléaire
Nerf dentaire inférieur = Nerf alvéolaire inférieur
Nerf frontal interne = Nerf supra-trochléaire
Nerf grand hypoglosse = Nerf hypoglosse
Nerf intermédiaire de Wrisberg = Nerf intermédiaire
Nerf de Jacobson = Nerf tympanique
Nerf maxillaire inférieur = Nerf mandibulaire
Nerf maxillaire supérieur = Nerf maxillaire
Nerf moteur oculaire commun = Nerf oculo-moteur
Nerf moteur occulaire externe = Nerf abducens

Nerf du muscle de l'étrier = Nerf stapédien
Nerf nasal = Nerf naso-ciliaire
Nerf nasal externe = Nerf infra-trochléaire
Nerf pathétique = Nerf trochléaire
Nerf pneumogastrique = Nerf vague
Nerf récurrent = Nerf laryngé inférieur
Nerf sous-orbitaire = Nerf infra-orbitaire
Nerf sphéno-palatin interne = Nerf naso-palatin
Nerf sphéno-palatin interne = Nerf sphéno-palatin
Nerf spinal = Nerf accessoire
Nerf sus-orbitaire = Nerf supra-orbitaire
Nerf temporo-malaire = Nerf zygomatique
Nerf vidien = Nerf du canal ptérygoïdien
Noyau du faisceau solitaire = Noyau du tractus solitaire
Noyau lacrymo-palato-nasal, noyau salivaire supérieur = Noyau
    parasympathique du nerf facial
Omoplate = Scapula
Organe de Corti = Organe spiral
Orifice du conduit auditif externe = Pore acoustique externe
Orifice du conduit auditif interne = Pore acoustique interne
Oropharynx = Partie orale du pharynx
Os malaire = Os zygomatique
Os propre du nez = Os nasal
Ouverture buccale = Fente orale Pavillon de l'oreille = Auricule
Petit nerf pétreux profond = Nerf petit pétreux
Petit nerf pétreux superficiel = Rameau communiquant avec le plexus
    tympanique (VII)
Pilier antérieur du voile du palais = Arc palato-glosse
Pilier postérieur du voile du palais = Arc palato-pharyngien
Plan glottique = Étage glottique
Plancher de la caisse du tympan = Paroi jugulaire de l'oreille moyenne
Platine de l'étrier = Base du stapes
Pli du releveur = Torus de l'élévateur
Pomme d'Adam = Proéminence laryngée
Proéminence du canal de Fallope = Proéminence du canal facial
Pyramide = Éminence pyramidale
Pyramide de Lalouette = Lobe pyramidal
Rameau carotidien, racine sympathique = Nerf pétreux profond

Région sous-hyoïdienne médiane = Région infra-hyoïdienne médiane
Région sous-maxillaire = Région submandibulaire
Région sus-claviculaire = Région supra-claviculaire
Rhinopharynx = Partie nasale du pharynx
Rocher = Partie pétreuse de l'os temporal
Sillon sous-nasal = Philtrum
Sinus de la face = Sinus paranasaux
Sinus latéral = Sinus sigmoïde
Sinus de Tourtual = Fosse supra-tonsillaire
Sinus de la veine jugulaire = Bulbe inférieur de la veine jugulaire
Tache sacculaire = Macule du saccule
Tache utriculaire = Macule de l'utricule
Trompe d'Eustache = Trompe auditive
Tronc basilaire = Artère basilaire
Tronc brachio-céphalique = Veine brachio-céphalique
Tronc thyro-bicervico-scapulaire = Tronc thyro-cervical
Trou carotidien = Foramen carotidien
Trou déchiré antérieur = Foramen lacérum
Trou déchiré postérieur = Foramen jugulaire
Trou dentaire inférieur = Foramen mandibulaire
Trou grand rond = Foramen rond
Trou incisif = Foramen incisif
Trou mentonnier = Foramen mentonnier
Trou occipital = Foramen magnum
Trou ovale = Foramen ovale
Trou palatin accessoire = Foramen petit palatin
Trou palatin antérieur = Foramen grand palatin
Trou petit rond = Foramen épineux
Trou sous-orbitaire = Foramen infra-orbitaire
Trou sphéno-palatin = Foramen sphéno-palatin
Trou stylo-mastoïdien = Foramen stylo-mastoïdien
Trou transversaire = Foramen transversaire
Tympan = Membrane du tympan
Ungis = Os lacrymal
Veine mammaire interne = Veine thoracique interne
Veine sous-clavière = Veine subclavière
Veine sus-scapulaire = Veine supra-scapulaire
Vestibule buccal = Vestibule de la bouche

# Index

Imprimé par MCC Graphics, Loiu (Espagne)
Dépôt légal : octobre 2017